ATLAS OF THE SKELETAL MUSCLES

그림으로 보는 근골격 해부학

정진우

ATLAS OF THE SKELETAL MUSCLES

그림으로 보는

근골격 해부학

정진우

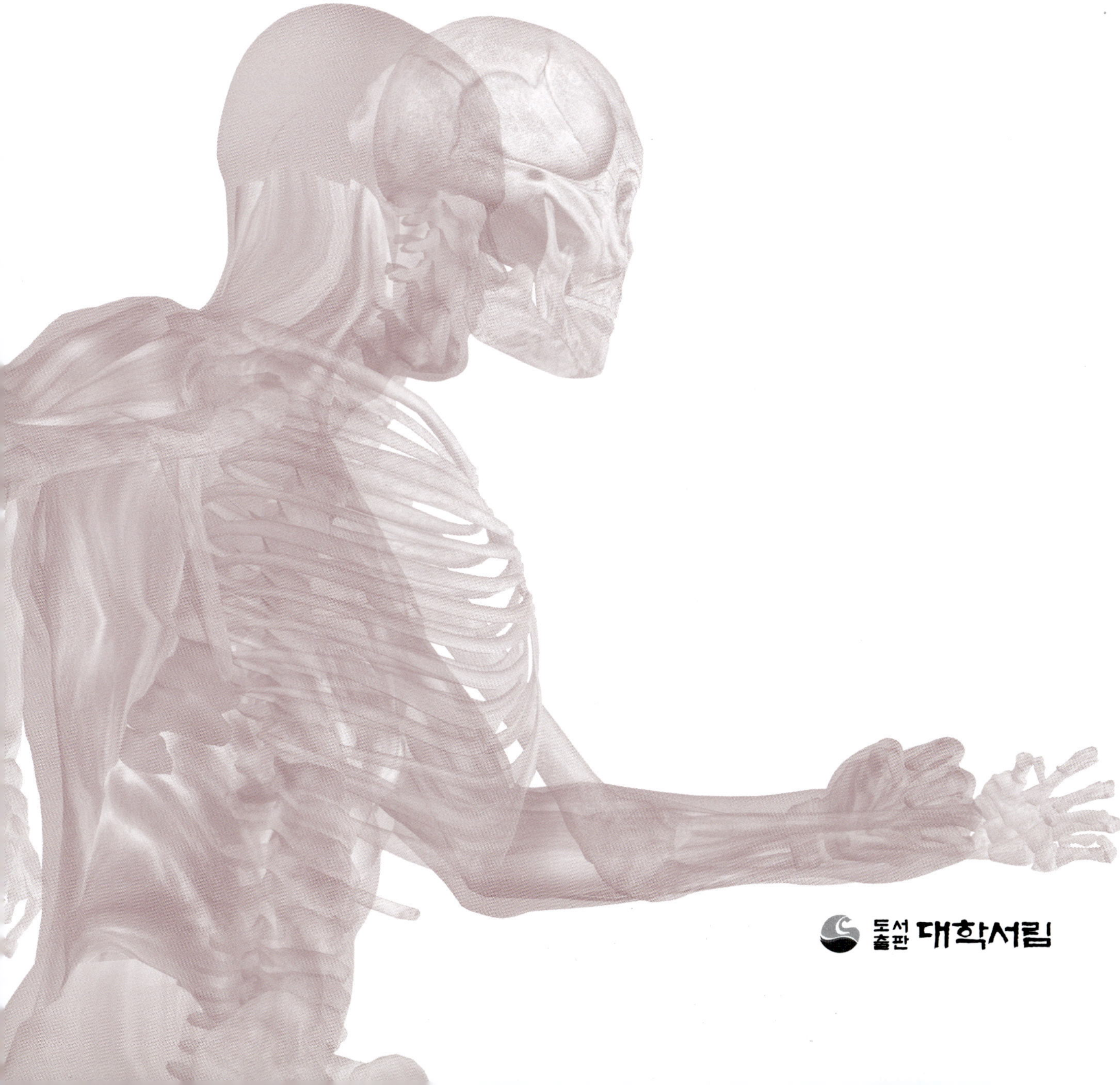

도서출판 대학서림

이 책은 인체의 움직임에 관여하는 골격, 근육 및 신경을 위주로 한 기초적인 해부학으로서 매우 간결하게 작성되어 있고, 그림으로 설명하여 쉽게 이해하도록 꾸며져 있어서, 근골격 해부학을 공부하려는 사람들의 기초를 형성하는데 있어서 도움이 될 것으로 생각된다. 이 책은 세이그와 아담스의 프린트판을 기본으로 재구성하였으며, 용어는 영어와 한글을 병행하였고, 한글 용어는 "해부학 학회"에서 제정한 한글용어를 사용하였다.

현재는 해부학 용어를 영어와 한자를 함께 사용하여 왔는데, 한자용어는 실제로 한자로 쓰이지 못하고 한자를 한글로 표기한 것을 해부학용어로 사용되어 왔다. 따라서 한자 세대가 아닌 학생들에게는 많은 어려움이 있었던 것은 사실이다. 한자는 뜻 글이어서 반드시 그 한자 속에 숨어 있는 뜻을 알아야만 본 뜻을 알게 되어 있으나, 한글은 풀이 글이어서 바로 그 뜻을 알 수가 있게 되어있다. 예를 들어, 견관절은 어깨 견(肩)자를 알아야 견관절이 어깨관절임을 알 수 있으나, 한글은 그대로 어깨관절이라고 하여, 속뜻을 알아야 할 이유가 없다. 고관절은 한글용어로는 엉덩관절이다. 고(股)관절이라고 하면 "고"가 무엇을 의미하는지를 이해하기 쉽지 않지만 엉덩이는 흔히 쓰이는 말이어서 쉽게 알 수 있다. 그러나 왠지 엉덩이라고 하면 느낌이 순수한 우리말임에도 불구하고 조금은 유치해 보이는 느낌이 든다. 그래도 고관절 보다는 "엉덩관절"이 훨씬 이해하기가 쉬운 것은 사실이다.

언어는 상황에 따라 그 단어가 가지고 있는 느낌이 달라지게 느껴진다. 예를 들어 어린이, 젊은이라고 하는 말은 유아, 청년이라고 하는 것 보다 좋아 보이며, "소아병원" 보다는 "어린이 병원"이라고 하는 것이 좋아 보인다. 그러나 "소아과"를 "어린이과"라고 하면 어쩐지 어색한 느낌이 든다. "늙은이"라고 하는 말을 살펴보자. "저기 가는 저 노인은 멋있어 보인다."라고 하는 말과 "저기 가는 저 늙은이는 멋있어 보인다."라고 했을 때 후자의 말은 아무래도 공대하는 느낌이 들지 않는다. 노인과 늙은이는 한자와 한글의 차이일 뿐임에도 말이다.

해부학 용어에 있어서도 곳곳에 그러한 느낌이 드는 경우가 많다. 그러나 "오훼돌기"보다는 "부리돌기"가 훨씬 이해하기 쉬우며 "흉골"을 "복장뼈"라고 한 것은 참으로 복장이 터지도록(?) 우리용어로서의 재미난 글이다. 엄지손가락과 새끼손가락이 서로 마주치는 동작을 "대립(對立)"이라고 했는데, 우리글로 "맞섬"이라고 한 것은 정말 멋진 용어로 느껴진다. "상완이두근"을 "위팔두갈래근"으로, "상완신경총"을 "위팔온신경얼기", "장무지신근"을 "긴엄지폄근" "대둔근"을 "큰볼기근" 등, 참으로 재미나고 훌륭한 한글용어가 너무 좋아 보인다.

임상에서 이러한 한글 용어를 일시에 바꾸어 사용하기는 힘들겠지만 앞으로의 방향은 완전히 한글용어로 바뀌어 질 것이라고 생각되며, 그렇게 되어야만 된다고 생각한다.

정 진 우

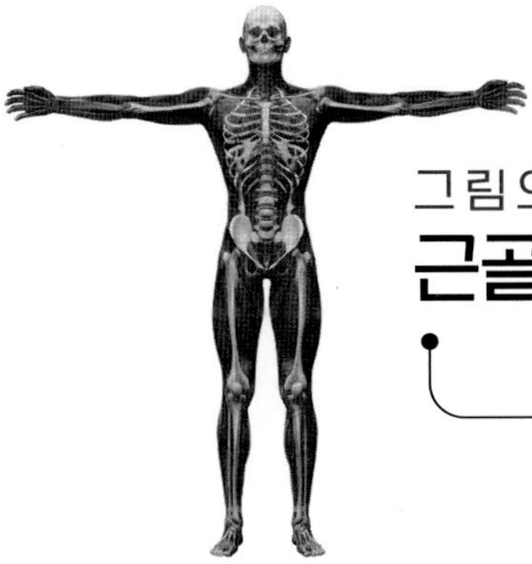

그림으로 보는

근골격 해부학

Contents

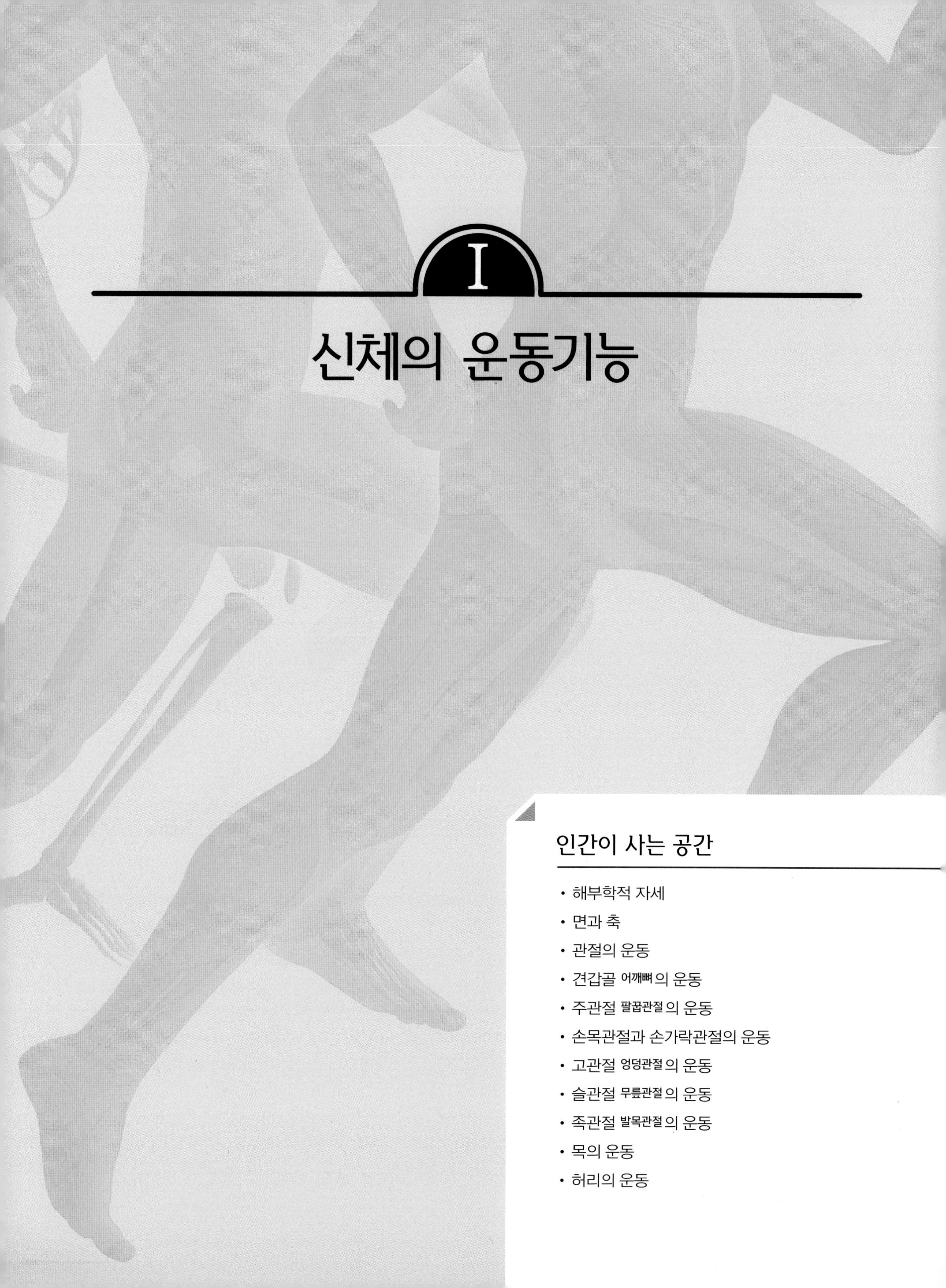

I

신체의 운동기능

인간이 사는 공간

- 해부학적 자세
- 면과 축
- 관절의 운동
- 견갑골 어깨뼈의 운동
- 주관절 팔꿉관절의 운동
- 손목관절과 손가락관절의 운동
- 고관절 엉덩관절의 운동
- 슬관절 무릎관절의 운동
- 족관절 발목관절의 운동
- 목의 운동
- 허리의 운동

인간이 사는 공간

점이 모여 선을 이루고, 선이 모여 면을 이루며, 면이 모여 공간을 이룬다.

우리는 이 공간을 3차원의 공간이라고 하며 이 공간 안에서 시간과 더불어 살아가고 있으며 마지막에는 영원 불멸의 4차원의 세계로 떠나는 것 같다.

이 공간 안에서 살아가는 인체의 움직임도 3차원의 공간에 적합하도록 3개의 면과 축을 가지고 기능하며 살아가고 있다. 따라서 인체의 기능을 설명하기 위해서는 반드시 3차원적으로 설명하게 된다.

해부학적 자세(Anatomical position)

양발을 모아 똑바로 선자세에서 정면을 바라보고, 양팔은 몸에 붙여 손바닥을 앞으로 향하고 선자세를 해부학적 자세라고 한다.

이 자세는 인체의 모든 방향에 대한 위치의 기준이 된다.

- 내측 안쪽 Medial
- 외측 가쪽 Lateral
- 장측 바닥쪽 Volar
- 배측 등쪽 Dorsal
- 두측 머리쪽 Cranial
- 미측 꼬리쪽 Caudal
- 근위 몸쪽 Proximal
- 원위 먼쪽 Distal

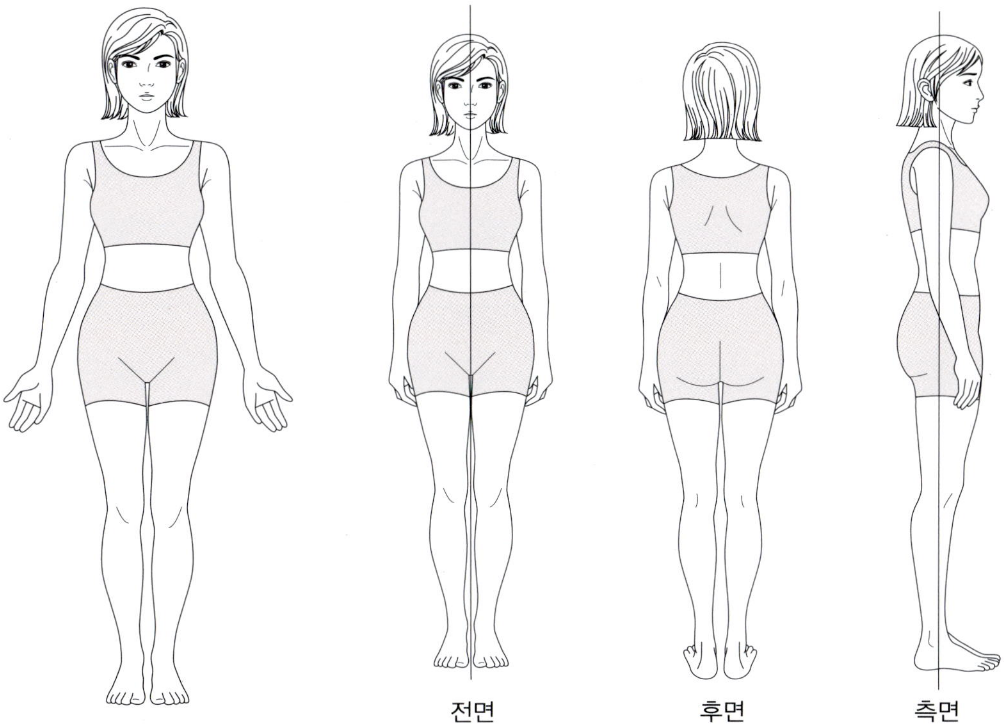

면과 축

면(Plane)

인체는 외견상 좌우 대칭으로 이루어져 있어 신체의 정 중앙을 기준으로 양분하여 나누어 질 수 있다. 이 가상의 면을 시상면이라고 한다.

- **시상면(Sagittal plane), 정중면(Median plane)**
  인체를 좌우로 나눈 가상의 면
- **관상면(Coronal plane), 이마면(Frontal plane)**
  인체를 전후로 나눈 가상의 면
- **수평면(Horizontal plane), 횡단면(Transverse plane)**
  인체를 상하로 나눈 가상의 면

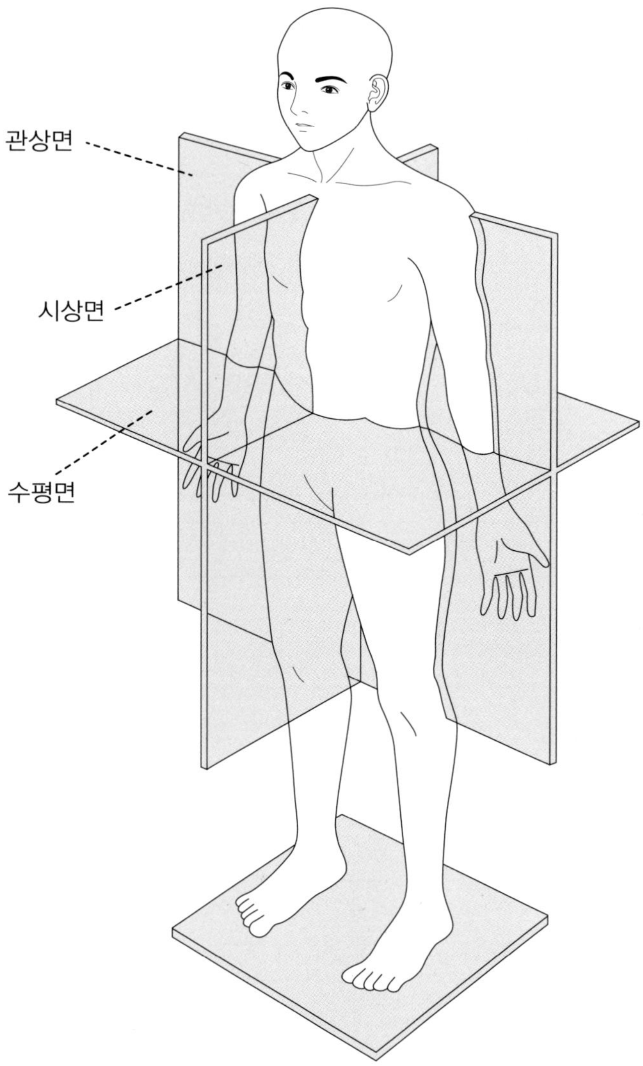

축(Axis)

인체의 운동은 가상의 면을 따라 움직이며 이 가상의 면을 따라 움직이려면 그 중심축이 있어야 한다. 움직임의 중심이 되는 곳을 축이라고 하며 면은 축에 대하여 직각으로 되어 있다.

- **시상축(Sagittal axis)**

  시상축은 두개골의 시상봉합과 평행한 방향으로 이루어진 축으로 관상면을 꿰뚫는 축을 의미한다. 시상축은 관상면에 대한 운동 축을 이루고 있다.

  예) 견관절, 고관절의 외전, 내전

- **관상축(Coronal axis) 또는 횡축(가로축, Transverse axis)**

  관상축은 두개골의 관상봉합과 평행한 방향으로 이루어진 축으로 시상면을 꿰뚫는 축을 의미한다. 관상축은 시상면에 대한 운동 축을 이루고 있다.

  예) 견관절, 고관절의 굴곡, 신전

- **수직축(Vertical axis) 또는 종축(세로축, Longitudinal axis)**

  수직축은 중심선과 평행을 이루는 방향의 축으로 수평면을 꿰뚫는 축을 의미한다.

  예) 몸통의 좌우 회전, 견관절의 내회전, 외회전(팔꿈치를 편 상태에서)

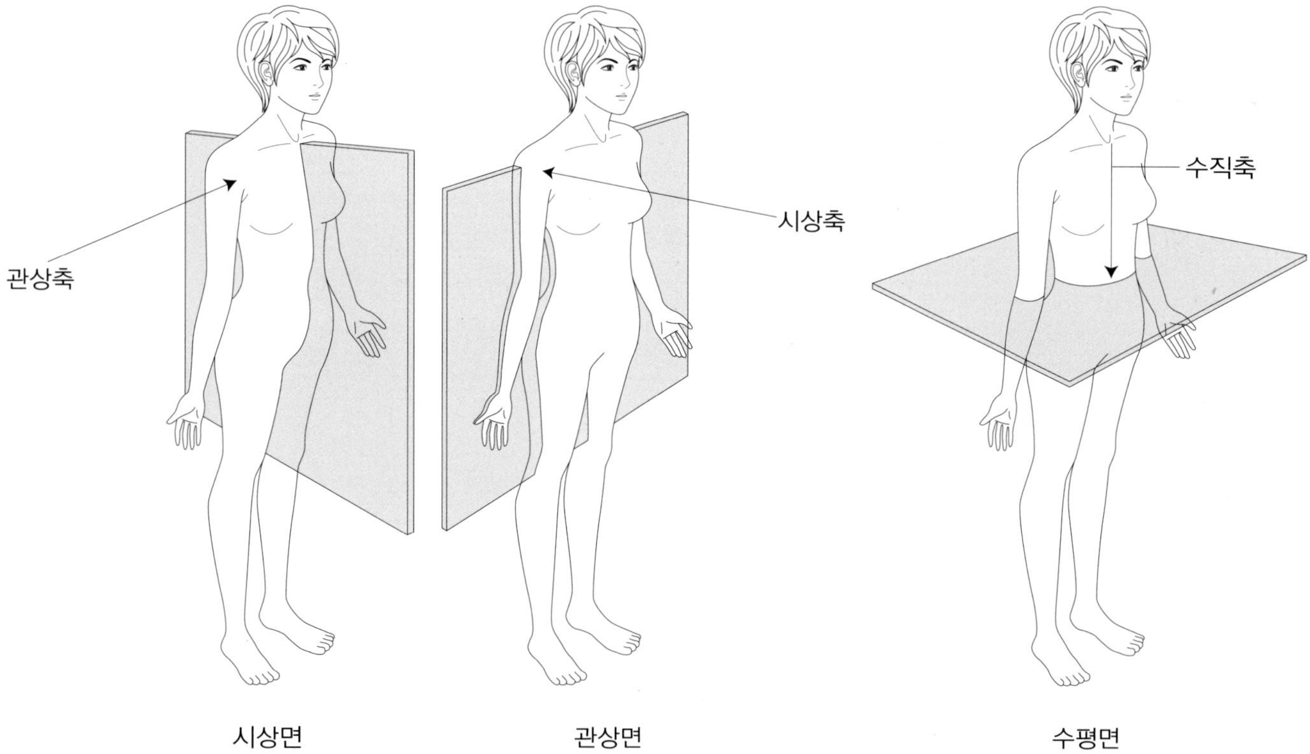

관절의 운동

견관절 어깨관절 Shoulder joint의 운동

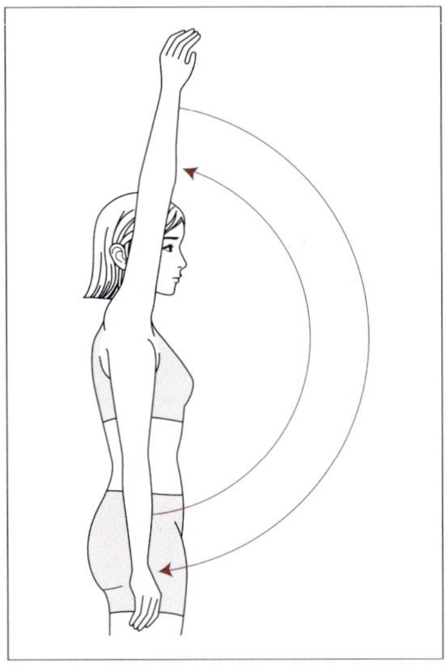

굴곡 굽힘 Flexion : 선자세, 앉은자세 또는 바로누운자세에서 손을 중립위로 향하게 하여 가능한 한 머리 위로 높이 올려 귀에 닿게 한다. 허리나 골반을 뒤로 젖히지 않도록 한다.

굴곡의 정상 운동범위는 0～160～180도이다.

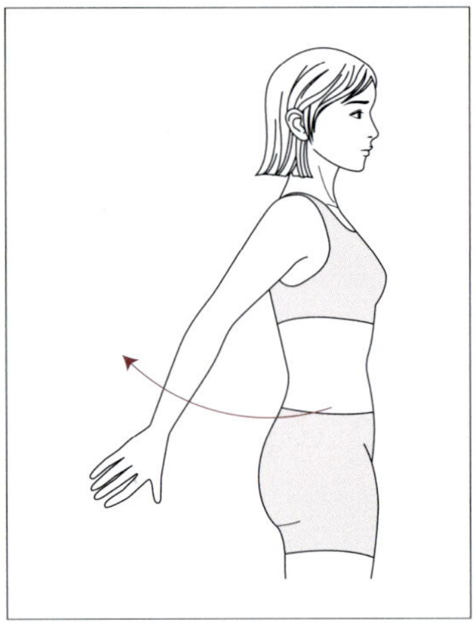

신전 폄 Extension : 선자세, 앉은자세 또는 엎드려누운자세에서 손을 중립위로 향하게 하여 가능한 한 높이 몸통의 뒤쪽으로 올리도록 한다. 선자세에서나 앉은자세에서는 몸통이 앞으로 구부러지지 않게 하고 팔을 뒤로 올리도록 한다.

신전의 정상 운동범위는 0～45～60도이다.

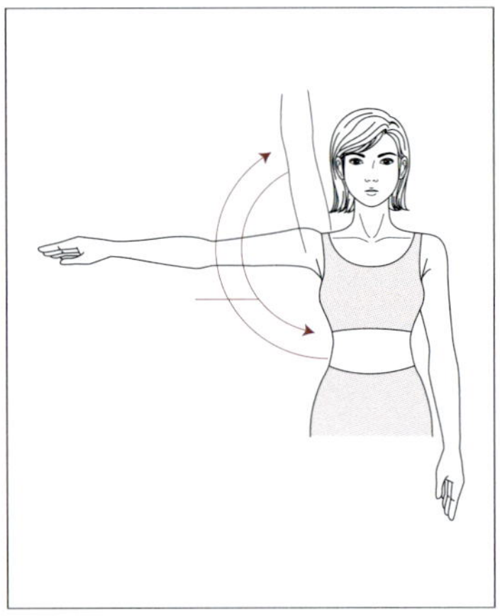

외전 벌림 Abduction : 선자세, 앉은자세 또는 바로누운자세에서 팔을 외측 가쪽 으로 벌려 머리 위로 올려 귀에 닿게 한다. 견관절 외전 90도 지점에서 상완을 외회전하여 손바닥이 위로 향하도록 올리면, 상완골 대결절이 견봉과 부딪치지 않고 견관절을 외전할 수 있다.

외전의 정상 운동범위는 0～170～180도이다.

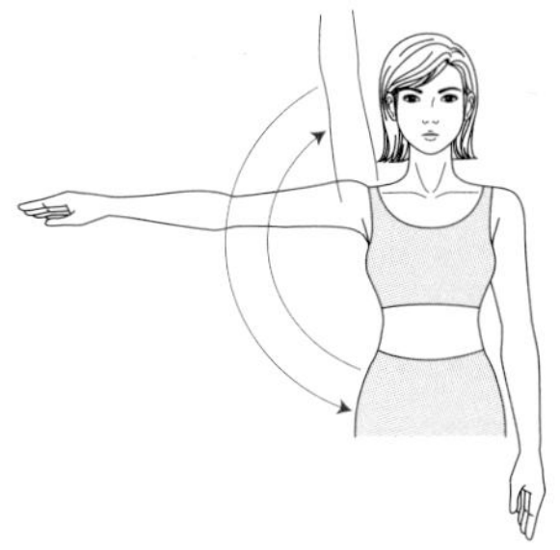

내전 모음 Adduction : 선자세, 앉은자세, 바로누운자세를 취한다. 옆으로 벌렸던 팔을 몸 옆에 내려 놓은 다음 중심선을 가로질러 내측으로 최대로 운동을 시도하게 한다. 내전의 정상 운동범위는 0～45～75도이다.

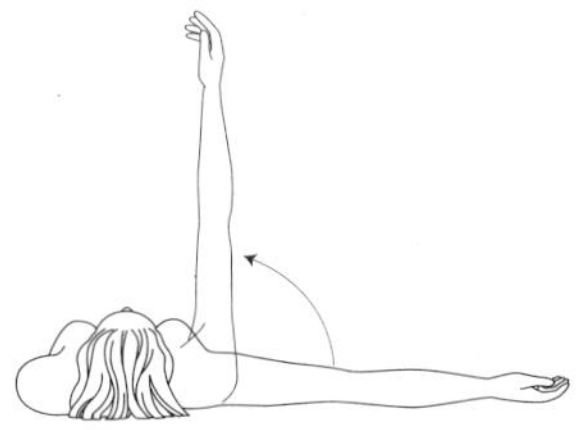

수평내전 수평모음 Horizontal adduction : 바로누운자세 또는 선자세에서 견관절을 90도 외전한 다음 팔을 앞으로 모으면 된다. 좀더 확실한 동작을 취하려면 그림과 같은 위치에서 반대측 어깨 위에 손을 올려 놓으면 된다. 이때 팔꿈치가 아래로 내려가지 않도록 수평위치를 유지해야 한다.

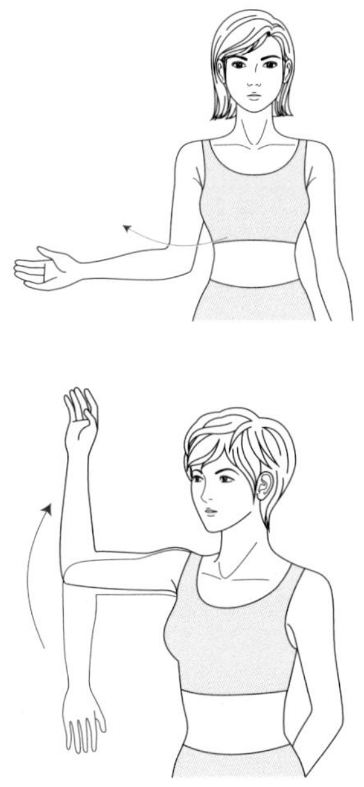

외회전 가쪽돌림 External rotation : 선자세, 앉은자세 또는 바로누운자세를 취한다. 주관절을 90도 구부린 상태에서 팔꿈치를 몸에 부착하여 움직이지 않도록 고정하고 팔을 최대로 외측으로 돌린다.
또는 견관절을 90도 외전 상태에서 전완을 머리쪽으로 돌린다. 골반 쪽으로 돌리면 내회전이 된다.

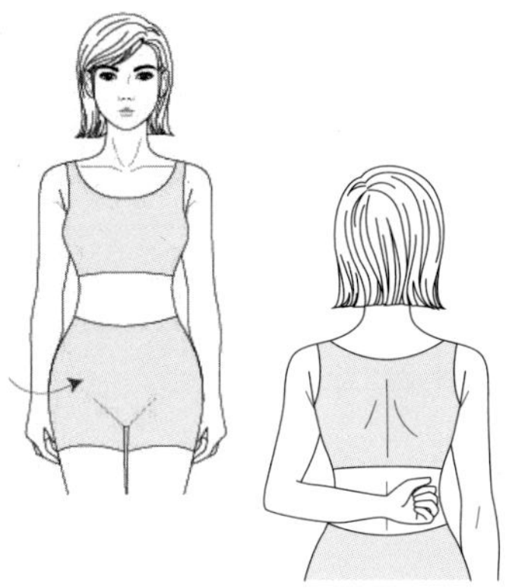

내회전 안쪽돌림 Internal rotation : 선자세, 앉은자세 또는 바로누운자세를 취한다. 팔꿈치를 편 상태에서 팔을 안으로 돌린다. 밖으로 돌리면 외회전이다. 또는 주관절을 90도 구부린 상태에서 팔꿈치를 몸에 붙여 움직이지 않도록 고정하고 팔을 최대로 내측으로 돌린다.
그림에서는 팔을 내측으로 돌려 가상으로 복부를 관통하여 열중쉬어자세를 나타내 보이고 있다. 이 상태에서 좀더 내회전을 확실히 하려면 반대측 견갑골 쪽으로 손을 올리도록 해야 한다.
내회전의 정상 운동범위는 0～60～90도이다.

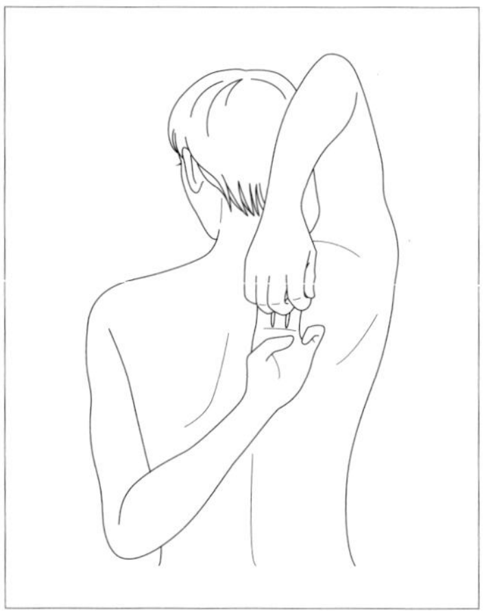

견관절 외회전과 내회전의 신속한 검사방법 : 견관절의 운동범위를 쉽게 알아보려면 우측 팔을 머리 뒤 등쪽으로 넘기고 좌측 팔은 허리 뒤로 넘겨 등쪽에서 서로 잡도록 한다. 같은 동작을 다시 반대 방향으로 해보게 한다. 양팔을 모두 등 뒤쪽에서 잡을 수 있다면 견관절의 내회전과 외회전이 매우 유연함을 나타내는 것이다. 고령자일수록 이 동작의 유연성이 떨어진다. 대부분, 여성이 남성보다 유연하다.

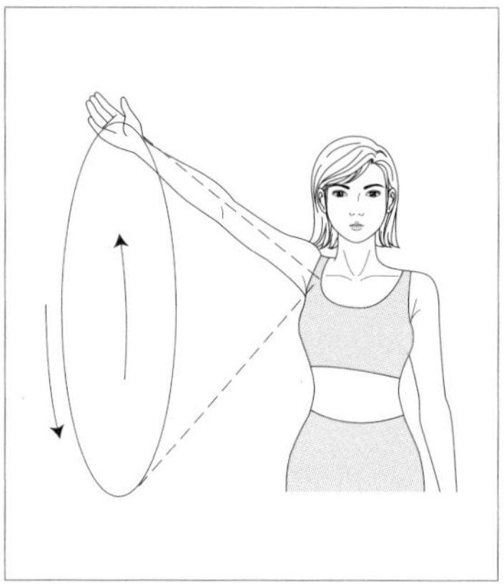

회선 휘돌림 Circumduction

팔꿈치를 펴서 팔 전체를 둥그렇게 돌리는 동작을 말한다. 옆으로 휘돌릴 수 있고 앞, 위, 아래로 팔을 휘돌릴 수도 있다.

견갑골 어깨뼈 Scapula 의 운동

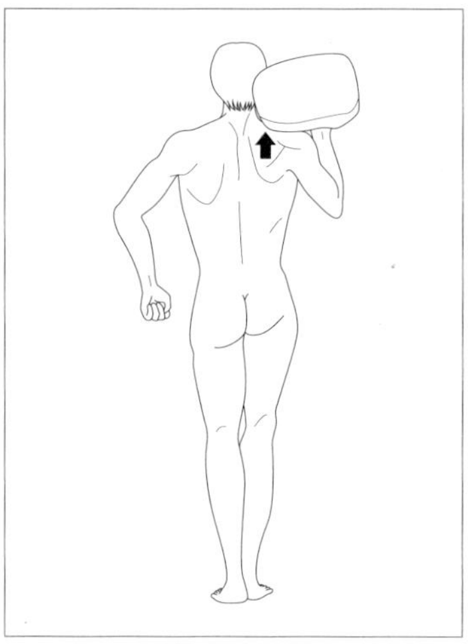

거상 올림 Elevation : 견갑골이 그림과 같이 위로 향하는 운동을 의미한다.

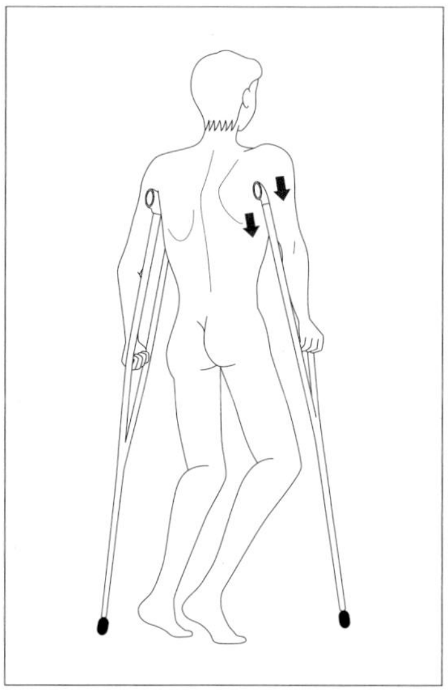

하강 내림 Depression : 옆의 그림처럼 팔을 내리 밀 때 견갑골이 아래로 내려가는 운동을 의미한다.

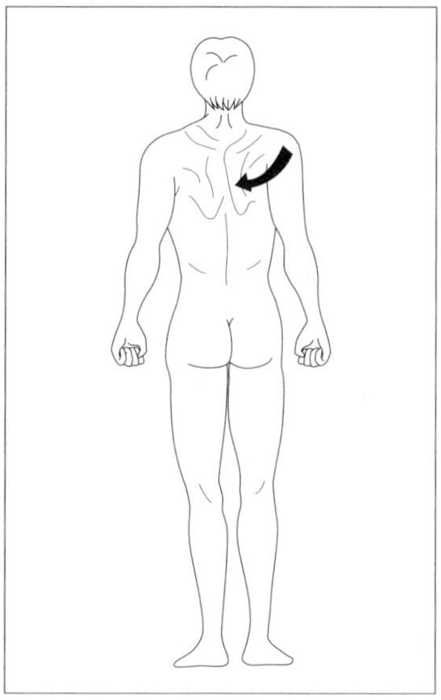

후인 들임 Retraction : 견갑골이 시상면 쪽으로 당겨지는 운동. 이때 견갑골이 미끄러지면서 늑골이 앞으로 향한다. 견갑골이 내전된다.

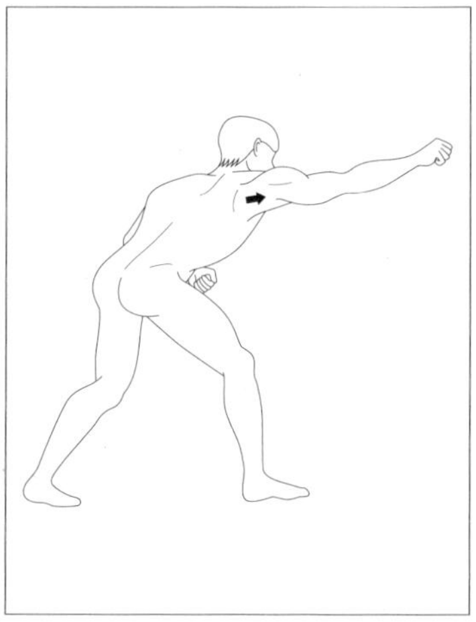

전인 내밈 Protraction : 팔을 앞으로 내밀면 견갑골은 시상면에서 움직인다. 이 운동을 전인이라고 한다.

주관절 팔굽관절 Elbow joint 의 운동

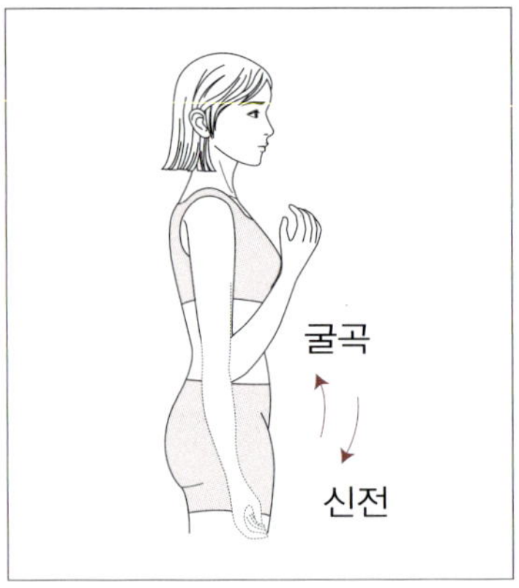

굴곡 굽힘 Flexion : 선자세, 앉은자세, 바로누운자세에서 양팔을 몸통에 붙이고 손이 어깨를 향하도록 팔꿈치를 최대로 구부리게 한다. 엄지손가락을 펴서 견봉에 대어본다. 손바닥이 위로 향하도록 하여 구부릴 수 있고 손등이 위로 향하게 하여 구부릴 수도 있다.

주관절의 정상 굴곡범위는 0～150도이다.

신전 폄 Extension : 구부렸던 주관절을 편다. 완전히 펴면 과신전될 수 있다.

신전의 정상 운동범위는 150～0도이다. 여성은 과신전 10도, 남성은 0도이다.

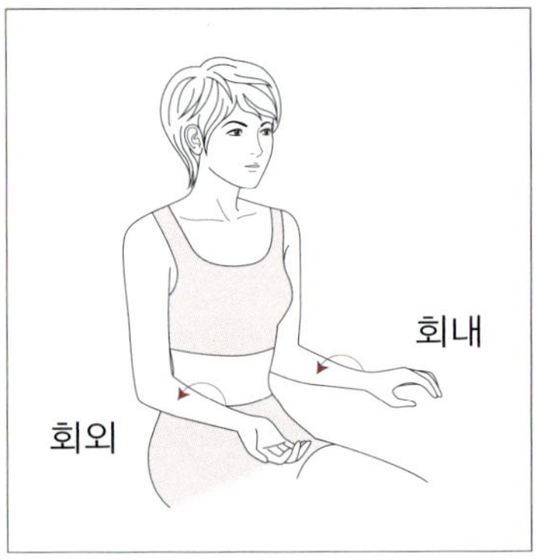

회외 뒤침 Supination : 선자세, 앉은자세, 바로누운자세에서 주관절을 90도 구부리게 하고 주먹을 쥐어 엄지손가락을 위로 향하게 하여 전완 중립 자세를 취한 다음 엄지손가락을 밖으로 돌린다. 즉, 손바닥이 위로 향하게 손목을 돌린다.

회외의 정상 운동범위는 0～90도이다.

회내 엎침 Pronation : 위와 같은 자세에서 엄지손가락을 안으로 돌린다. 즉, 손바닥이 아래로 향하게 손목을 돌린다.

회내의 정상 운동범위는 0～90도이다.

손목관절과 손가락관절의 운동

손목관절의 운동

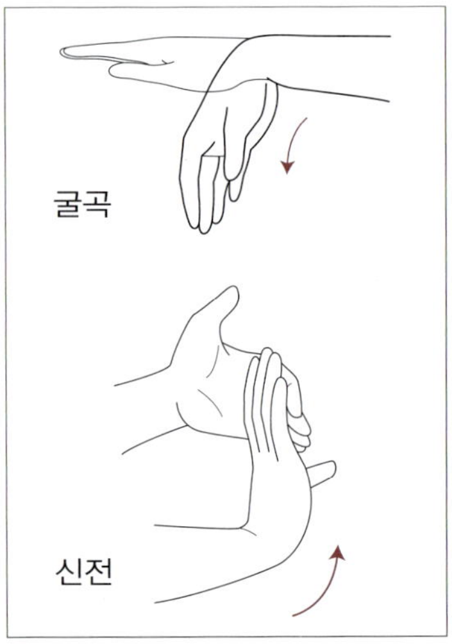

굴곡 굽힘 Flexion : 손목을 손바닥 쪽으로 가능한 한 최대로 구부리게 한다.

굴곡의 정상 운동범위는 0～90도이다.

신전 폄 Extension : 손목을 손등 쪽으로 가능한 한 최대로 젖히도록 한다.

신전의 정상 운동범위는 0～90도이다.

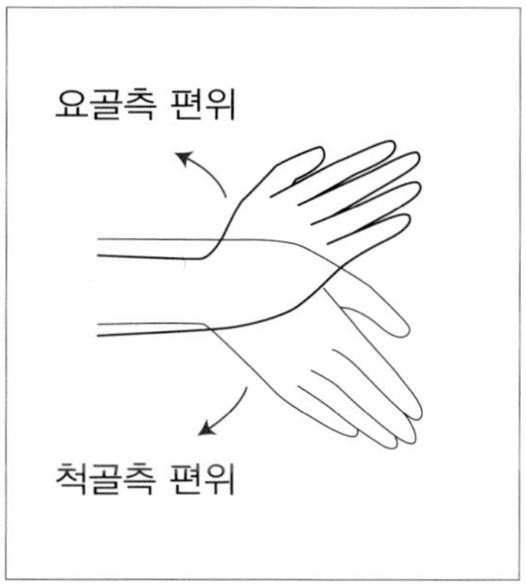

요골측 편위 노쪽 편위 Radial deviation : 손바닥을 위로 향한 상태(회외) 또는 손등을 위로 향한 상태(회내)에서 엄지손가락 쪽으로 손목을 최대로 치우치게 한다.
요골측 편위의 정상 운동범위는 0～20도이다.

척골측 편위 자쪽 편위 Ulnar deviation : 손바닥을 위로 향한 상태(회외) 또는 손등을 위로 향한 상태(회내)에서 새끼손가락 쪽으로 손목을 최대로 치우치게 한다.
척골측 편위의 정상 운동범위는 0～45도이다.

손가락의 운동

(1) 중수지절관절 손허리손가락관절 MP joint, metacarpophalangeal joint
이것은 손가락의 첫째 마디관절로서 굴곡, 신전, 외전, 내전이 가능하다.

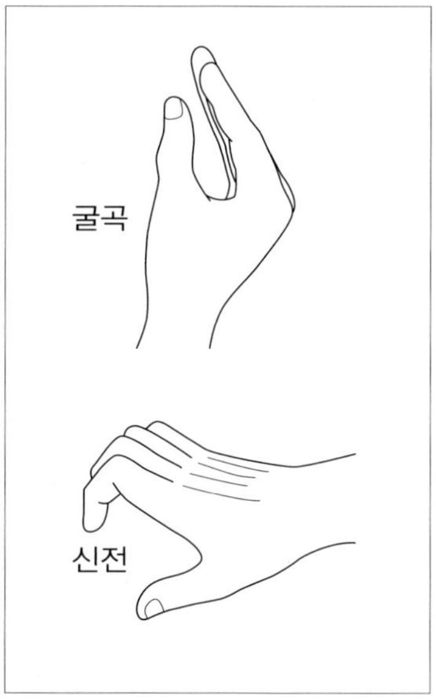

굴곡 굽힘 Flexion : 손가락을 똑바로 편 채로 손의 첫째 마디를 최대로 구부리도록 한다. 카드놀이나 부채를 펼 때 흔히 사용되는 동작이다.
굴곡의 정상 운동범위는 0～75～90도이다.

신전 폄 Extension : 손가락을 똑바로 편 채로 책상 위에 올려놓고 첫째 마디를 최대로 올려 펴도록 한다. 그림에서 첫째 마디는 신전되어 있고 둘째, 셋째 마디는 굴곡되어 있다.
신전의 정상 운동범위는 0～20～30도이다.

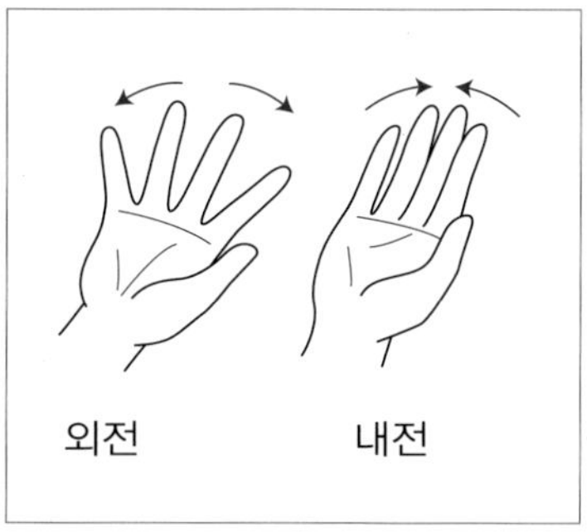

외전 벌림 Abduction : 최대로 손가락을 옆으로 벌리도록 한다. 외전의 정상 운동범위는 0～20도이다.

내전 모음 Adduction : 벌렸던 손가락을 모두 모아 붙인다. 내전의 정상 운동범위는 20～0도이다.

(2) 근위지절간관절 몸쪽손가락뼈사이관절 PIP joint, proximal interphalangeal joint

이것은 손가락의 둘째 마디관절로서 구부리고 펴는 것만 가능하다.

이 운동은 첫째 마디의 뼈를 잡고 둘째 마디관절을 구부린다.

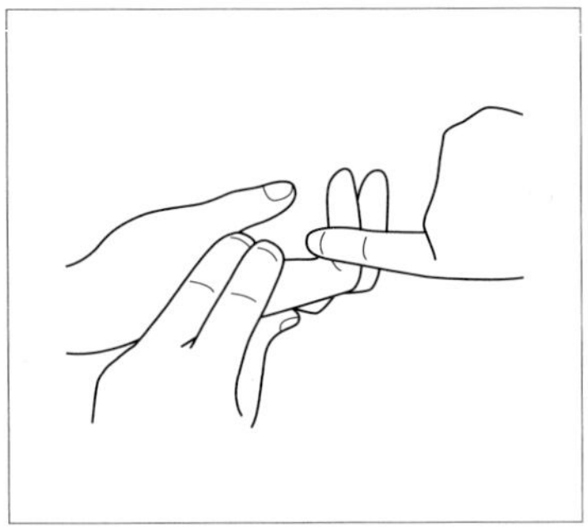

1) 굴곡 Flexion : 첫째 마디를 고정하고 둘째 마디를 최대로 구부린다. 개개의 손가락을 각각 분리해서 구부리거나 동시에 손가락 모두를 구부린다.
굴곡의 정상 운동범위는 0～100도이다.

2) 신전 Extension : 첫째 마디를 고정하고 둘째 마디를 최대로 편다. 개개의 손가락을 분리해서 펴거나 동시에 손가락 모두를 편다. 신전의 정상 운동범위는 0～5도이다.

(3) 원위지절간관절 먼쪽손가락뼈사이관절 DIP joint, distal interphalangeal joint

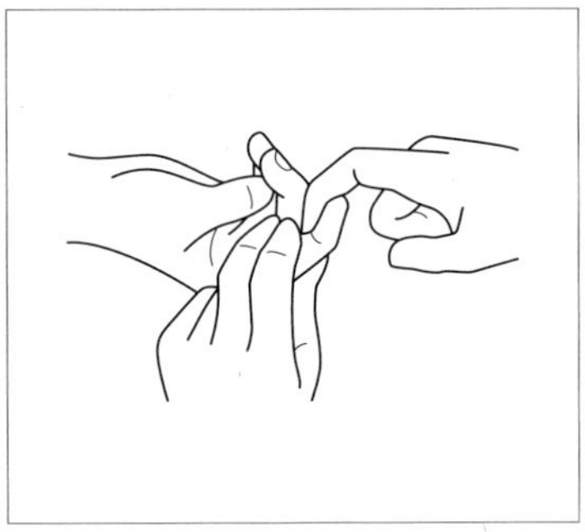

굴곡 Flexion : 둘째 마디를 고정하고 셋째 마디를 최대로 구부린다. 굴곡의 정상 운동범위는 0～70도이다.

신전 Extension : 둘째 마디를 고정하고 셋째 마디를 최대로 편다. 신전의 정상 운동범위는 0～5도이다.

(4) 엄지손가락의 중수지절관절 손허리손가락관절 Thumb metacarpophalangeal joint

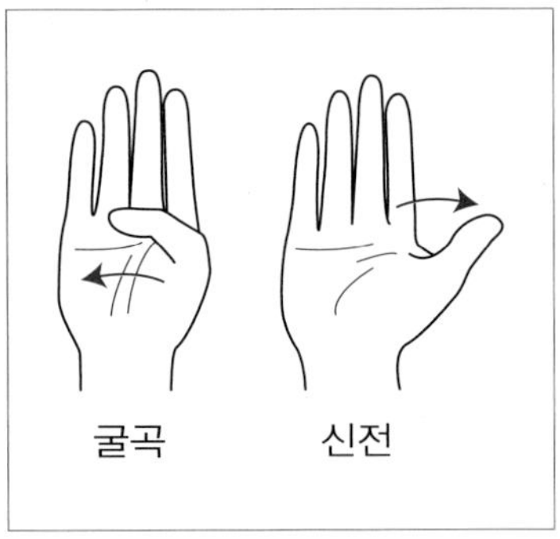

굴곡 Flexion : 엄지손가락을 새끼손가락의 중수지절관절 기저부에 닿도록 한다. 굴곡의 정상 운동범위는 0～40～50도이다.

신전 Extension : 엄지손가락을 가능한 한 수평 위로 최대로 편다. 신전의 정상 운동범위는 0～90도이다.

(5) 엄지손가락의 지절간관절 손가락뼈사이관절 Thumb interphalangeal joint

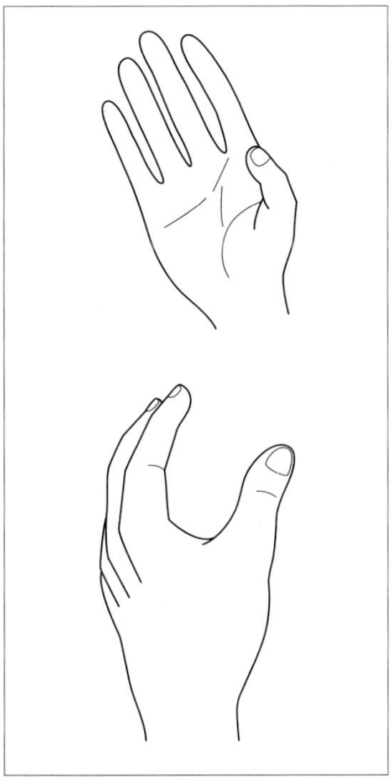

굴곡 Flexion : 엄지손가락의 첫째 마디를 구부린다.
굴곡의 정상 운동범위는 0～90도이다.

신전 Extension : 엄지손가락의 중수골을 고정하고 엄지손가락의 첫째 마디를 최대로 편다. 신전의 정상 운동범위는 0～20도이다.

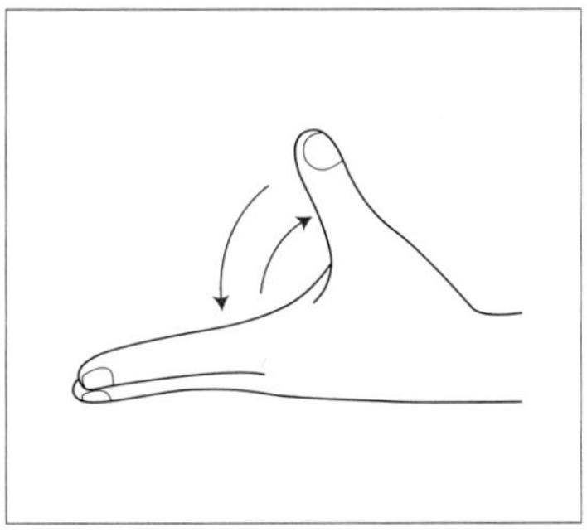

손바닥 외전 Palm abduction : 손바닥을 위로 향하게 한 자세(회외위)에서 엄지손가락을 수직으로 최대로 편다. 외전의 정상 운동범위는 0～70도이다.

손바닥 내전 Palm adduction : 엄지손가락을 외전한 상태에서 다시 집게손가락의 측면에 붙인다. 내전의 정상 운동범위는 70～0도이다.

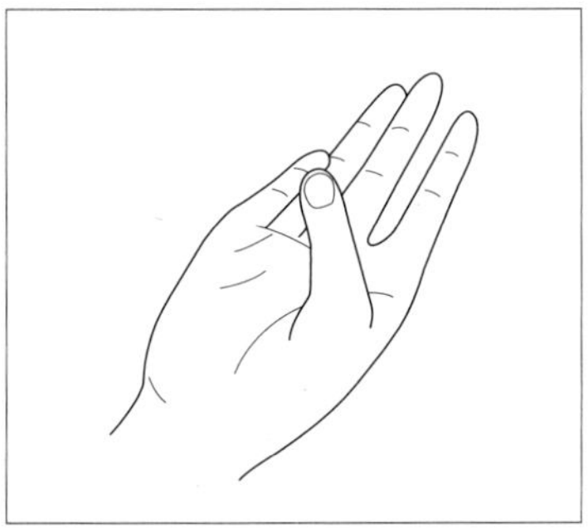

손가락 대립 맞섬 Finger opposition : 환자에게 엄지손가락 끝과 각 손가락 끝을 마주 대보게 한다. 이 동작을 쉽게 할 수 있는지를 관찰한다.

고관절 엉덩관절 Hip joint 의 운동

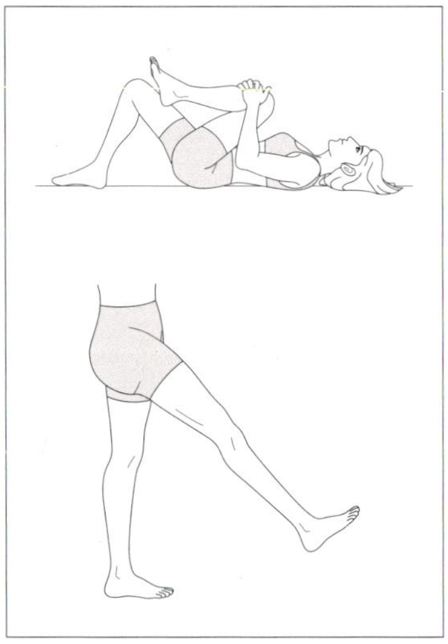

굴곡 Flexion : 바로누운자세 또는 선자세에서 무릎을 구부려 가슴 쪽으로 당기면 고관절이 최대로 굴곡하게 된다.
굴곡의 정상 운동범위는 0～135도이다.

아래 그림은 선자세에서 무릎을 완전히 펴서 고관절을 굴곡하고 있다.
굴곡의 정상 운동범위는 0～80～90도이다.

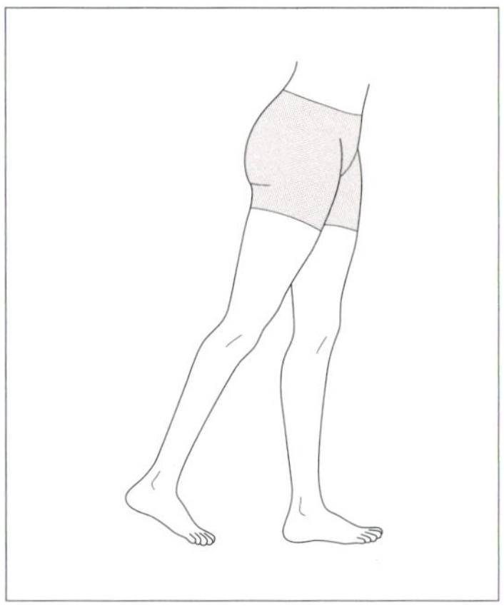

신전 Extension : 엎드려누운자세 또는 선자세에서 양다리를 완전히 편다. 무릎을 편 상태에서 고관절 뒤쪽으로 다리를 높이 들어 올리도록 한다. 이때 허리를 앞으로 구부리지 않도록 한다.
신전의 정상 운동범위는 0～30도이다.

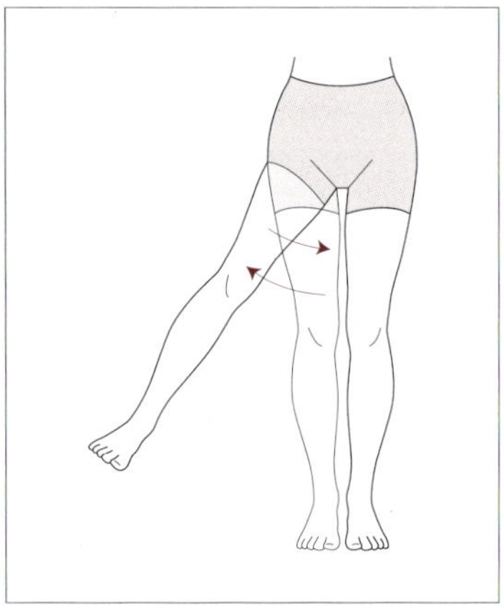

외전 Abduction : 바로누운자세, 옆으로누운자세, 선자세에서 가능한 한 다리를 옆으로 벌리도록 한다.
외전의 정상 운동범위는 0～45～50도이다.

내전 Adduction : 벌렸던 다리를 다시 원위치로 오무린다(내전 0도). 다리를 가로질러 반대편으로 최대로 보낸다.
내전의 정상 운동범위는 0～30도이다.

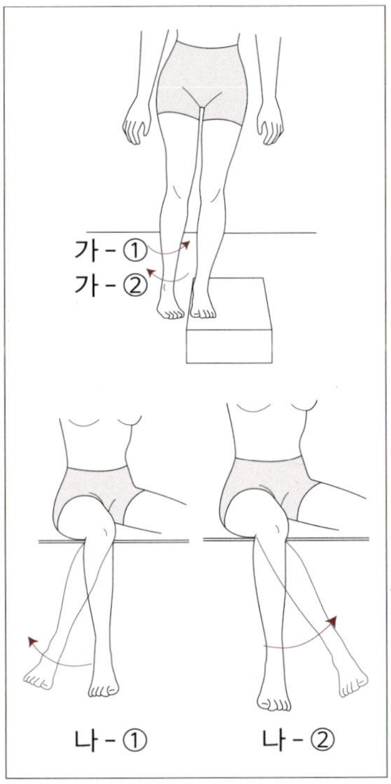

내회전 안쪽돌림 Internal rotation

가 - ① 선자세, 또는 바로누운자세에서 무릎을 구부리지 않고 다리를 안으로 돌린다.

나 - ① 무릎을 90도 구부려 침상에 걸터앉는다. 하퇴 종아리를 중심선에서 밖으로 돌린다.

내회전의 정상 운동범위는 0～35도이다.

외회전 가쪽돌림 External rotation

가 - ② 선자세, 또는 바로누운자세에서 무릎을 구부리지 않고 다리를 밖으로 돌린다.

나 - ② 무릎을 90도 구부려 침상에 걸터앉는다. 하퇴 종아리를 중심선에서 안으로 돌린다.

외회전의 정상 운동범위는 0～45도이다.

슬관절 무릎관절 knee joint 의 운동

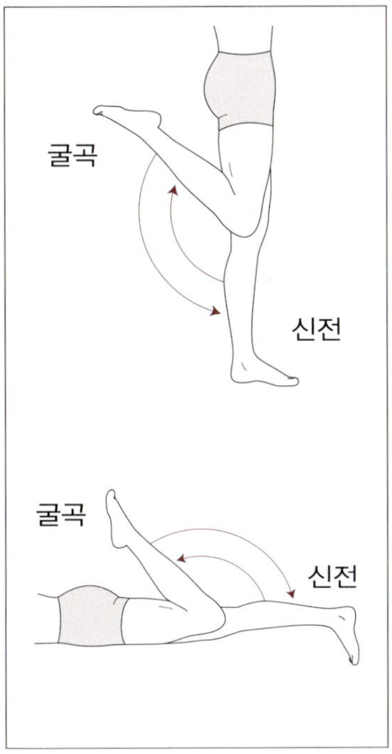

굴곡 Flexion : 무릎을 엉덩이 쪽으로 구부리도록 한다.
굴곡의 정상 운동범위는 0～160도이다.

신전 Extension : 바로누운자세에서 양다리를 완전히 펴게 한다. 똑바로 서게 한다.
정상 신전은 0도이다. 여성은 15도 정도의 과신전은 정상으로 간주한다.

경골 내회전 Medial tibial rotation : 침상에 양다리를 늘어뜨리고 앉은 다음 가능한 한 하퇴를 내측으로 돌린다. 내회전의 정상 운동범위는 0～10도이다.

경골 외회전 Lateral tibial rotation : 침상에 양다리를 늘어뜨리고 앉은 다음 가능한 한 하퇴를 외측으로 돌린다.
외회전의 정상 운동범위는 0～10도이다(그림 없음).

족관절 발목관절 Ankle joint 의 운동

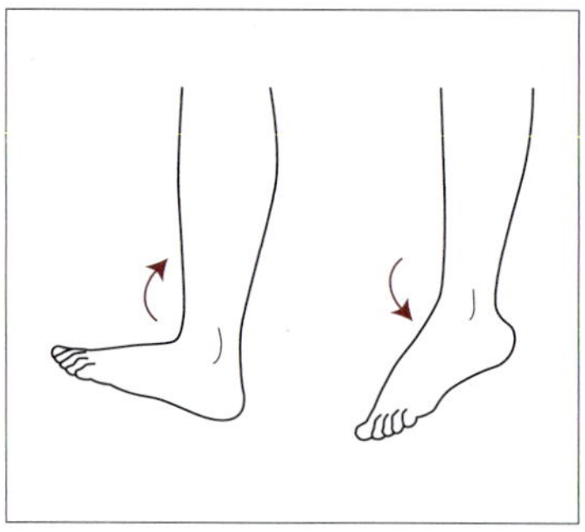

배측굴곡 발등굽힘 Dorsiflexion : 바로누운자세, 앉은자세에서 양발을 최대로 발등 쪽으로 올린다.
배측굴곡의 정상 운동범위는 0～20도이다.

저측굴곡 발바닥굽힘 Plantar flexion : 바로누운자세, 앉은자세에서 양발을 발바닥 쪽으로 뻗는다. 저측굴곡의 정상 운동범위는 0～50도이다.

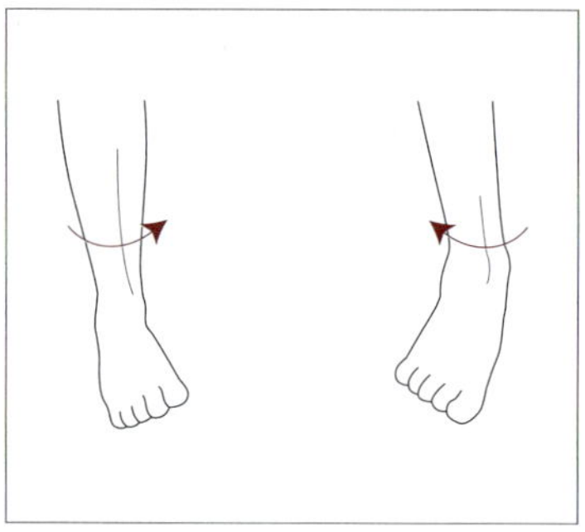

내번 안쪽번짐 Inversion : 바로누운자세, 앉은자세에서 발을 내측으로 돌려 양발의 발바닥이 서로 마주보는 위치가 되게 한다. 내번의 정상 운동범위는 0～5도이다.

외번 가쪽번짐 Eversion : 바로누운자세, 앉은자세에서 발을 외측으로 돌려 발바닥이 밖으로 향하게 한다. 외번의 정상 운동범위는 0～5도이다.

목의 운동

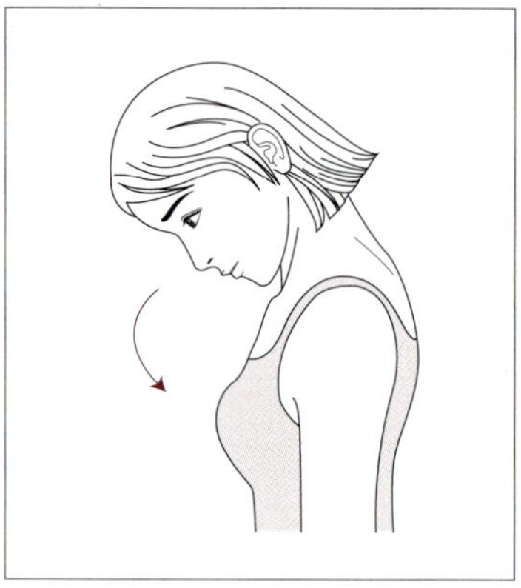

굴곡 Flexion : 턱을 가슴에 대도록 한다.
굴곡의 정상 운동범위는 0～30～45도이다.

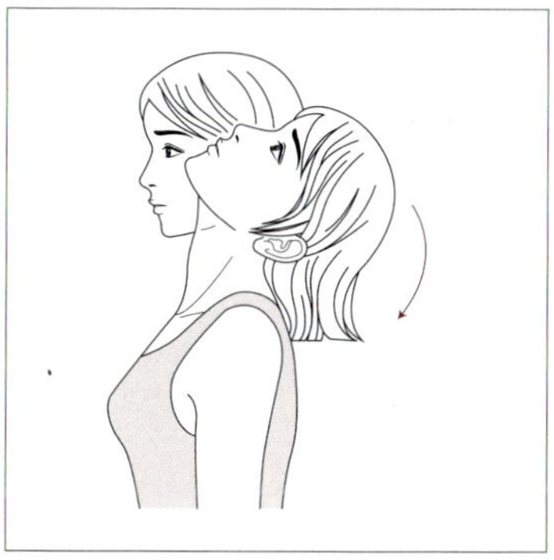

신전 Extension : 엎드려누운자세에서 가능한 한 머리를 뒤로 젖히도록 한다.
신전의 정상 운동범위는 0～45도이다.

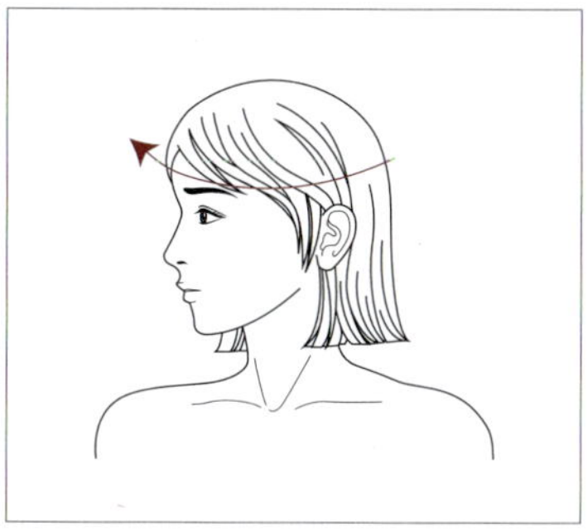

회전 돌림 Rotation : 환자의 머리를 좌측과 우측으로 각각 최대로 돌리도록 한다.
회전의 정상 운동범위는 0～80도이다.

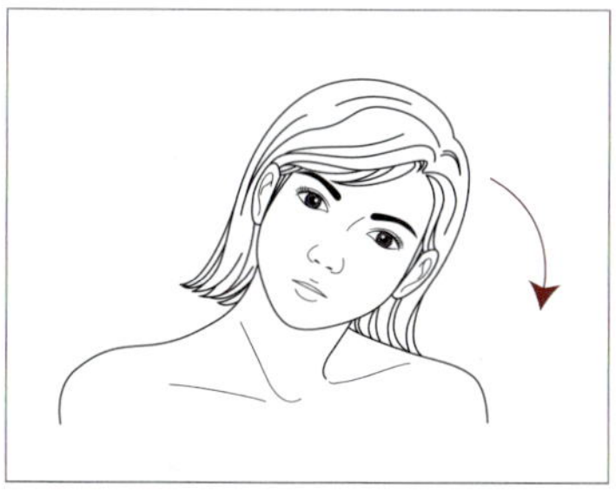

외측굴곡 가쪽굽힘 Lateral flexion : 환자의 귀가 어깨에 닿도록 한다. 양쪽을 각각 실시한다. 외측굴곡의 정상 운동범위는 0～45도이다.

허리의 운동

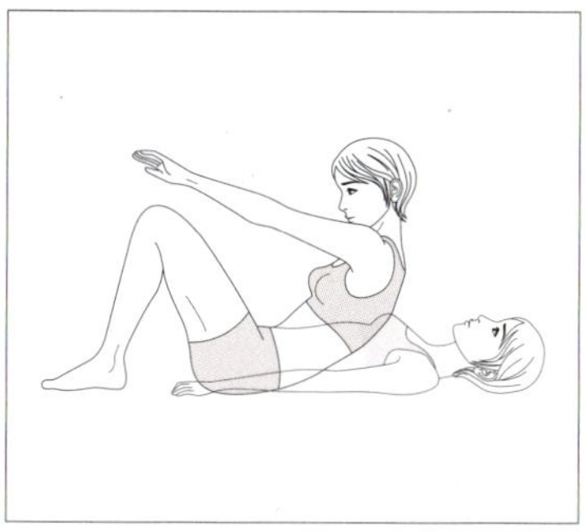

굴곡 Flexion : 선자세에서 허리를 구부려 발끝에 손을 닿게 한다.
굴곡의 정상 운동범위는 0～80도이며 지면으로부터 10～15cm 지점까지 손끝이 닿아야 한다.
그림에서는 바로누운자세에서 양다리를 구부리고 복부근을 이용하여 허리를 구부리고 있다.

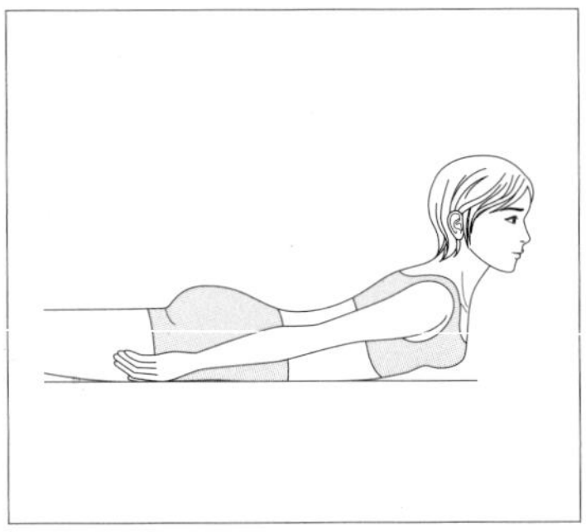

신전 Extension : 엎드려누운자세에서 가능한 한 허리를 뒤로 젖힌다.
신전의 정상 운동범위는 0～20～30도이다.

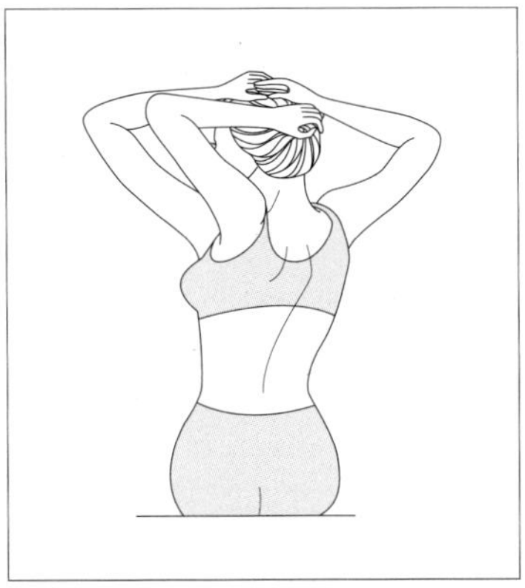

회전 Rotation : 환자에게 팔짱을 끼고 또는 양손을 머리 뒤에서 깍지 끼고 몸통을 좌측과 우측으로 각각 최대로 돌리도록 한다.
회전의 정상 운동범위는 0～20～45도이다.

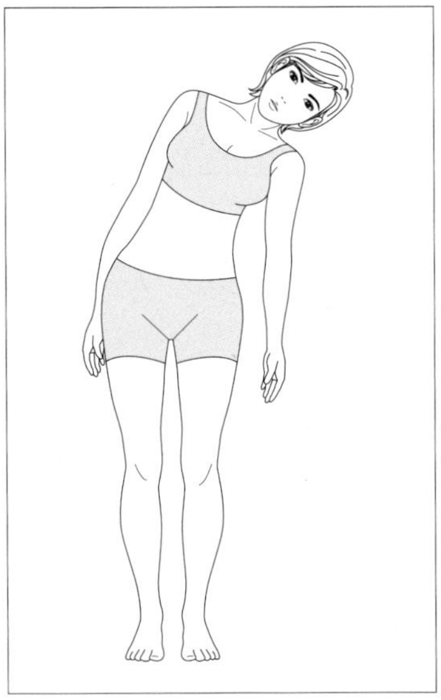

외측굴곡 Lateral flexion : 선자세, 앉은자세, 바로누운자세에서 몸을 한쪽 옆으로 기울인다. 그림은 선자세에서 몸을 한쪽으로 기울이고 있다. 바닥에서 가운데 손가락 끝까지 측정하기도 하고 몸통의 기울어진 각도를 측정하기도 한다.

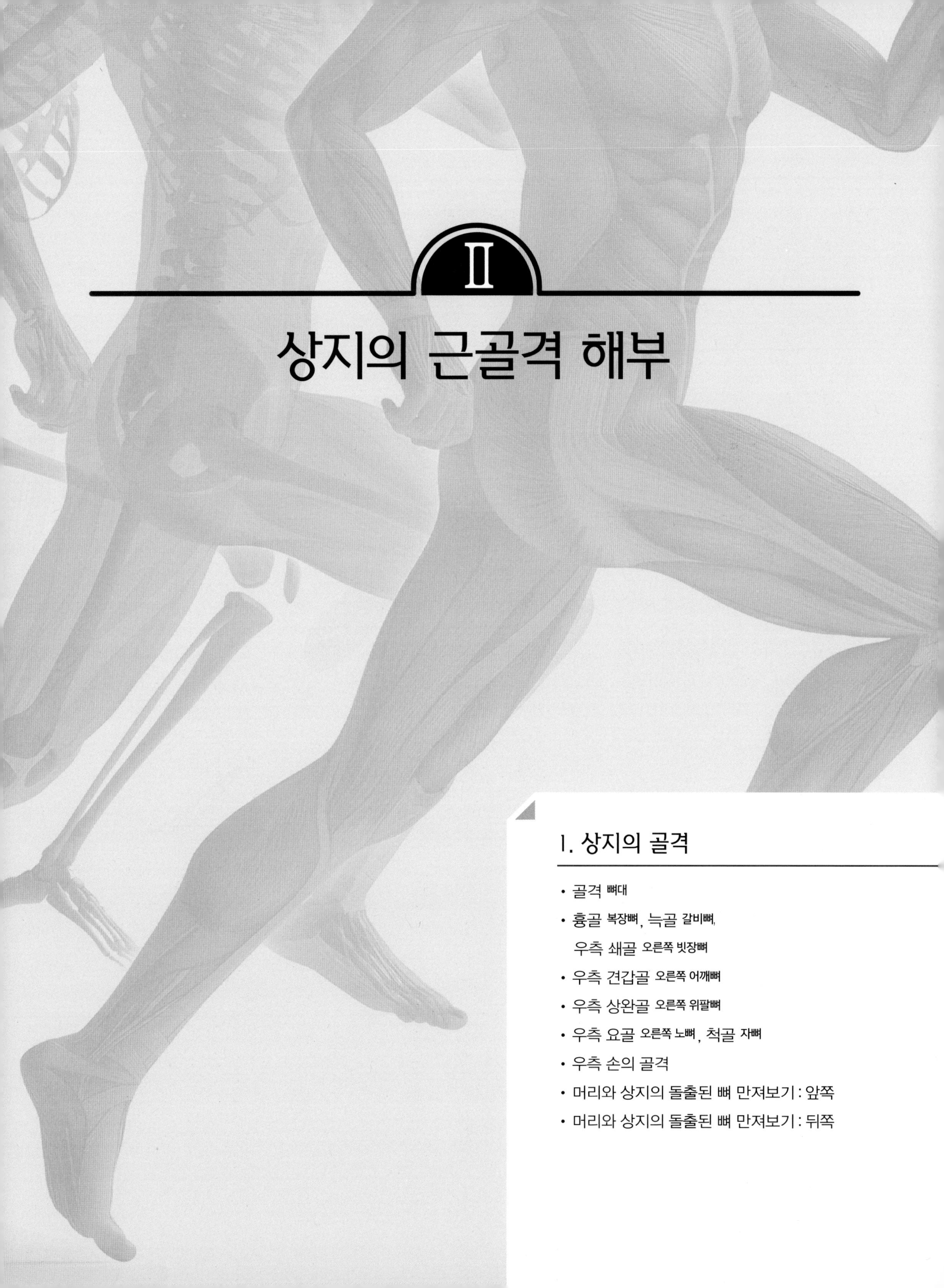

Ⅱ

상지의 근골격 해부

1. 상지의 골격

- 골격 뼈대
- 흉골 복장뼈, 늑골 갈비뼈,
  우측 쇄골 오른쪽 빗장뼈
- 우측 견갑골 오른쪽 어깨뼈
- 우측 상완골 오른쪽 위팔뼈
- 우측 요골 오른쪽 노뼈, 척골 자뼈
- 우측 손의 골격
- 머리와 상지의 돌출된 뼈 만져보기 : 앞쪽
- 머리와 상지의 돌출된 뼈 만져보기 : 뒤쪽

골 격 뼈대
(Skeleton)

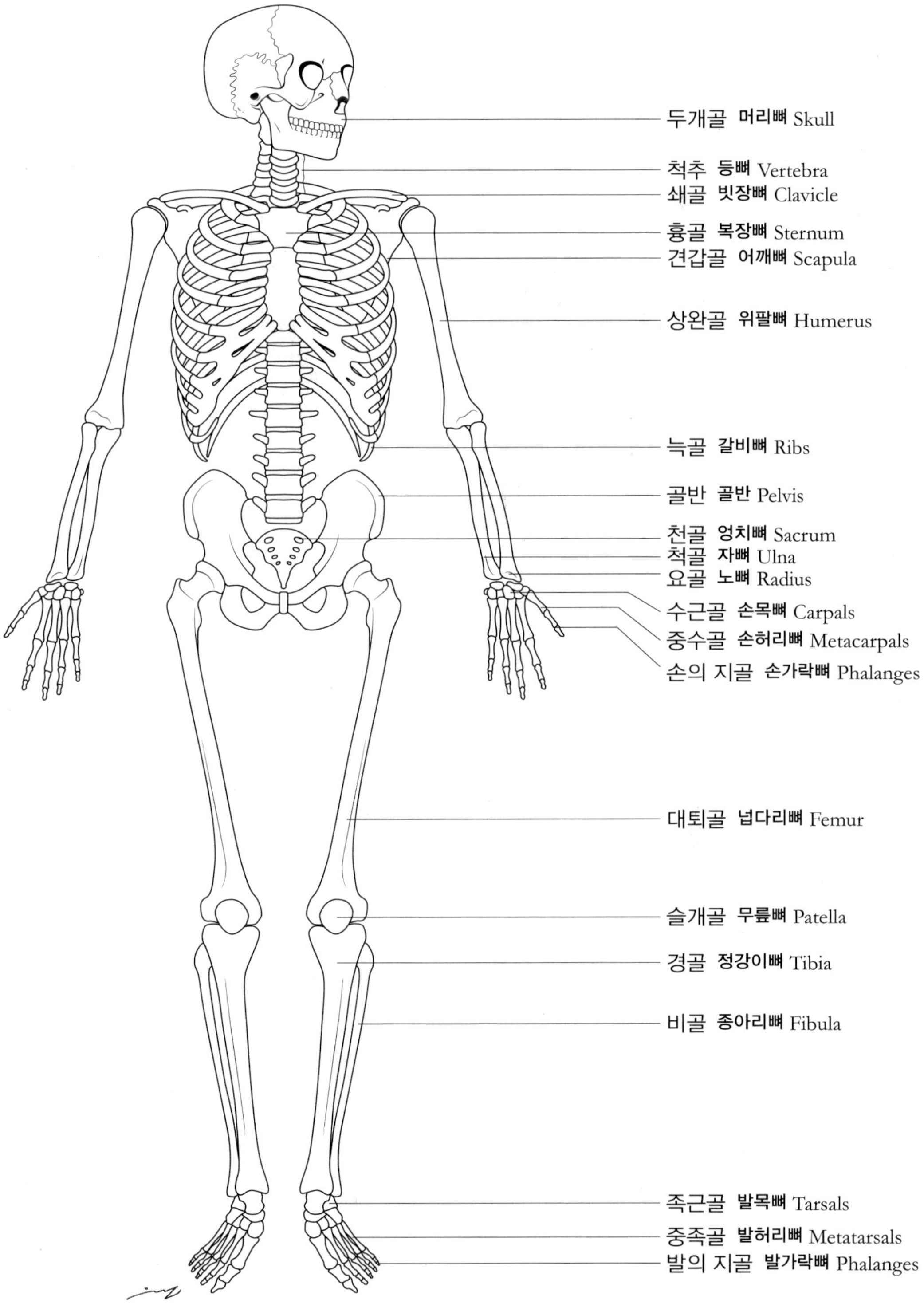

전면 Anterior

흉골, 늑골, 우측 쇄골 복장뼈, 갈비뼈, 오른쪽 빗장뼈
(Sternum, rib and right clavicle)

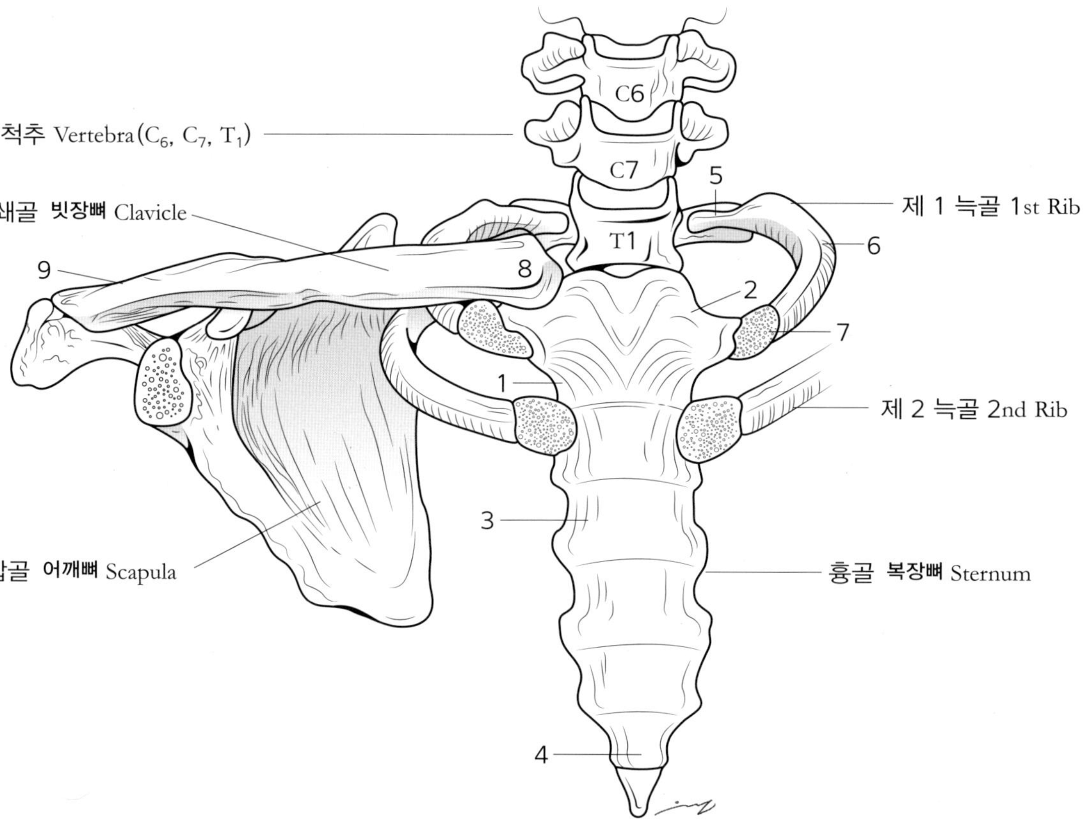

전면 Anterior

흉골 복장뼈 Sternum
1. 흉골병 복장뼈자루 Manubrium
2. 쇄골절흔 빗장패임 Clavicular notch
3. 흉골체 복장뼈몸통 Body
4. 검상돌기 칼돌기 Xiphoid process

우측 쇄골 오른쪽 빗장뼈 Right clavicle
8. 쇄골단 빗장뼈끝 Clavicular end
9. 견봉단 어깨봉우리끝 Acromial end

늑골 갈비뼈 Rib
5. 늑골두 갈비뼈머리 Head
6. 늑골체 갈비뼈몸통 Body
7. 늑연골 갈비물렁뼈 Costal cartilage

이 그림은 척추, 견갑골 및 흉골의 해부학적 관계를 묘사하고 있다. 각각의 세부적인 설명은 3장과 5장을 참조

우측 견갑골 오른쪽 어깨뼈
(Right scapula)

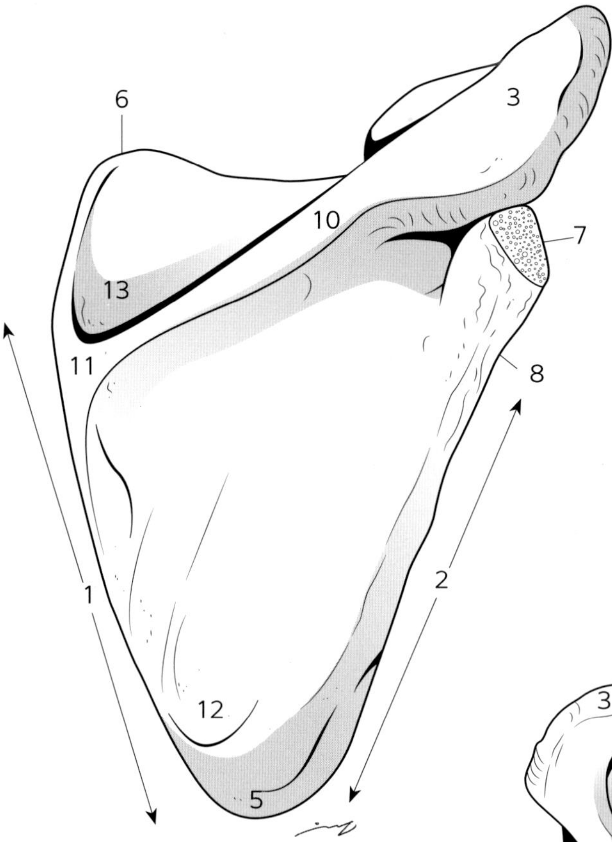

후면 Posterior

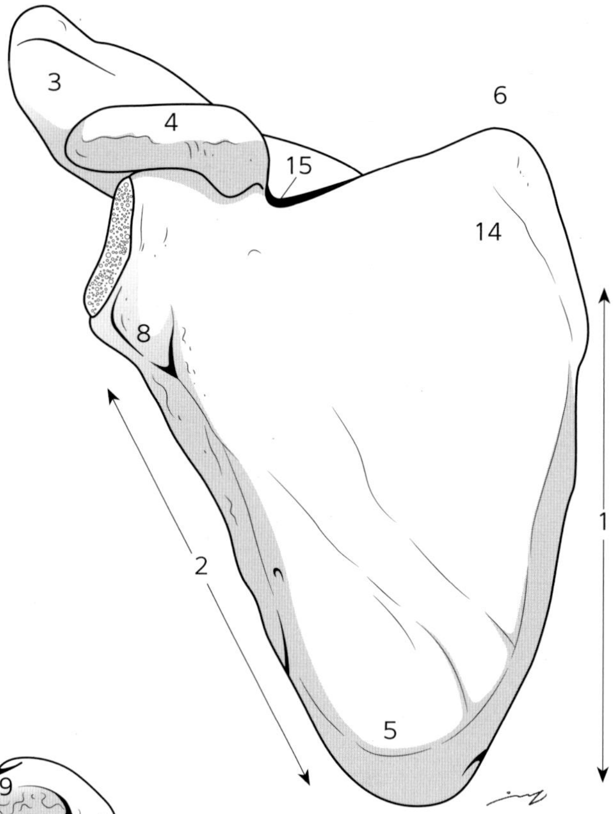

늑골면 Costal

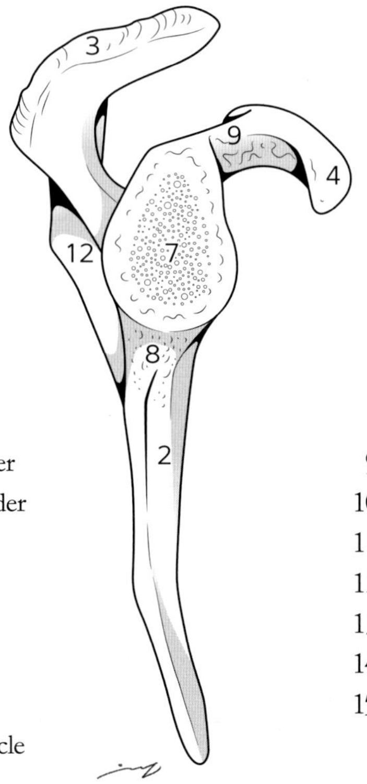

측면 Lateral

1. 척추연 척추모서리, 안쪽모서리 Vertebral border
2. 액와연 겨드랑모서리, 가쪽모서리 Axillary border
3. 견봉 어깨봉우리 Acromion
4. 오훼돌기 부리돌기 Coracoid process
5. 하각 아래각 Inferior angle
6. 상각 위각 Superior angle
7. 관절와 접시오목 Glenoid fossa
8. 관절하결절 접시아래결절 Infraglenoid tubercle
9. 관절상결절 접시위결절 Supraglenoid tubercle
10. 견갑극 어깨뼈가시 Spine of scapula
11. 극근 가시뿌리 Root of spine
12. 극하와 가시아래오목 Infraspinous fossa
13. 극상와 가시위오목 Supraspinous fossa
14. 견갑하와 어깨뼈밑오목 Subscapular fossa
15. 견갑절흔 어깨뼈패임 Scapular notch

우측 상완골 오른쪽 위팔뼈
(Right humerus)

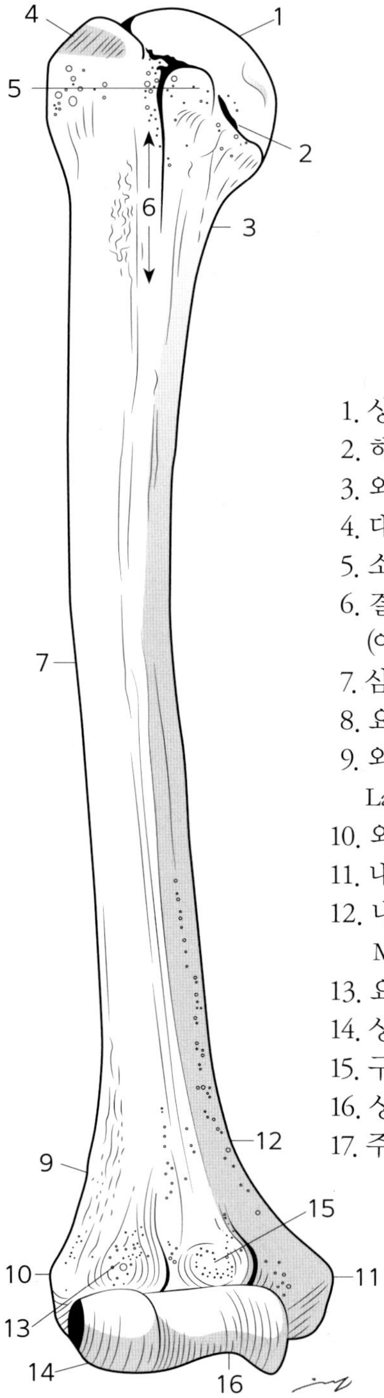

전면 Anterior

1. 상완골두 위팔뼈머리 Humeral head
2. 해부경 해부목 Anatomical neck
3. 외과경 외과목 Surgical neck
4. 대결절 큰결절 Greater tubercle
5. 소결절 작은결절 Lesser tubercle
6. 결절간구 결절사이고랑 Intertubercular groove
   (이두근구 위팔두갈래근고랑 Bicipital groove)
7. 삼각근조면 어깨세모근거친면 Deltoid tuberosity
8. 요골신경구 노신경고랑 Groove for radial nerve
9. 외측상과융선 가쪽관절융기위능선
   Lateral supracondylar ridge
10. 외측상과 가쪽위관절융기 Lateral epicondyle
11. 내측상과 안쪽위관절융기 Medial epicondyle
12. 내측상과융선 안쪽관절융기위능선
    Medial supracondylar ridge
13. 요골와 노뼈오목 Radial fossa
14. 상완골소두 위팔뼈작은머리 Capitulum
15. 구돌와 갈고리오목 Coronoid fossa
16. 상완골활차 위팔뼈도르레 Trochlea
17. 주두와 팔꿈치오목 Olecranon fossa

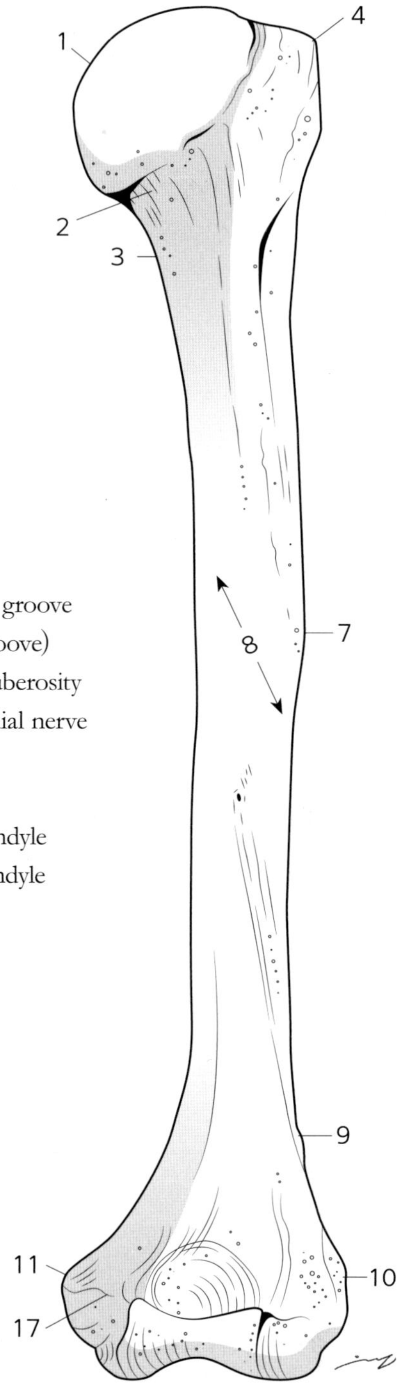

후면 Posterior

우측 요골 오른쪽 노뼈, 척골 자뼈
(Right radius and ulna)

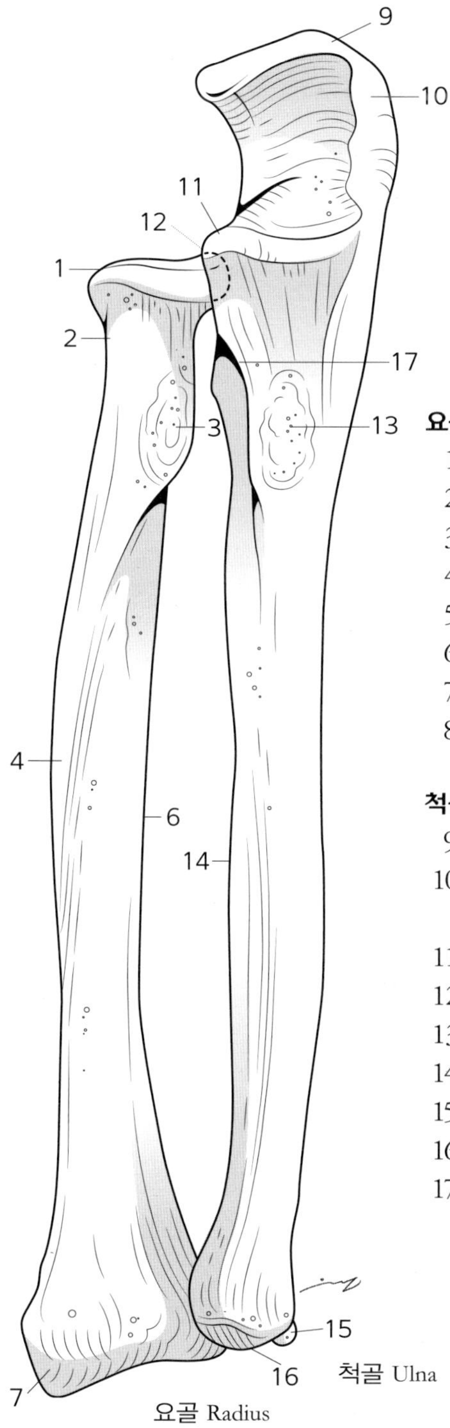

전면 Anterior

요골 노뼈 Radius

1. 요골두 노뼈머리 Head
2. 요골경 노뼈목 Neck
3. 요골조면 노뼈거친면 Radial tuberosity
4. 전사선 앞쪽빗선 Anterior oblique line
5. 후사선 뒤쪽빗선 Posterior oblique line
6. 골간연 뼈사이모서리 Interosseous border
7. 경상돌기 붓돌기 Styloid process
8. 배면결절 뒤결절 Dorsal tubercle

척골 자뼈 Ulna

9. 주두돌기 팔꿈치머리돌기 Olecranon process
10. 활차절흔 도르레패임 Trochlear notch (반월상절흔 반달판패임 Semilunar notch)
11. 구상돌기 갈고리돌기 Coronoid process
12. 요골절흔 노뼈패임 Radial notch
13. 척골조면 자뼈거친면 Ulnar tuberosity
14. 골간연 뼈사이모서리 Interosseous border
15. 경상돌기 붓돌기 Styloid process
16. 척골두 자뼈머리 Ulnar head
17. 회외근능 뒤침근능 Supinator crest

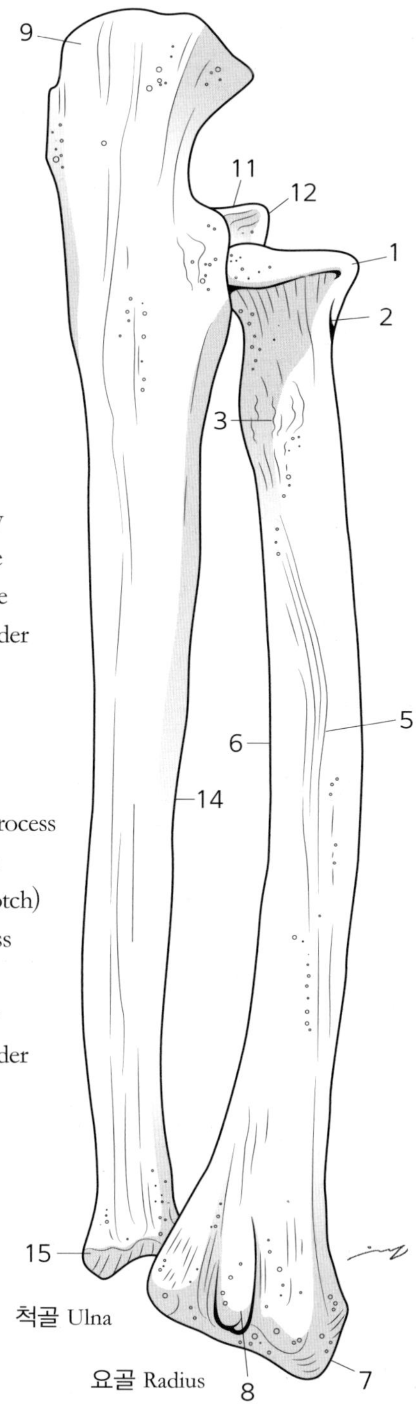

후면 Posterior

우측 손의 골격 오른손의 뼈
(Bone of the right hand)

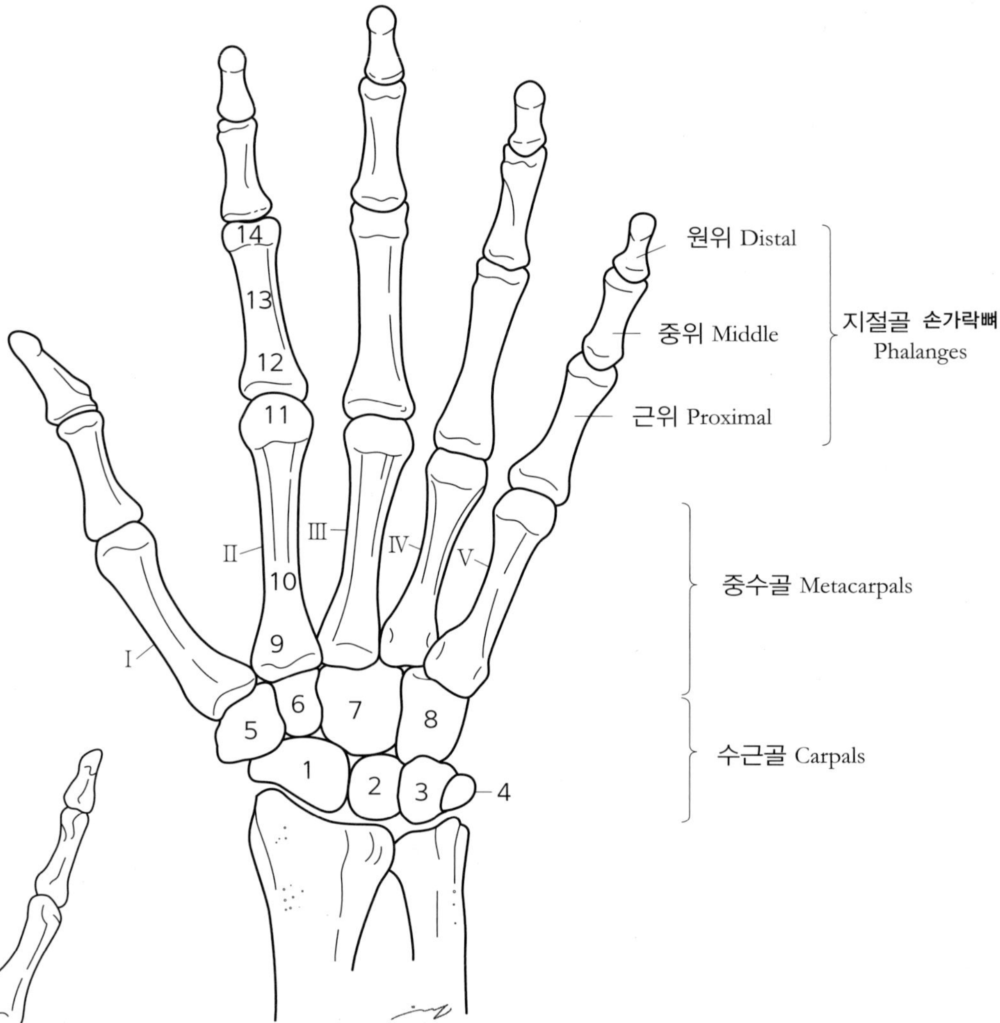

배측면 Dorsal
(후면 Posterior)

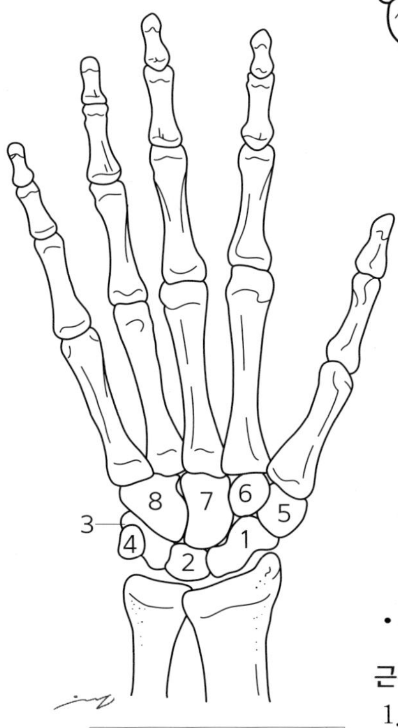

장측면 Palmar
(전면 Anterior)

• 수근골 손목뼈 Carpals

근위수근골 몸쪽손목뼈 Proximal row

1. 주상골 손배뼈 Scaphoid
2. 월상골 반달뼈 Lunate
3. 삼각골 세모뼈 Triquetrum
4. 두상골 콩알뼈 Pisiform

원위수근골 먼쪽손목뼈 Distal row

5. 대능형골 큰마름뼈 Trapezium
6. 소능형골 작은마름뼈 Trapezoid
7. 유두골 알머리뼈 Capitate
8. 유구골 갈고리뼈 Hamate

(손바닥 앞 쪽 척골측 유구골 갈고리뼈의 구 도랑가 있다.)

중수골 손허리뼈 Metacarpals

9. 저부 손허리뼈바닥 Base
10. 간부 손허리뼈줄기 Shaft
11. 두부 손허리뼈머리 Head

근위지절골 몸쪽손가락뼈 Proximal phalanges

12. 저부 손가락뼈바닥 Base
13. 간부 손가락뼈줄기 Shaft
14. 두부 손가락뼈머리 Head

머리와 상지의 돌출된 뼈 만져보기:앞쪽
(Palpation of bony landmarks - head and upper extremity)

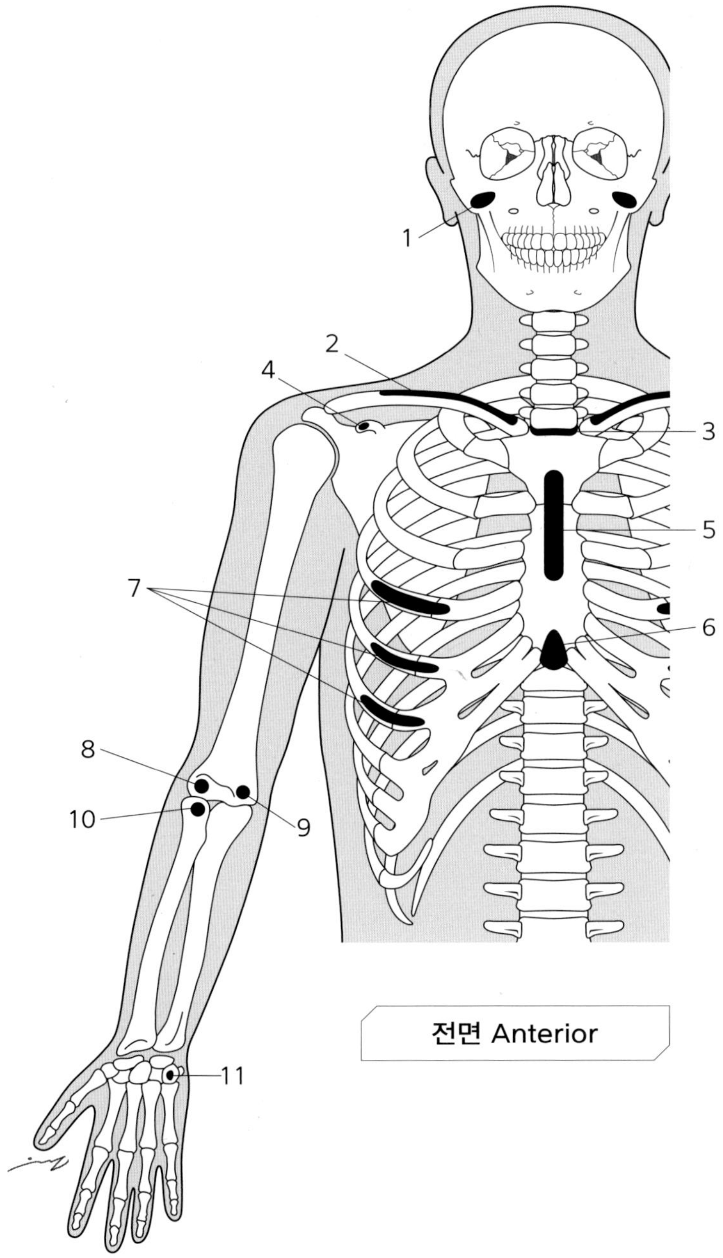

1. 관골 광대뼈 Zygomatic bone
   - Cheek bone
2. 쇄골 빗장뼈 Clavicle
   - 흉쇄관절 복장빗장관절 Sternoclavicular joint 쪽의 내측단 안쪽끝 에서 견쇄관절 어깨빗장관절 Acromioclavicular joint의 외측단 가쪽끝 까지
3. 흉골절흔 복장뼈패임 Sternal notch
   - 쇄골의 양측 내측단 사이에 있는 흉골병 복장뼈자루 Manubrium 상단 위쪽끝
4. 견갑골 오훼돌기 부리돌기 Coracoid process
   - 쇄골 외측부 빗장뼈 가쪽 아래
5. 흉골 복장뼈 Sternum
   - 양쪽 늑골 사이 '가슴판'
6. 검상돌기 칼돌기 Xiphoid process
   - 흉골 하단의 칼 모양의 뾰족한 돌기
7. 늑골 갈비뼈 Ribs
   - 흉곽 가슴우리 Thorax 외측에 있는 늑골각 갈비뼈각 Angle of rib
8. 상완골 위팔뼈 Humerus 의 외측상과 가쪽위관절융기 Lateral epicondyle
   - 상완골 원위단 먼쪽끝 Distal end 위에 있는 외측 융기
9. 상완골의 내측상과 안쪽위관절융기 Medial epicondyle
   - 상완골 원위단 위에 있는 내측 융기
10. 요골두 노뼈머리 Head of radius
    - 상완골 외측상과 가쪽위관절융기 Lateral epicondyle의 바로 원위부에 있는 요골두는 주관절을 신전하여 회내 엎침 Pronation, 회외 뒤침 Supination할 때 골두가 움직이는 것을 느낄 수 있다.
11. 두상골 콩알뼈 Pisiform
    - 손목 앞쪽의 마지막 피부 주름에 위치하는 내측수근골 안쪽손목뼈 Medial carpal bone

머리와 상지의 돌출된 뼈 만져보기:뒤쪽
(Palpation of bony landmarks - head and upper extremity)

1. 측두골 관자뼈 Temporal bone 의 유양돌기 꼭지돌기 Mastoid process - 귓불 뒤
2. 제 7 경추 극돌기 목뼈 가시돌기 C7 Spinous process
   - 목을 구부릴 때 제일 돌출되는 융기
3. 척추의 극돌기 척추뼈 가시돌기 Vertebral spinous process
   - 등의 중심부를 따라 돌출되는 융기선
4. 견갑극 어깨뼈가시 Spine of scapula
   - 견갑골 후면을 가로지르는 융기

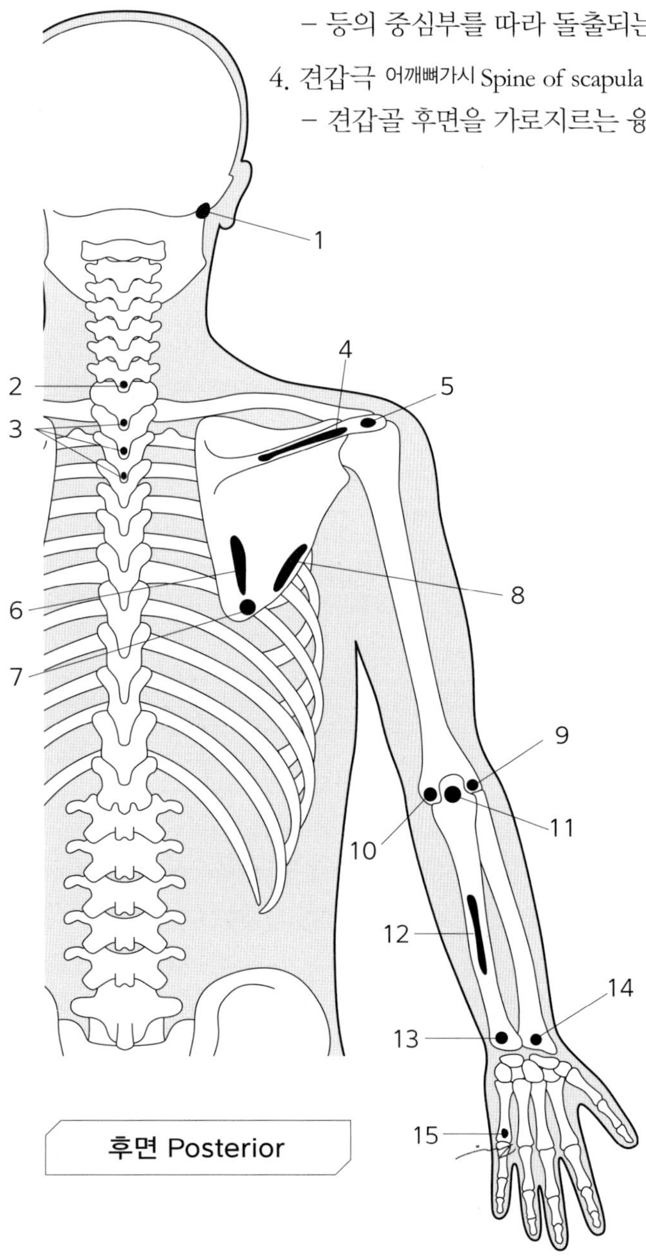

5. 견갑골의 견봉돌기 봉우리돌기 Acromion process
   - 견갑극의 외측단, 어깨에서 제일 높은 곳
6. 견갑골의 척추연 척추모서리 Vertebral border
   - 척추에 평행하게 이루는 내연 안쪽모서리 Medial border
7. 견갑골의 하각 아래각 Inferior angle
8. 견갑골의 액와연 겨드랑이모서리 Axillary border
   - 액와하각 **겨드랑이 아래각** Axillary inferior angle 으로부터 외측연 가쪽모서리 Lateral border
9. 상완골의 외측상과 가쪽위관절융기 Lateral epicondyle
   - 상완골 원위단 먼쪽끝에 돌출된 외측 융기
10. 상완골의 내측상과 안쪽위관절융기 Medial epicondyle
    - 상완골 원위단에 돌출된 내측 융기
11. 척골 자뼈 Ulna의 주두돌기 팔꿈치돌기 Olecranon process
    - 주관절 팔꿈관절 후면의 내외측상과 안쪽가쪽관절융기 사이의 뾰족한 곳
12. 척골후연 자뼈뒤모서리 Ulnar posterior border
    - 척골의 예리하게 두드러진 면, 척골 전체의 길이를 만져 볼 수 있다.
13. 척골의 경상돌기 붓돌기 Styloid process
    - 척골 후부의 원위단 먼쪽끝 위에 튀어나온 돌기
14. 요골의 경상돌기 붓돌기 Styloid process
    - 요골 외측면 가쪽면 Lateral aspect 하단. 척골의 경상돌기보다 좀 더 원위부까지 뻗어 있다.
15. 중수골두 손허리뼈**머리** Metacarpal heads
    - 중수지절관절 손허리손가락관절 MP joints 의 '손가락 마디 Knuckles'

Ⅱ

상지의 근골격 해부

2. 상지의 근육

- 승모근 등세모근
- 광배근 넓은등근
- 대원근 큰원근
- 견갑거근 어깨올림근
- 능형근 : 대능형근 큰마름근, 소능형근 작은마름근
- 삼각근 어깨세모근
- 오훼완근 부리위팔근
- 극상근 가시위근
- 극하근 가시아래근
- 소원근 작은원근
- 견갑하근 어깨밑근
- 대흉근 큰가슴근
- 소흉근 작은가슴근, 쇄골하근 빗장밑근
- 전거근 앞톱니근
- 상완이두근 위팔두갈래근
- 상완근 위팔근
- 상완삼두근 위팔세갈래근, 주근 팔꿈치근
- 상완요골근 위팔노근
- 장요측수근신근 긴노쪽손목폄근
- 단요측수근신근 짧은노쪽손목폄근
- 척측수근신근 자쪽손목폄근
- 지신근 손가락폄근
- 소지신근 새끼손가락폄근
- 시지신근 집게손가락폄근
- 회외근 손뒤침근
- 장무지외전근 긴엄지벌림근
- 단무지신근 짧은엄지폄근
- 장무지신근 긴엄지폄근
- 원회내근 원엎침근, 방형회내근 네모엎침근
- 척측수근굴근 자쪽손목굽힘근
- 장장근 긴손바닥근
- 요측수근굴근 노쪽손목굽힘근
- 천지굴근 얕은손가락굽힘근
- 심지굴근 깊은손가락굽힘근
- 장무지굴근 긴엄지굽힘근
- 단무지외전근 짧은엄지벌림근
- 무지내전근 엄지모음근
- 단무지굴근 짧은엄지굽힘근
- 소지굴근 새끼손가락굽힘근
- 무지대립근 엄지맞섬근
- 소지대립근 새끼손가락맞섬근
- 소지외전근 새끼손가락벌림근
- 4개의 배측골간근 손등쪽뼈사이근
- 3개의 장측골간근 손바닥쪽뼈사이근
- 4개의 충양근 벌레근
- 손가락에 정지하는 건과 신근건막 손가락에 닿는 힘줄과 폄근널힘줄
- 손목의 횡단면 가로면
- 손목, 손가락의 건 힘줄

승모근 등세모근
(Trapezius)

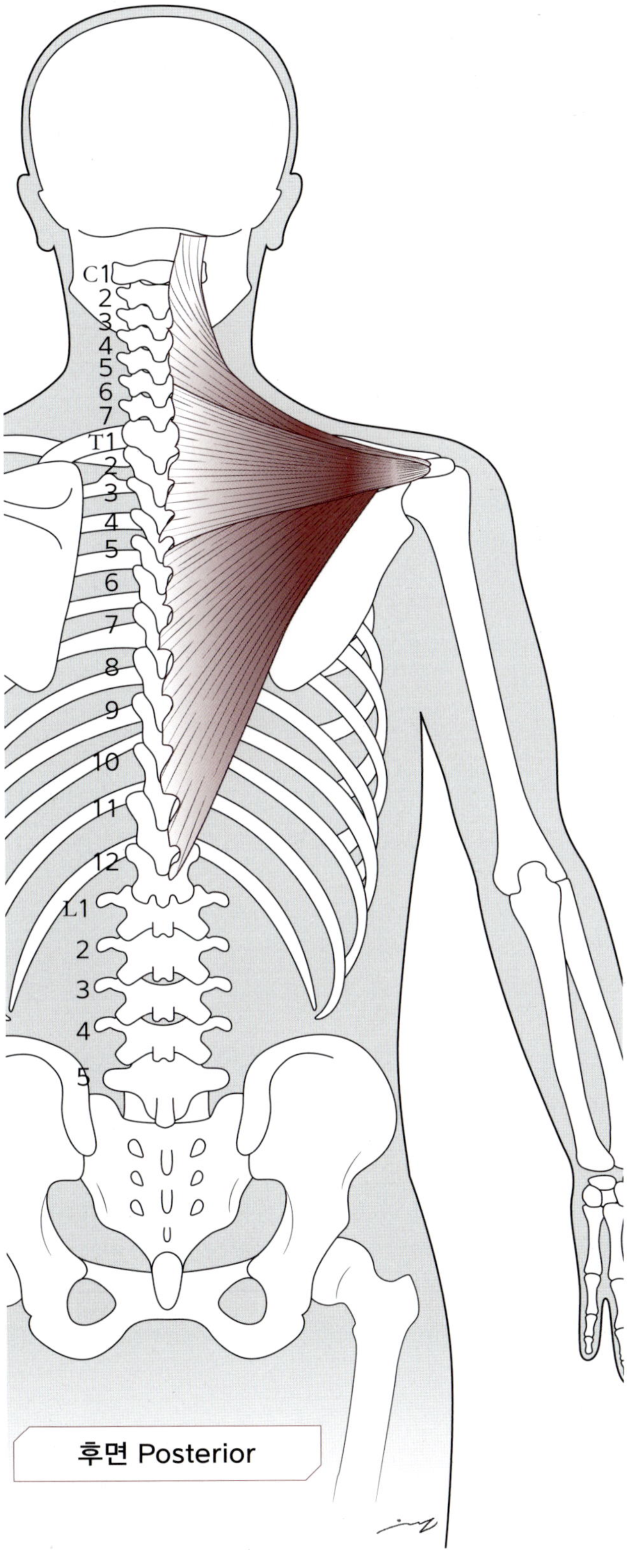

후면 Posterior

기시 이는곳
- 후두골 뒤통수뼈 Occiput
- 항인대 목덜미인대 Ligamentum nuchae
- 제 7 경추 목뼈와 제 1 - 12 흉추 등뼈의 극돌기 가시돌기 Spinous processes of C7 - T12

정지 닿는곳
- 상부 - 쇄골 외측 빗장뼈 가쪽, 견봉 어깨봉우리
  Upper : lateral clavicle, acromion
- 중부 - 견갑극 어깨뼈가시 Middle : spine of scapula
- 하부 - 견갑극근 어깨뼈가시뿌리
  Lower : root of spine of scapula

작용
- 상부 - 견갑골 거상 어깨뼈 올림, 상방회전 위쪽돌림
  Upper : elevation, upward rotation of scapula
- 중부 - 견갑골 내전 어깨뼈 모음, 상방회전 위쪽돌림
  Middle : adduction, upward rotation of scapula
- 하부 - 견갑골 하강 어깨뼈 내림, 상방회전 위쪽돌림
  Lower : depression, upward rotation of scapula

신경지배
- 부신경 더부신경 (제 11 뇌신경)
  Accessory nerve (cranial nerve XI)
- 제 3, 4 경신경 목신경의 가지 Branches of C3,4

촉지
- 상부 - 두개골 저부 머리뼈 바닥와 쇄골 외측 빗장뼈 가쪽 1/3 사이
  Upper : between base of skull and lateral third of clavicle
- 중부 - 제 1 - 5 흉추 극돌기 등뼈 가시돌기와 견갑골의 척추연 어깨뼈 척추모서리 사이
  Middle : between spinous processes of T1 - T5 and vertebral border of scapula
- 하부 - 제 8 - 12 흉추 극돌기 등뼈 가시돌기와 견갑극근 어깨뼈가시뿌리 사이
  Lower : between spinous processes of T8 - T12 and root of spine

이 근육은 삼각형 모양이다. 한 쌍일 때는 사다리꼴 모양이다.

광배근 넓은등근
(Latissimus dorsi)

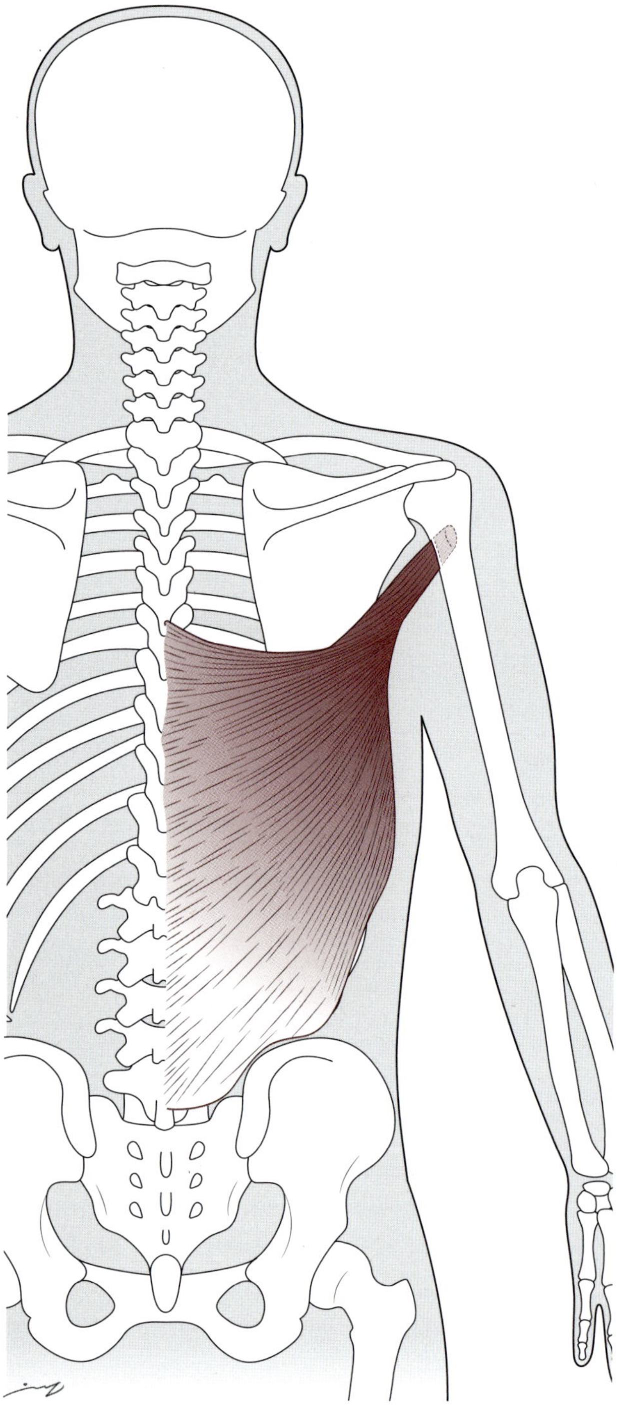

후면 Posterior

기시 이는곳

- 제 7 흉추 등뼈 에서 장골능 엉덩뼈능선 까지의 흉요건막 등허리널힘줄
  Thoracolumbar aponeurosis from T7 to iliac crest
- 하부 제 3 또는 4 늑골 갈비뼈 Lower 3 or 4 ribs
- 견갑골 하각 어깨뼈 아래각 Inferior angle of scapula

정지 닿는곳

상완골의 이두근구 위팔뼈 두갈래근고랑
Bicipital groove of humerus

작용

- 견관절 신전 어깨관절 **폄** Shoulder extension
- 견관절 내전 어깨관절 모음과 내회전 안쪽돌림
  Adduction and medial rotation of shoulder

신경지배

흉배신경 가슴등신경 Thoracodorsal nerve(C6,7,8)

촉지

흉곽 가슴우리 Rib cage 후외측연 뒤가쪽모서리 Posterior lateral side을 따라 정지부 닿는곳 Insertion 쪽으로 액와 후연 겨드랑 **뒤모서리** Posterior border of axilla을 형성한다.

광배근은 '넓은 등'이라는 의미의 라틴어이다. 이 근육은 도끼질, 수영과 같은 동작을 할 때 굴곡된 팔을 강력하게 신전시키는 근육이다. 또, 견갑대를 아래로 당기는 작용이 있고, 목발을 짚을 때나 양손으로 체중을 들어 이동할 때도 사용된다.

대원근 큰원근
(Teres major)

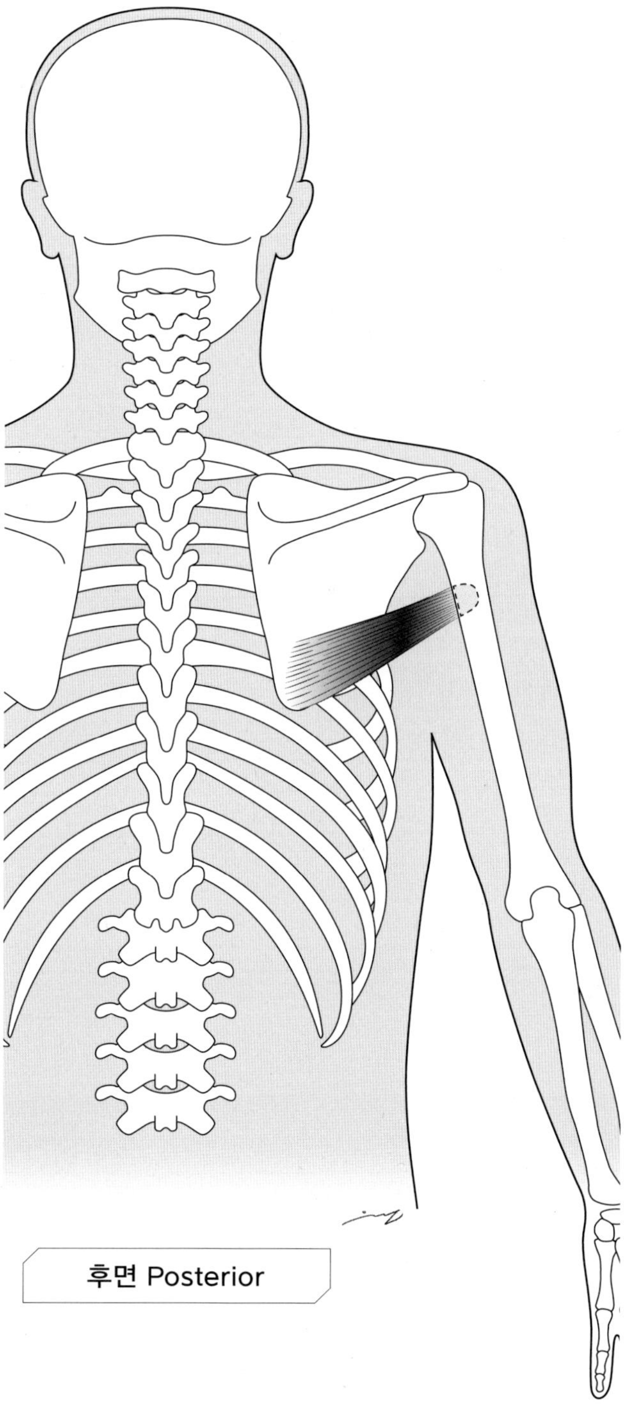

기시 이는곳

견갑골 하각 어깨뼈 아래각

Inferior angle of scapula

정지 닿는곳

상완골 이두근구 위팔뼈 두갈래근고랑 의 내측순 안쪽입술모서리

Medial lip of bicipital groove of humerus

작용

견관절 신전 어깨관절 폄, 내회전 안쪽돌림, 내전 모음

Extension, medial rotation and adduction of shoulder

신경지배

견갑하신경 어깨밑신경

Subscapular nerve (C5,6)

촉지

견갑골 하각 어깨뼈 아래각 에서부터 상방으로 비스듬하게 광배근 정지부 넓은등근 닿는곳 의 바로 위까지 만져 볼 수 있다. 광배근과 같이 액와 후연 겨드랑 **뒤모서리**을 형성한다.

//////////////

이 근육은 광배근 **넓은등근** Latissimus dorsi에 가깝게 위치하며 작용도 동일하다. 견관절을 외전할 때 상완골두 **위팔뼈 머리**의 고정을 돕기 위해 상완골두를 하방으로 당기는 작용이 있는데 극하근 **가시아래근** Infraspinatus, 소원근 **작은원근** Teres minor과 같이 작용한다.

견갑거근 어깨올림근
(Levator scapula)

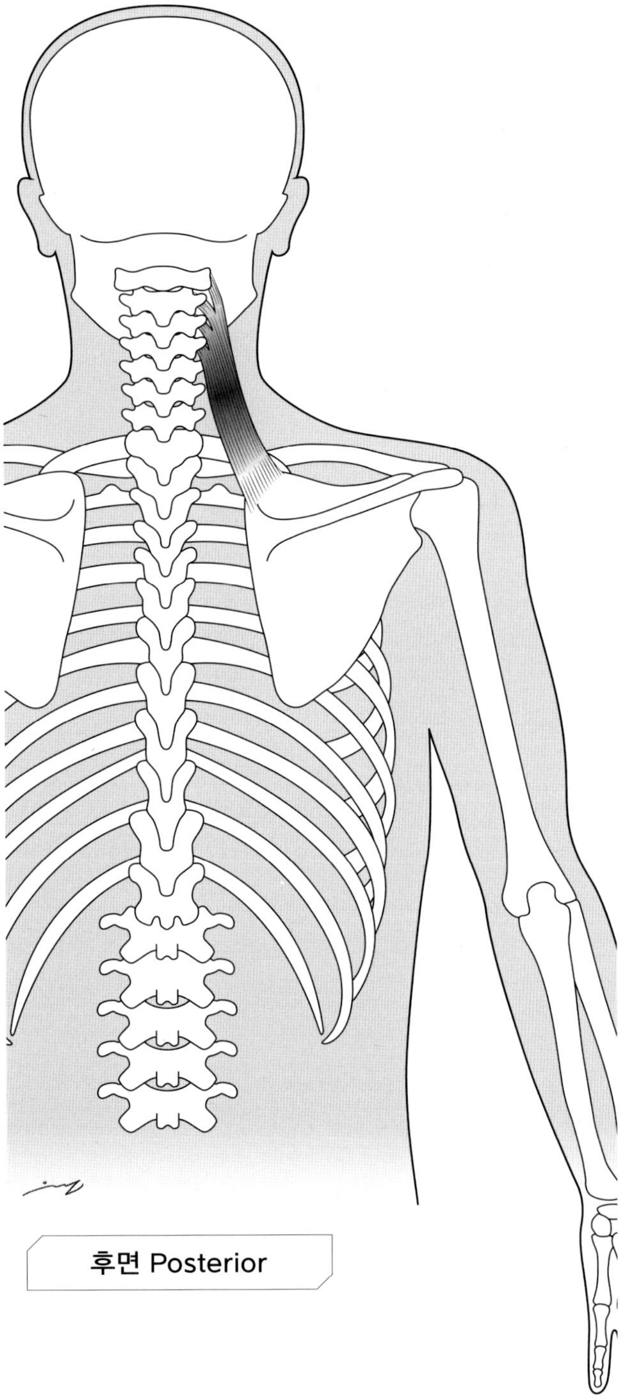

후면 Posterior

기시 이는곳

제 1 - 4 경추 횡돌기 가로돌기 C1 - 4 (transverse processes)

정지 닿는곳

견갑골 상각 어깨뼈 위각 에서 견갑극근 어깨뼈가시뿌리 까지의 견갑골 척추연 척추모서리

Vertebral border of scapula from superior angle to root of spine

작용

견갑골 거상 어깨뼈 올림 과 하방회전 아래쪽돌림

Elevation, downward rotation of scapula

신경지배

• 견갑배신경 어깨뒤쪽신경 Dorsal scapular nerve (C5)
• 제 3, 4 경신경가지 Branches of C3,4

촉지

만져 볼 수 없다.

//////////////

승강기의 역할을 하는 견갑거근 Levator scapula은 승모근 Trapezius 상부와 함께 어깨를 으쓱 올리는 작용을 한다.

능형근:대능형근 큰마름근, 소능형근 작은마름근
(Rhomboids : major and minor)

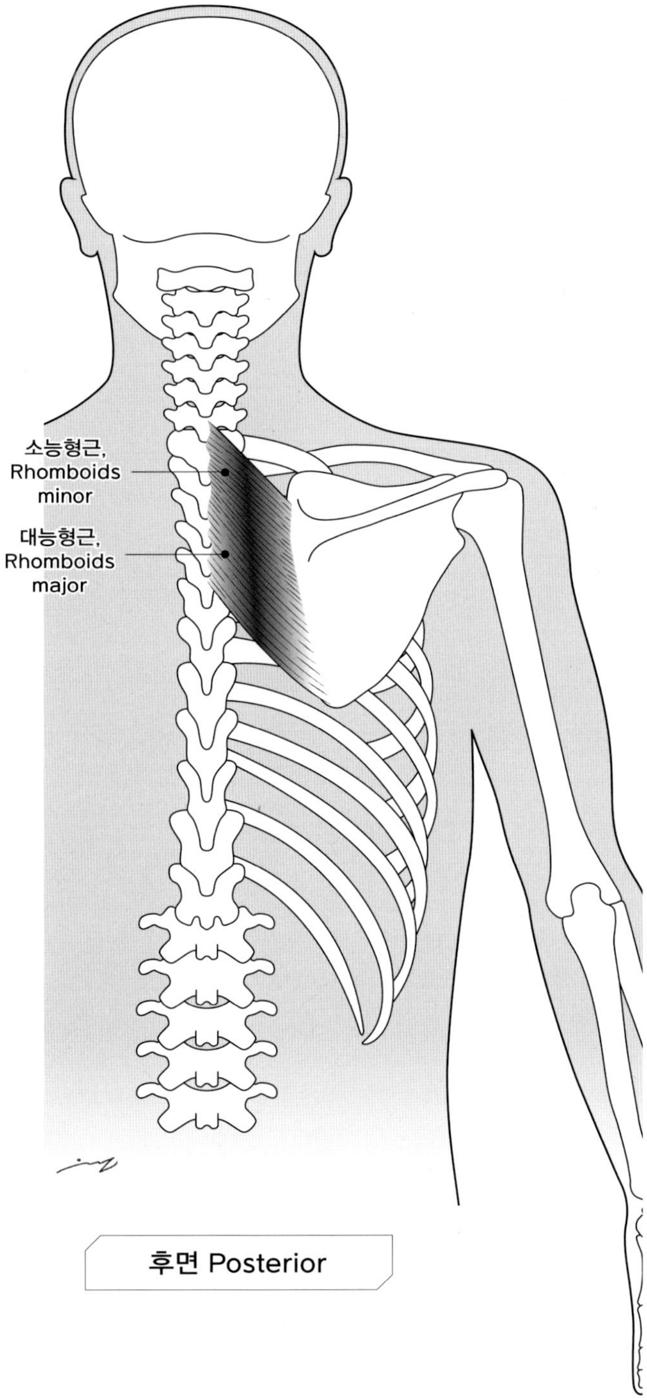

후면 Posterior

기시 이는곳

- 소능형근 작은마름근 – 제 7 경추와 제 1 흉추의 극돌기 가시돌기
  Rhomboids minor : C7 & T1 (spinous processes)
- 대능형근 큰마름근 – 제 2 – 5 흉추의 극돌기 가시돌기
  Rhomboids major : T2 – T5 (spinous processes)

정지 닿는곳

- 소능형근 – 견갑극근 어깨뼈가시뿌리
  Rhomboids minor : root of spine of scapula
- 대능형근 – 견갑극근에서 하각 아래각 까지의 견갑골 척추연
  Rhomboids major : vertebral border of scapula from root of spine to inferior angle

작용

- 견갑골 후인 어깨뼈 들임 Retraction
- 견갑골 하방회전 어깨뼈 아래쪽돌림
  Downward rotation of scapula

신경지배

견갑배신경 어깨뒤쪽신경 Dorsal scapular nerve (C5)

촉지

견갑골 어깨뼈 의 척추연 척추모서리 Border of scapula 을 따라 견갑골 하각 아래각 Inferior angle 근처에서 만져 볼 수 있다.

//////////////.

마름모 형태인 이 근육은 근섬유가 아래 방향으로 비스듬하기 때문에 좌우 한 쌍일 때는 크리스마스트리와 같은 모양을 이룬다.

삼각근 어깨세모근
(Deltoid)

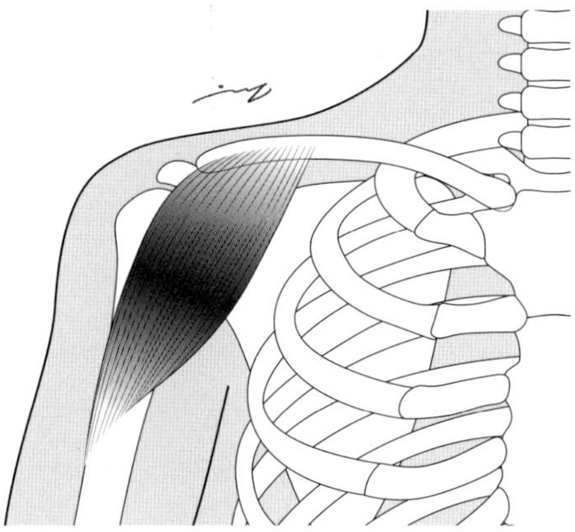

전면 Anterior
삼각근 전부 Anterior deltoid

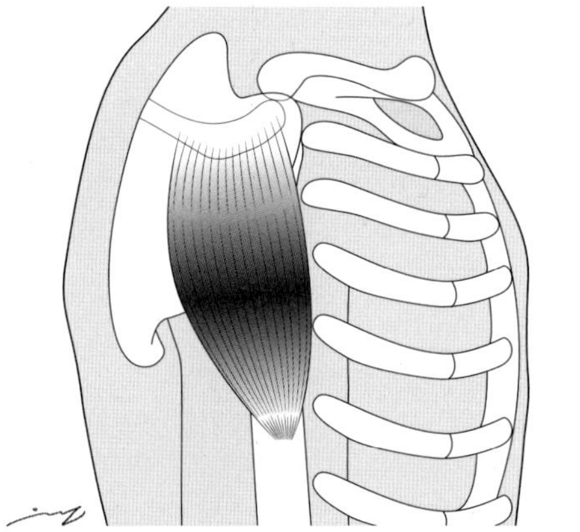

측면 Lateral
삼각근 중부 Middle deltoid

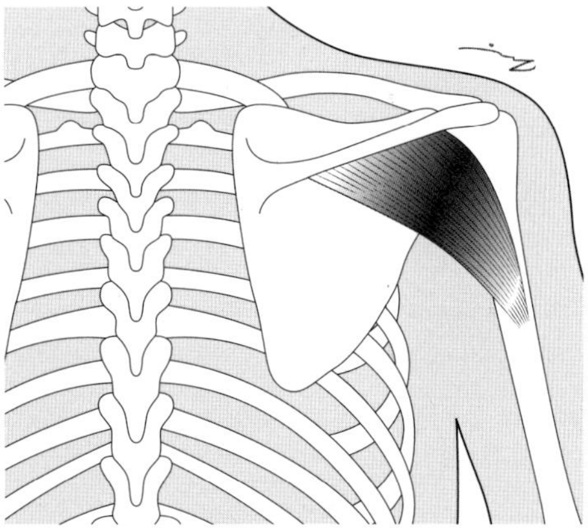

후면 Posterior
삼각근 후부 Posterior deltoid

기시 이는곳
- 전부 앞부분 – 쇄골 외측 빗장뼈 가쪽 1/3 Anterior : lateral third of clavicle
- 중부 가운데 부분 – 견봉 외측 어깨돌기 가쪽 Middle : lateral acromion
- 후부 뒷부분 – 견갑극 어깨뼈가시 Posterior : spine of scapula

정지 닿는곳
상완골 위팔뼈 의 삼각근조면 어깨세모근거친면
Deltoid tuberosity of humerus

작용
- 전부 – 견관절 굴곡 어깨관절 굽힘 , 수평내전 수평모음 , 내회전 안쪽돌림
  Anterior : flexion, horizontal adduction, medial rotation of shoulder
- 중부 – 견관절 90도 외전 어깨관절 벌림
  Middle : abduction of shoulder to 90°
- 후부 – 견관절 신전 어깨관절 폄, 수평외전 수평벌림 , 외회전 가쪽돌림
  Posterior : extension, horizontal abduction, lateral rotation of shoulder

신경지배
액와신경 겨드랑신경 (회선신경)
Axillary nerve (circumflex)(C5,6)

촉지
- 전부 – 상완와관절 위팔오목관절 의 전면
  견봉돌기 어깨돌기 아래 상완 전내측면
  Anterior : anterior – medial surface of upper arm below acromion process just anterior to glenohumeral joint
- 중부 – 상완와관절의 외측
  견봉돌기 어깨돌기 아래 상완 외측면
  Middle : below acromion on lateral surface of upper arm, just lateral to glenohumeral joint
- 후부 – 상완와관절의 후면
  상완 후외측면
  Posterior : posterior – lateral surface of upper arm, just posterior to glenohumeral joint

//////////////.
견관절 Shoulder joint 의 대부분을 덮고 있는 이 근육은 어깨의 둥근 모양을 이루고 있으며, 견관절의 강한 외전근이지만 외전운동을 처음 시작할 때는 작용하지 못한다. 왜냐하면 팔이 몸 측면에 놓여 있을 때는 당겨지는 운동각이 상완골과 평행하게 놓여있기 때문이다(극상근 참조).

오훼완근 부리위팔근
(Coracobrachialis)

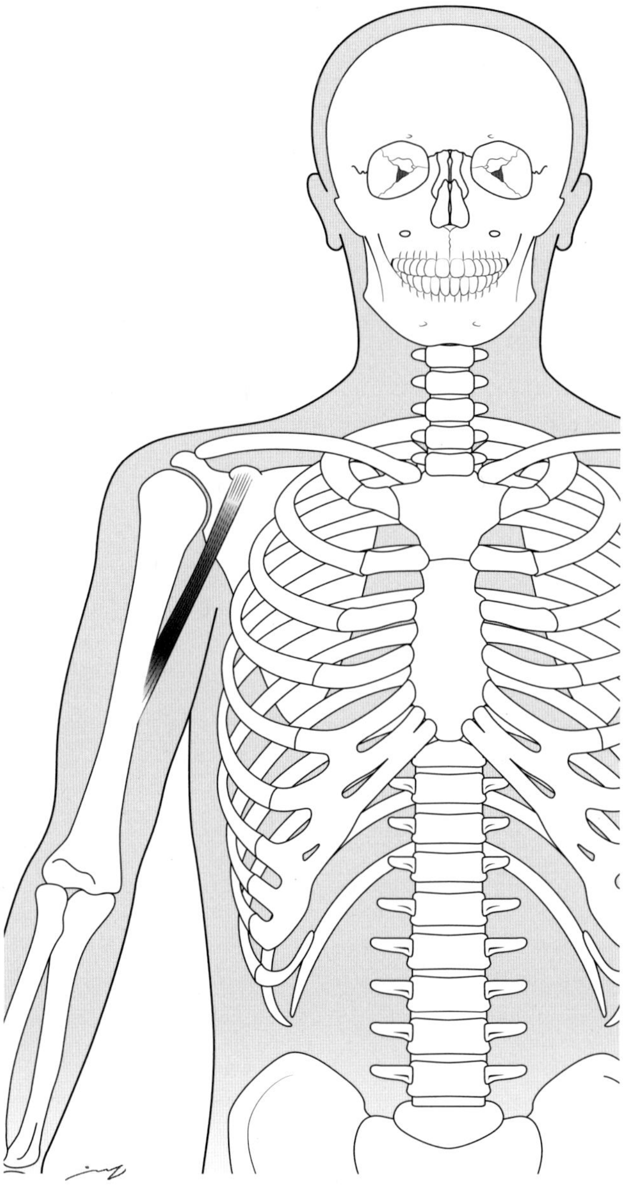

전면 Anterior

기시 이는곳

견갑골의 오훼돌기 어깨뼈 부리돌기

Coracoid process of scapula

정지 닿는곳

상완골체 내측연의 중간

Middle of medial border of humeral shaft

작용

견관절 굴곡 어깨관절 굽힘, 내전 모음

Flexion, adduction of shoulder

신경지배

근피신경 근육피부신경

Musculocutaneous nerve (C5,6,7)

촉지

만져 보기 어렵다.

//////////////.

이 근육은 기시부와 정지부의 이름을 따서 지었다.

극상근 가시위근
(Supraspinatus)

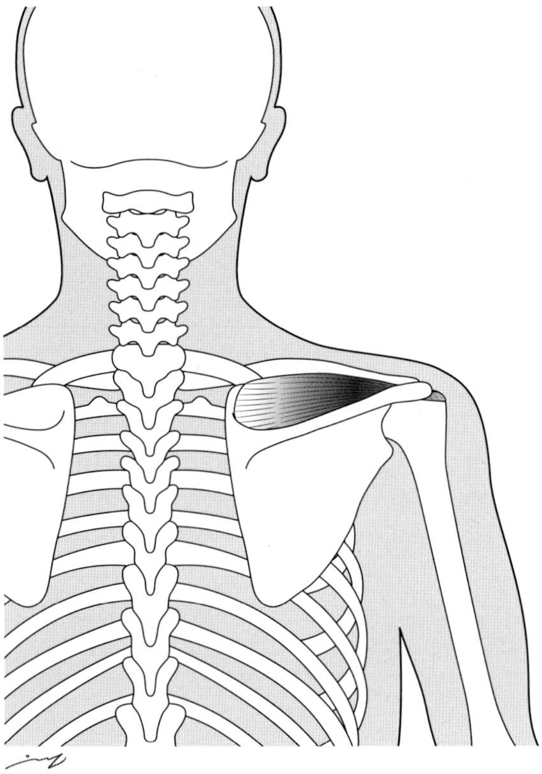

후면 Posterior

기시 이는곳

견갑골의 극상와 어깨뼈 가시위오목

Supraspinous fossa of scapula

정지 닿는곳

상완골의 대결절 위팔뼈 큰결절

Greater tubercle of humerus (superior facet)

작용

견관절 외전 벌림 운동이 시작되면 상완골두를 고정한다.

Stabilize head of humerus to initiate abduction

신경지배

견갑상신경 어깨위신경 (C5,6)

Suprascapular nerve (C5,6)

촉지

견갑극 어깨뼈가시 Scapular spine을 따라 부착되어 있는 승모근 등세모근 Trapezius은 귀 쪽으로 어깨를 으쓱 올리는 동작을 할 때 이 근육을 만져 볼 수 있다.

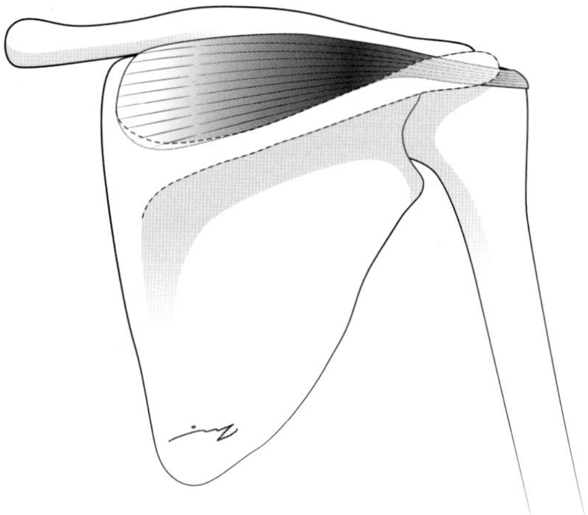

후면 Posterior

//////////////

극상근 **가시위근** Supraspinatus, 극하근 **가시아래근** Infraspinatus, 소원근 **작은원근** Teres minor은 각각 상완골 대결절에 차례대로 정지한다. 따라서 이들 근육의 알파벳 머리글자를 따서 SIT근육이라고 부른다. 극상근은 SIT근육의 S에 해당한다. 극상근이 수축하여 외전운동을 시작하면 상완골두를 관절와 쪽으로 당기게 되는데 이것은 삼각근이 최소의 힘으로 작용할 수 있도록 당겨지는 각도를 제공하게 된다. 또한 이 근육은 견관절낭을 보강하는 회전근덥개 Rotator cuff 근육 중의 하나이다.

극하근 가시아래근
(Infraspinatus)

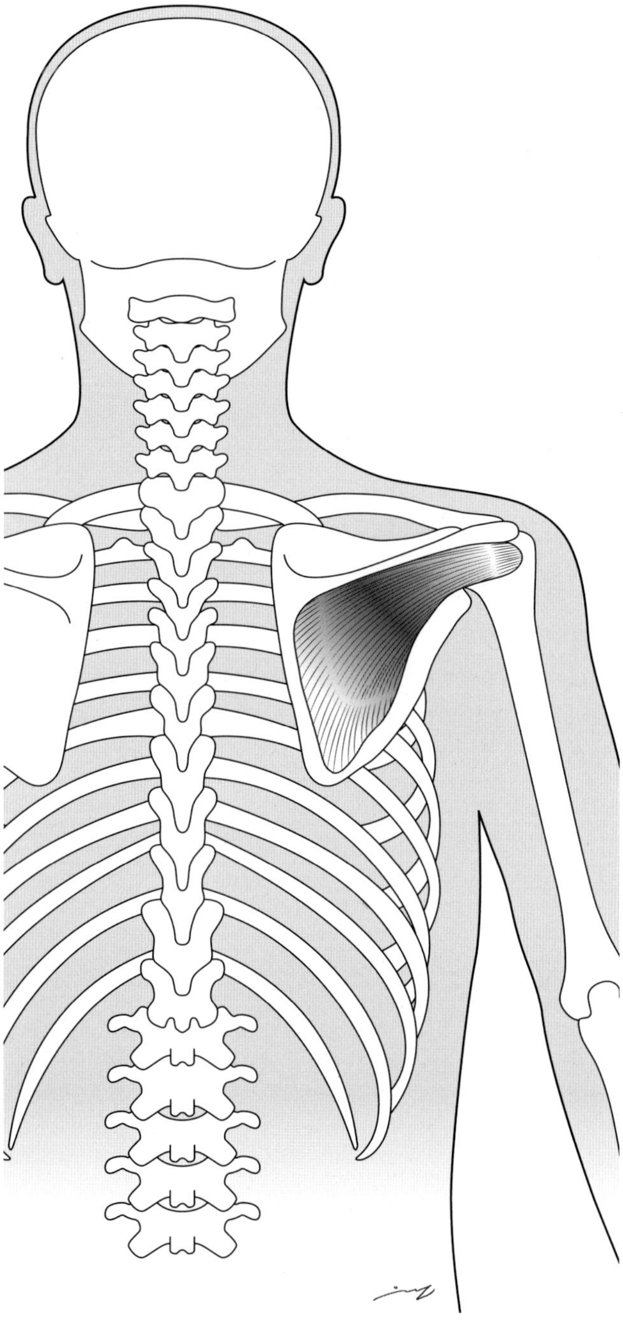

후면 Posterior

기시 이는곳
견갑골의 극하와 어깨뼈 가시아래오목
Infraspinous fossa of scapula

정지 닿는곳
상완골의 대결절 위팔뼈 큰결절
Greater tubercle of humerus

작용
견관절 외회전, 신전
Lateral rotation, extension of shoulder

신경지배
견갑상신경 어깨위신경(C5,6)
Suprascapular nerve(C5,6)

촉지
견갑극 어깨뼈가시 아래
Below spine of scapula

//////////////

SIT근육 중의 하나인 극하근은 견관절낭을 보강하는 회전근덮개 Rotator cuff 근육 중의 하나이다(극상근, 소원근 참조).

이 근육은 견관절 외전을 하는 동안 소원근, 대원근과 함께 상완골두를 고정하는 작용을 돕는다.

소원근 작은원근
(Teres minor)

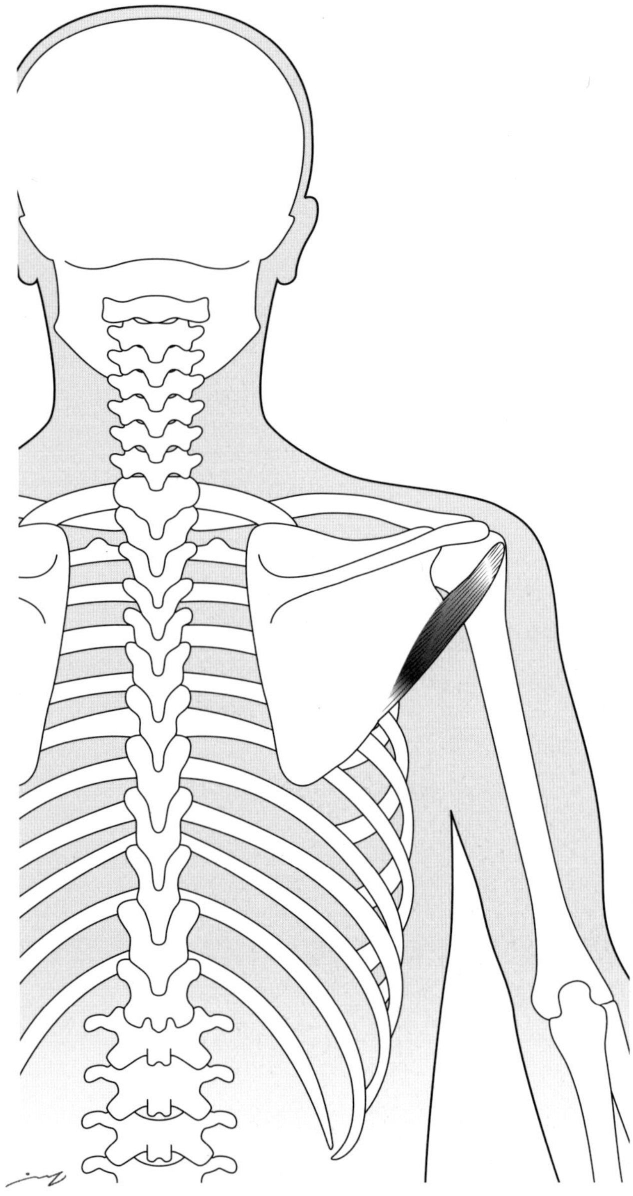

후면 Posterior

기시 이는곳
견갑골의 액와연 어깨뼈 겨드랑모서리 상부
Upper axillary border of scapula

정지 닿는곳
상완골의 대결절 위팔뼈 큰결절
Greater tubercle of humerus (inferior facet)

작용
- 견관절 신전 Extension of shoulder
- 외회전 Lateral rotation

신경지배
액와신경 겨드랑신경(회선신경)
Axillary nerve (circumflex nerve) (C5,6)

촉지
견갑골 어깨뼈 Scapula 과 액와연 겨드랑모서리 Axillary border 후부 사이에서 극하근 가시아래근 Infraspinatus 아래 대원근 큰원근 Teres major 상부에 위치한다.

SIT근육 중 T에 해당하는 소원근은 견관절낭을 보강하는 회전근덮개 Rotator cuff 근육 중의 하나이다.
또한 극하근, 대원근과 함께 외전을 하는 동안 상완골두를 고정하는 작용이 있다.

견갑하근 어깨밑근
(Subscapularis)

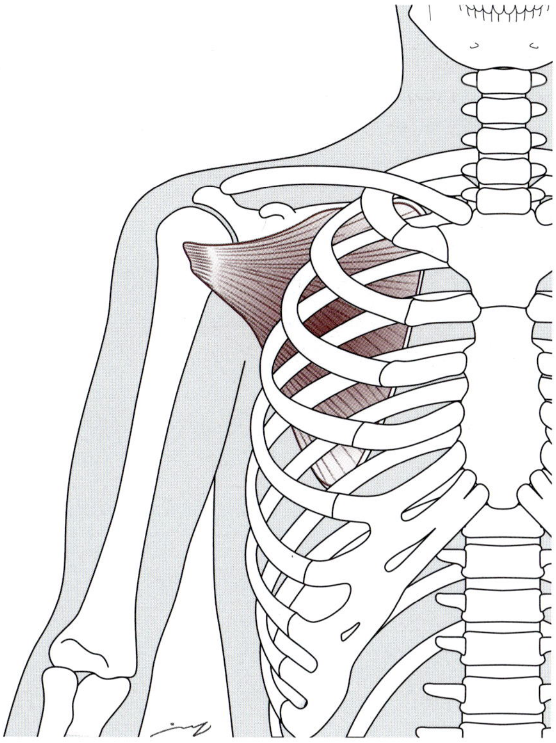

전면 Anterior

기시 이는곳

견갑골의 견갑하와 어깨뼈밑오목

Subscapular fossa of scapula

정지 닿는곳

상완골의 소결절 위팔뼈 작은결절

Lesser tubercle of humerus

작용

견관절 내회전 어깨관절 안쪽돌림

Medial rotation of shoulder

신경지배

상·하 견갑하신경 어깨밑신경

Upper and lower subscapular nerve (C5,6)

촉지

근복 힘살 Belly은 촉지하기가 어렵다. 건 힘줄 Tendon은 액와 겨드랑 Axilla 중간 심부에서 만져 볼 수 있다.

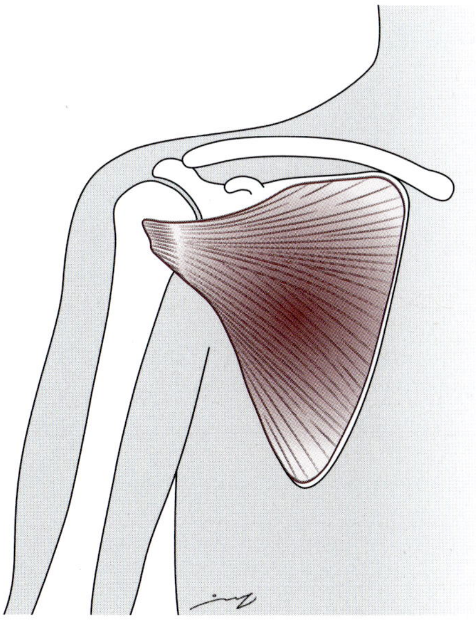

전면 Anterior

//////////////.

견갑하근, 극상근, 극하근, 소원근은 상완 관절을 보호하는 회전근덮개 Rotator cuff를 이루고 있다. SIT근육인 극상근, 극하근, 소원근은 대결절 Greater tubercle에 정지하는 반면 견갑하근은 소결절 Lesser tubercle에 정지한다.

대흉근 큰가슴근
(Pectoralis major)

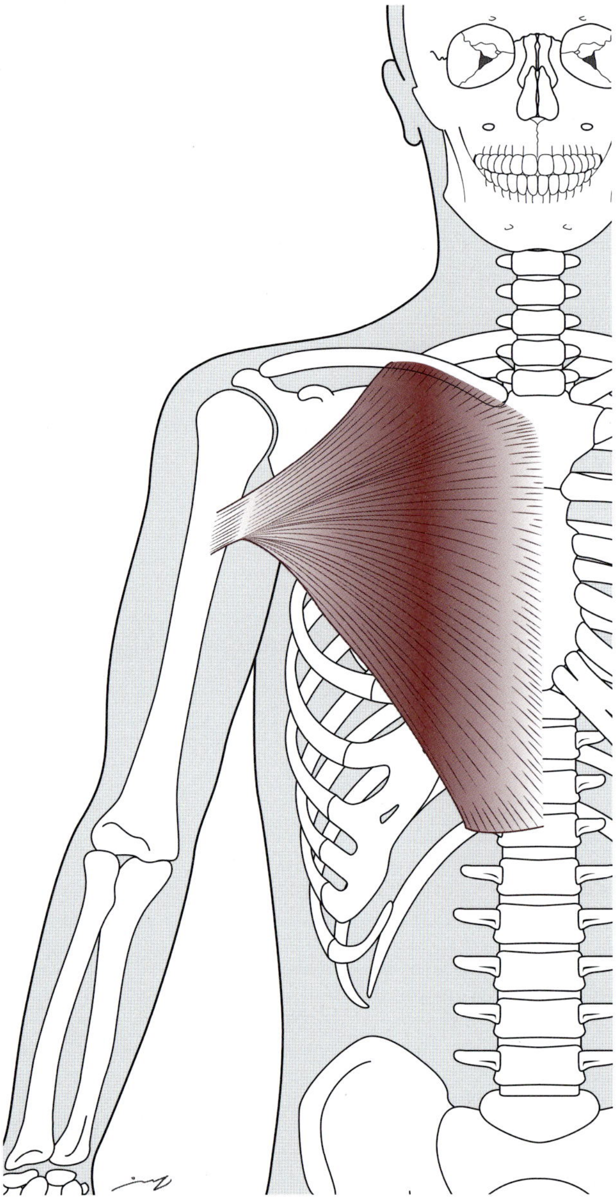

전면 Anterior

기시 이는곳

- 쇄골두 빗장뼈머리 : 쇄골 내측 1/2
  Clavicular head : medial half of clavicle
- 흉골두 복장뼈머리 : 흉골, 1 - 6 늑연골
  Sternal head : sternum, cartilages of upper 6 ribs

정지 닿는곳

- 상완골 이두근구 위팔뼈 두갈래근고랑 의 외측순 가쪽입술
  Lateral lip bicipital groove of humerus

작용

- 견관절 내전 모음, 수평내전 수평모음, 내회전 어깨관절 안쪽돌림
  Adduction, horizontal adduction and medial rotation of shoulder
- 쇄골두 - 견관절 굴곡 어깨관절 굽힘
  Clavicular head : flexion of shoulder
- 흉골두 - 견관절 굴곡자세에서 신전 폄
  Sternal head : extension of shoulder from a flexed position

신경지배

- 쇄골두 - 외측흉신경 가쪽가슴신경
  Clavicular head : lateral pectoral nerve (C5,6,7)
- 흉골두 - 내측흉신경 안쪽가슴신경
  Sternal head : medial pectoral nerve (C8,T1)

촉지

액와 겨드랑 Axilla 의 앞쪽 가장자리를 따라 만져 볼 수 있다.

이 근육은 액와의 앞쪽면을 이루고 있다.

소흉근 작은가슴근, 쇄골하근 빗장밑근
(Pectoralis minor and subclavius)

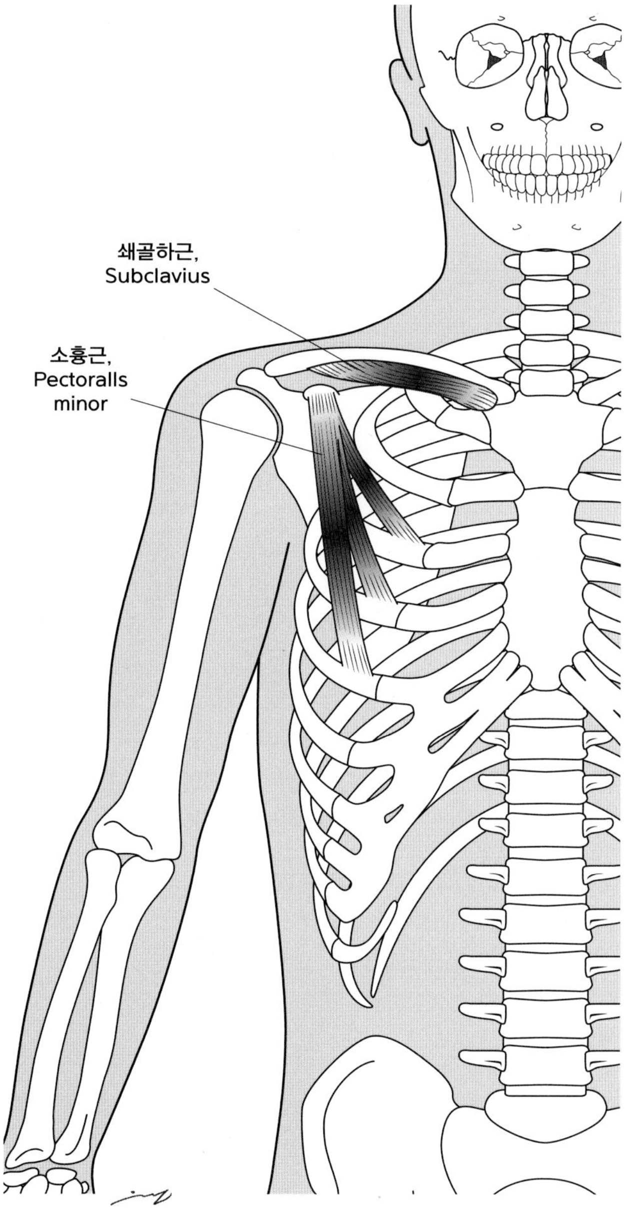

전면 Anterior

소흉근 작은가슴근 Pectoralis minor

기시 이는곳
제 3-5 늑골 전면 갈비뼈 앞쪽면 Anterior 3,4,5 ribs

정지 닿는곳
견갑골 어깨뼈의 오훼돌기 부리돌기
Coracoid process of scapula

작용
견갑골 전인 어깨뼈 내밈, 하강 내림, 하방회전 아래쪽돌림
Protraction, depression, downward rotation of scapula

신경지배
내측흉신경 안쪽가슴신경 Medial pectoral nerve(C8,T1)

촉지
만져 보기 어렵다.

//////////////.
소흉근은 상지의 혈관들과 상완신경총 Brachial plexus이 지나가는 다리 역할을 한다.

쇄골하근 빗장밑근 Subclavius

기시 이는곳
제 1 늑골 1st rib

정지
쇄골체 빗장뼈몸통 하부 Inferior shaft of clavicle

작용
쇄골 고정 Stabilizes clavicle

신경지배
쇄골하신경 빗장밑신경 Subclavius nerve(C5,6)

촉지
만져 보기 어렵다.

//////////////.
쇄골하근은 쇄골의 과도한 거상과 전인을 방지한다.

전거근 앞톱니근
(Serratus anterior)

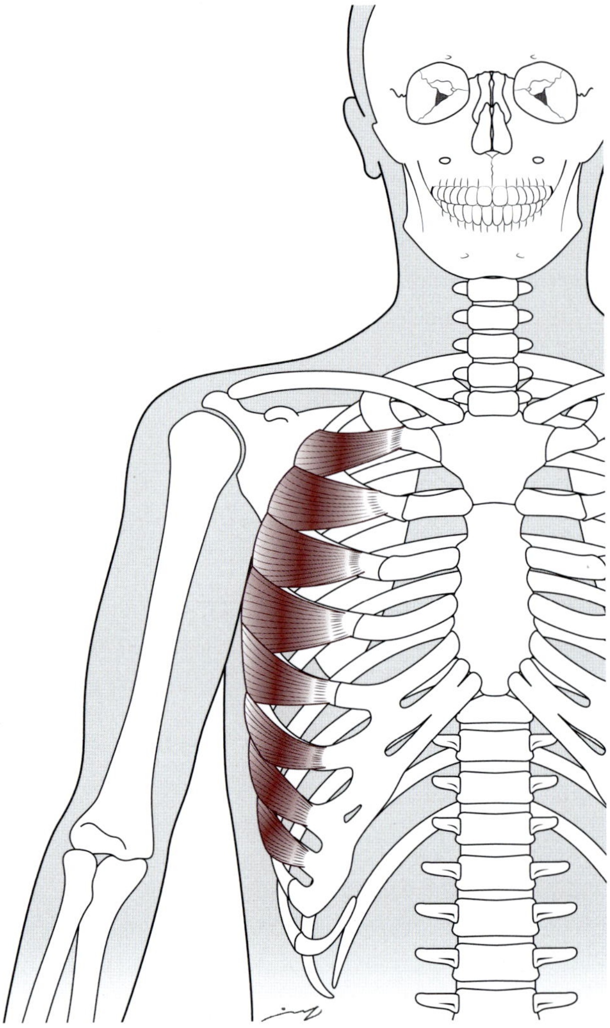

전면 Anterior

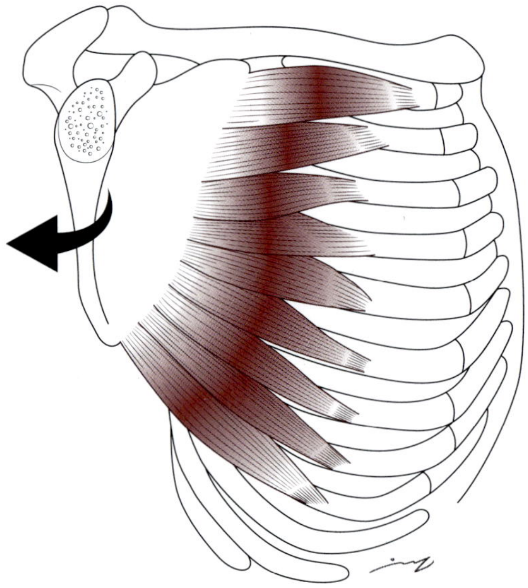

기시 이는곳

위쪽 8번째 늑골의 외측면 제 1 – 8 갈비뼈의 바깥면

Outer surface of upper 8 ribs (by finger like slips)

정지 닿는곳

견갑골 척추연 어깨뼈 등뼈모서리

Vertebral border of scapula

작용

- 견갑골 전인 어깨뼈 내밈
  Protraction of scapula
- 견갑골 상방회전 어깨뼈 위쪽돌림
  Upward rotation of scapula
- 흉벽에 견갑골 고정
  Stabilizes scapula against chest wall

신경지배

장흉신경 긴가슴신경 Long thoracic nerve (C5,6,7)

촉지

늑골의 앞 바깥쪽 부분과 겨드랑이 아래에서 만져 볼 수 있다.

이 근육의 이름은 톱니 모양으로 기시하는데서 유래하며, 기시부의 하부섬유들은 외복사근과 깍지 낀 형태를 이루고 있다. 이 근육은 강한 견갑골 전인근 Scapular protractor 이다. 또한 흉벽에 견갑골을 고정하는 작용은 상완의 근기시부를 고정하게 되어 견관절의 운동을 돕는다. 이 근육이 약하면 견갑골이 날개모양으로 들려지는 익상견갑골 Winging scapula을 초래하게 된다.

상완이두근 위팔두갈래근
(Biceps brachii)

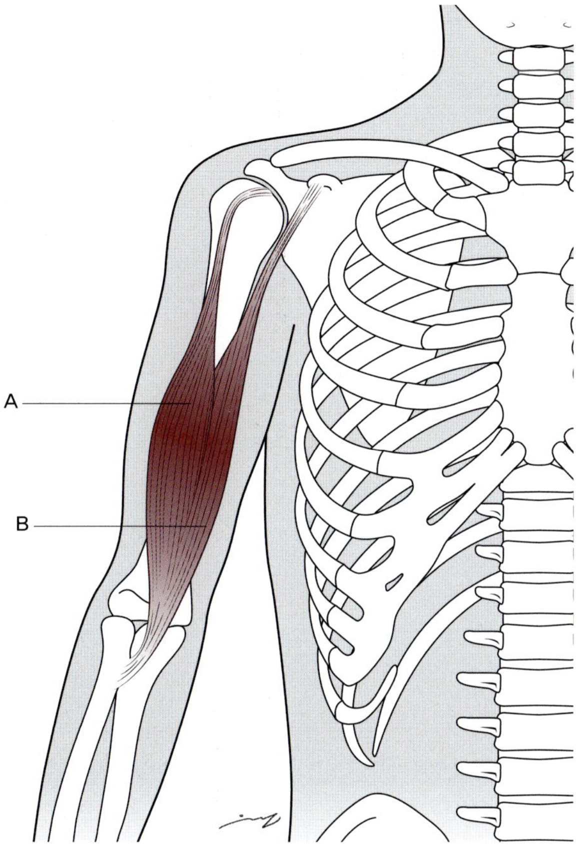

전면 Anterior

기시 이는곳

- 장두 - 견갑골의 관절상결절 어깨뼈 관절위오목결절
  Long head : supraglenoid tubercle of scapula
- 단두 - 견갑골의 오훼돌기 어깨뼈 부리돌기
  Short head : coracoid process of scapula

정지 닿는곳

요골 조면 노뼈 거친면 Tuberosity of radius

작용

- 주관절 굴곡 팔꿉관절 굽힘
  Flexion of elbow
- 전완 회외 앞팔 뒤침
  Supination of forearm
- 단두 - 견관절 굴곡 어깨관절 굽힘
  Short head - flexion of shoulder

신경지배

근피신경 근육피부신경
Musculocutaneous nerve (C5,7)

촉지

상완골의 전면 위팔뼈 앞면
Anterior surface of humerus

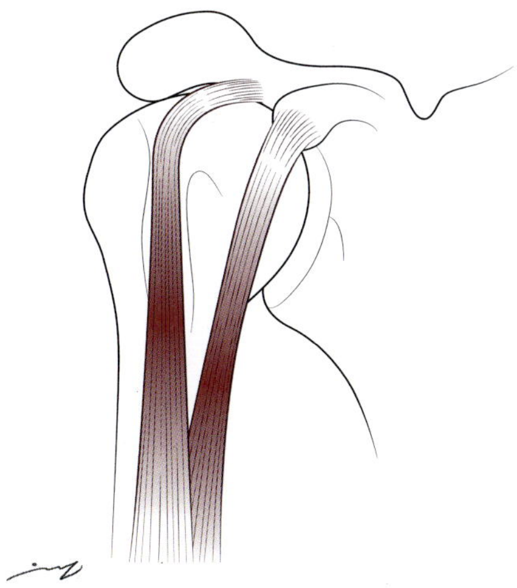

전면 Anterior

건 **힘줄**은 주와 **팔꿈치오목** Anticubital fossa에서 만져 볼 수 있다.

이두근은 2개의 머리를 의미하며 상완 Brachium은 팔을 의미하는 라틴어이다.

상완근 위팔근
(Brachialis)

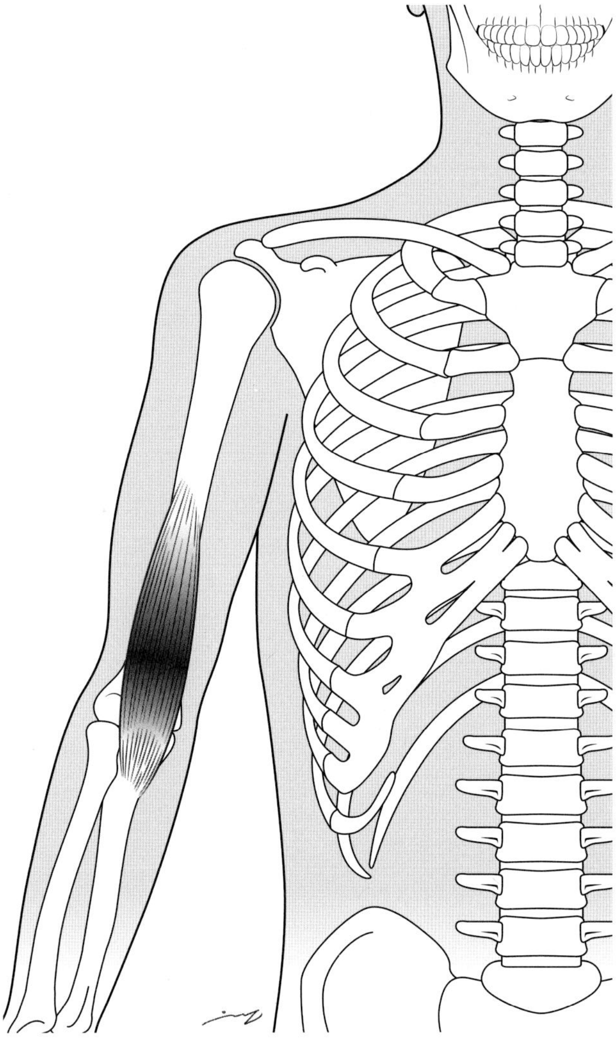

전면 Anterior

기시 이는곳

상완골의 전면 하부 1/2 위팔뼈 앞쪽 아래

Lower half of anterior shaft of humerus

정지 닿는곳

척골 조면 자뼈 거친면

Tuberosity of ulna

작용

주관절 굴곡 팔꿉관절 굽힘

Flexion of elbow

신경지배

- 근피신경 근육피부신경
  Musculocutaneous nerve (C5,6,7)
- 때로는 정중신경과 요골신경 노신경 의 가지신경에 지배받는다.

촉지

상완 전하부 위팔 앞아래 Lower anterior humerus에서 상완이두근의 내측 위팔두갈래근의 안쪽 Medial biceps에서 만져볼 수 있다.
전완을 회내시키면 상완이두근은 이완된다.

이 근육은 가장 강한 주관절 굴곡근 Elbow flexor이다.

상완삼두근 위팔세갈래근, 주근 팔꿈치근
(Triceps brachii and anconeus)

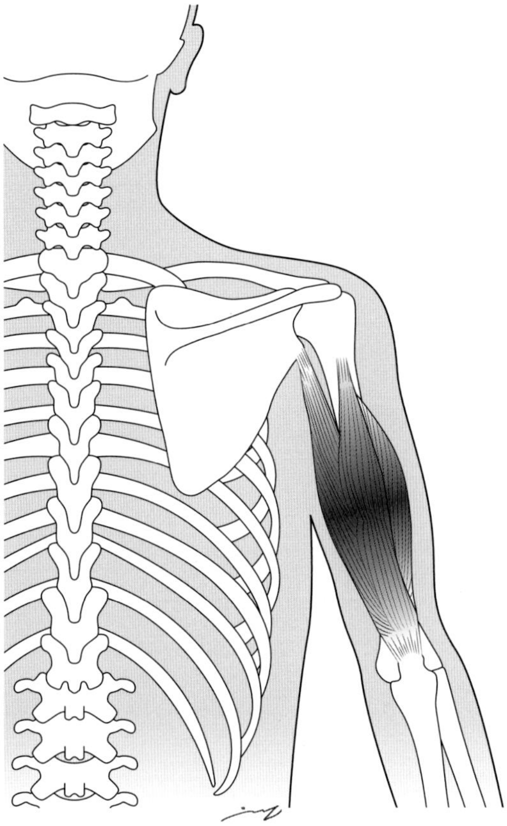

후면 Posterior

상완삼두근 위팔세갈래근 **Triceps brachii**

기시 이는곳

- 장두 – 견갑골의 관절하결절 어깨뼈 관절오목아래결절
  Long head : infraglenoid tubercle of scapula
- 외측두 – 상완골 후면의 나선구 상부 위팔뼈 뒤쪽 나선도랑 위
  Lateral head : posterior humerus above spiral groove
- 내측두 – 상완골 후면의 나선구 하부 위팔뼈 뒤쪽 나선도랑 아래
  Medial head : posterior humerus below spiral groove

정지 닿는곳

척골 주두돌기 자뼈 팔꿈치돌기 Olecranon process of ulna

작용

- 주관절 신전 Extension of elbow
- 장두 – 견관절 신전 Long head : extension of shoulder

신경지배

요골신경 노신경(제 7,8 경신경) Radial nerve(C7,8)

촉지

상완골 뒤쪽면에서 만져 볼 수 있다.

//////////////

기시부가 세 군데라 하여 이름이 유래된(라틴어) 이 근육은 팔 후면에 유일하게 존재하는 근육이다. 상완이두근의 장두는 관절상결절에서 기시하는 반면, 상완삼두근의 장두는 관절하결절에서 기시한다.

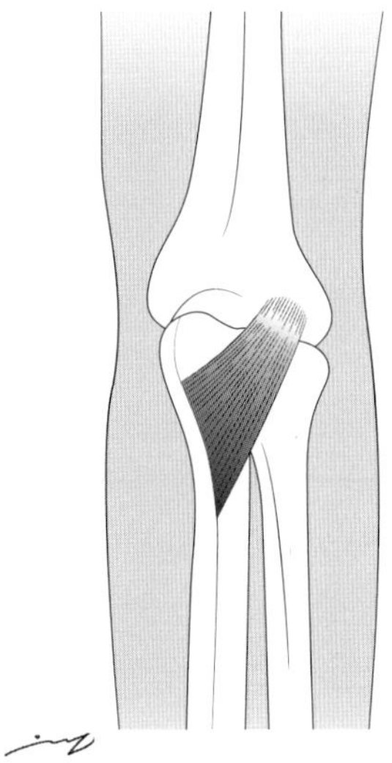

후면 Posterior

주근 팔꿈치근 **Anconeus**

기시 이는곳

상완골 외측상과
Lateral epicondyle of humerus

정지

척골 주두돌기 Olecranon process

작용

주관절 신전 Extension of elbow

신경지배

요골신경(제 7, 8 경신경) Radial nerve

촉지

외측상과와 주두 사이인 전완 상부 후외측면에서 만져 볼 수 있다.

상완요골근 위팔노근
(Brachioradialis)

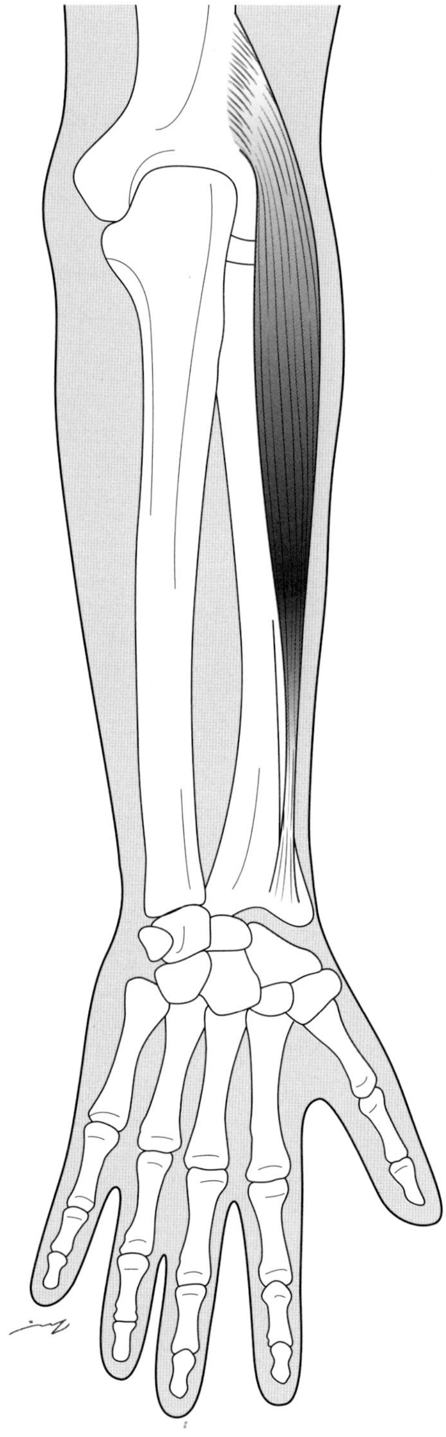

후면 Posterior

기시 이는곳

상완골 외측상과융선 가쪽융기위능선

Lateral supracondylar ridge of humerus

정지 닿는곳

요골 경상돌기 노뼈 붓돌기

Styloid process of radius

작용

주관절 굴곡 팔꿉관절 굽힘

Flexion of elbow

신경지배

요골신경(C5,6)

Radial nerve(C5,6)

촉지

전완 상부의 요골 외측면에서 만져 볼 수 있다.

//////////////.

기시부와 정지부가 근육의 명칭에 붙여진 상완요골근은 전완 중립자세에서 주관절을 굴곡시킨다. 반면, 상완이두근은 전완 회외자세에서, 상완근은 전완 회내자세에서 주관절을 굴곡시키는 작용을 한다. 큰 힘이나 속도가 요구되는 주관절 굴곡할 때는 상완요골근이 사용된다.

단독으로 작용하려면 주관절을 굴곡할 때, 회내와 회외의 어느 쪽도 아닌 전완 중립자세가 유지되도록 해야 한다.

장요측수근신근 긴노쪽손목폄근
(Extensor carpi radialis longus)

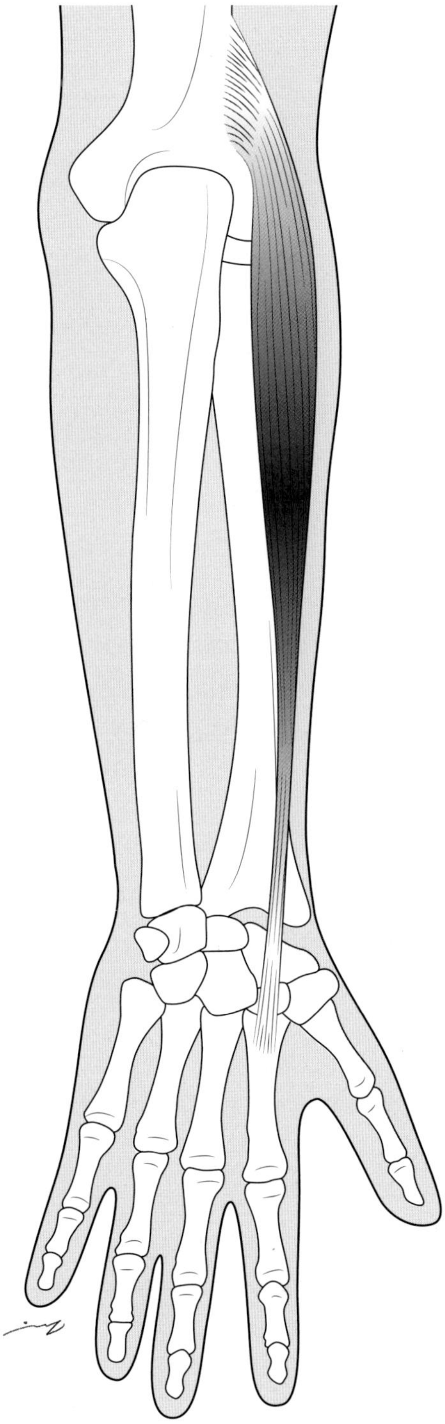

후면 Posterior

기시 이는곳

- 상완골 외측상과융선 가쪽융기위능선
  Lateral supracondylar ridge
- 외측상과 가쪽위관절융기
  Lateral epicondyle of humerus

정지 닿는곳

제 2 중수골 저부 손허리뼈 바닥
Base of 2nd metacarpal

작용

- 손목 신전 Extension of wrist
- 손목 외전 벌림 (요골측 편위)
  Abduction of wrist(radial deviation)

신경지배

요골신경 노신경 Radial nerve (C6,7)

촉지

- 전완 앞팔 Forearm 상부 배면 몸쪽 손등 Dorsal proximal 에서 상완요골근 위팔노근 Brachioradialis 의 인접한 곳
- 건 힘줄 Tendon은 제 2 중수골 허리뼈 Metacarpal bone 의 바닥 등쪽면에서 만져 볼 수 있다.

이 근육만의 작용은 요골 쪽으로 손목을 신전 폄 Extension 시키는 것이다.

단요측수근신근 짧은노쪽손목폄근
(Extensor carpi radialis brevis)

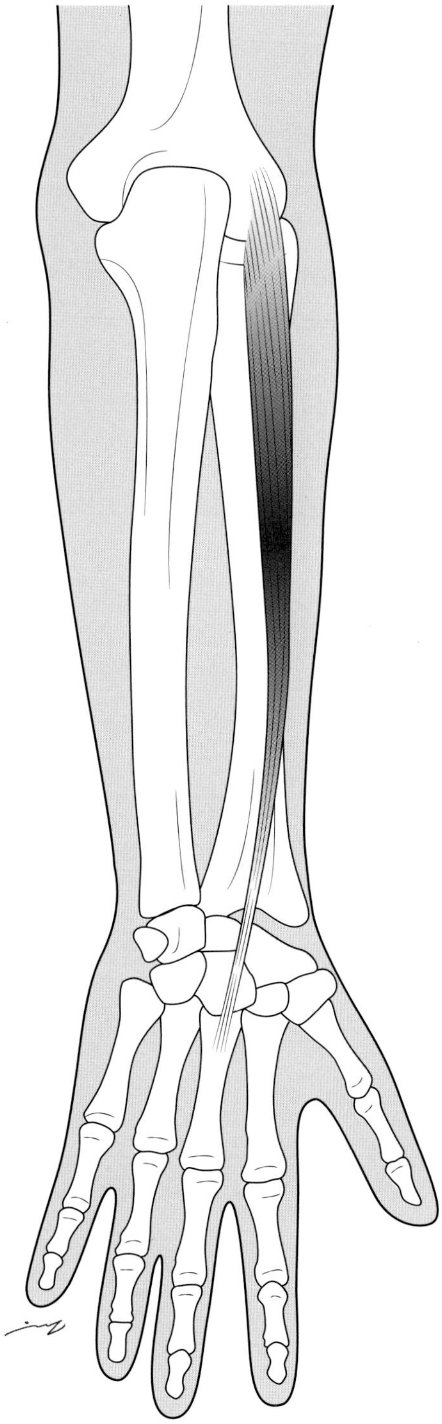

후면 Posterior

기시 이는곳

상완골 외측상과 가쪽위관절융기 총신근건 온폄근힘줄

Lateral epicondyle of humerus (common extensor tendon)

정지 닿는곳

제 3 중수골 저부 손허리뼈 바닥

Base of 3rd metacarpal

작용

손목 신전

Extension of wrist

신경지배

요골신경

Radial nerve (C6,7)

촉지

- 전완 앞팔 Forearm 배면 등쪽 Dorsal에서 장요측수근신근 긴노쪽손목폄근 Extensor carpi radialis longus의 원위부 - 구별하기 어렵다.
- 건 힘줄 Tendon은 제 3 중수골 허리뼈 Metacarpal bone의 저부 바닥 Base에서 촉지되며, 장요측수근신근 긴노쪽손목폄근 Extensor carpi radialis longus의 내측 안쪽에서 만져 볼 수 있다.

이 근의 단독 작용은 편위없이 손목을 신전 폄 Extension 시키는 것이다.

척측수근신근 자쪽손목폄근
(Extensor carpi ulnaris)

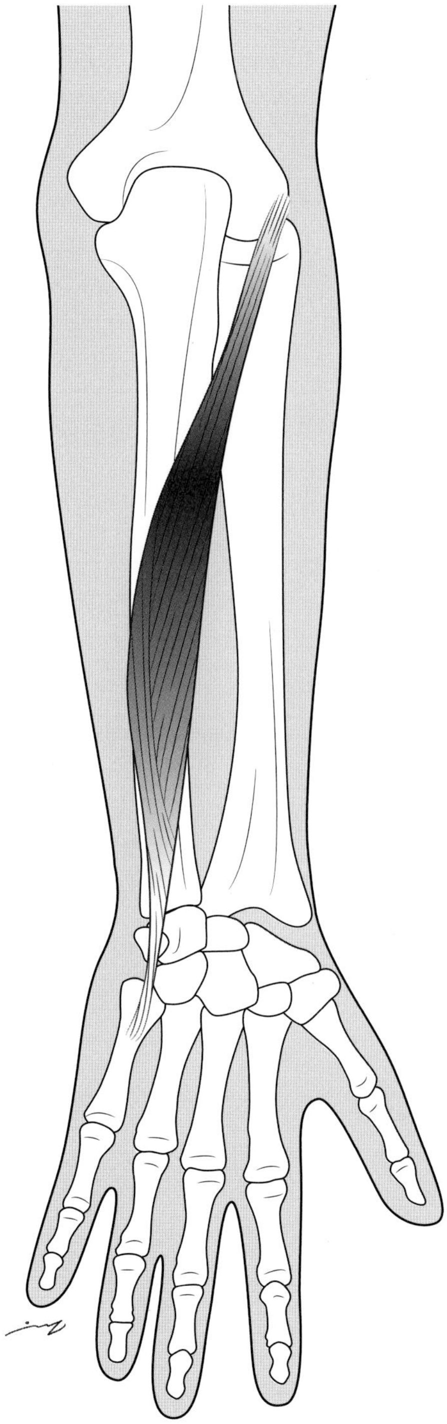

후면 Posterior

기시 이는곳

- 상완골 외측상과 가쪽위관절융기 총신근건 온폄근힘줄
  Lateral epicondyle of humerus (common extensor tendon)
- 척골 자뼈 후근위부
  Posterior proximal ulna

정지 닿는곳

제 5 중수골 저부 손허리뼈 바닥
Base of 5th metacarpal (C6,7)

작용

- 손목 신전
  Extension of wrist
- 손목 내전 모음 (척측편위 자쪽편위)
  Adduction of wrist (ulnar deviation)

신경지배

요골신경 노신경
Radial nerve (C6,7)

촉지

전완 배면 앞팔 등쪽 Forearm dorsal에서 척골 자뼈 Unla의 가장자리를 따라 만져 볼 수 있으며 건 힘줄 Tendon은 척골측 수근골 손목뼈 Carpal bones의 배면 손등쪽 Dorsal에서 만져 볼 수 있다.

//////////////.

이 근육의 단독작용으로는 손목을 척골 **자뼈** Ulna 방향으로 신전 **폄** Extension 시키는 것이다. 건 **힘줄** Tendon은 척골의 경상돌기 **붓돌기** Styloid process와 척골두 **자뼈머리** Ulnar head 사이의 구 **고랑** Groove를 통과하여 지나간다.

지신근 손가락폄근
(Extensor digitorum)

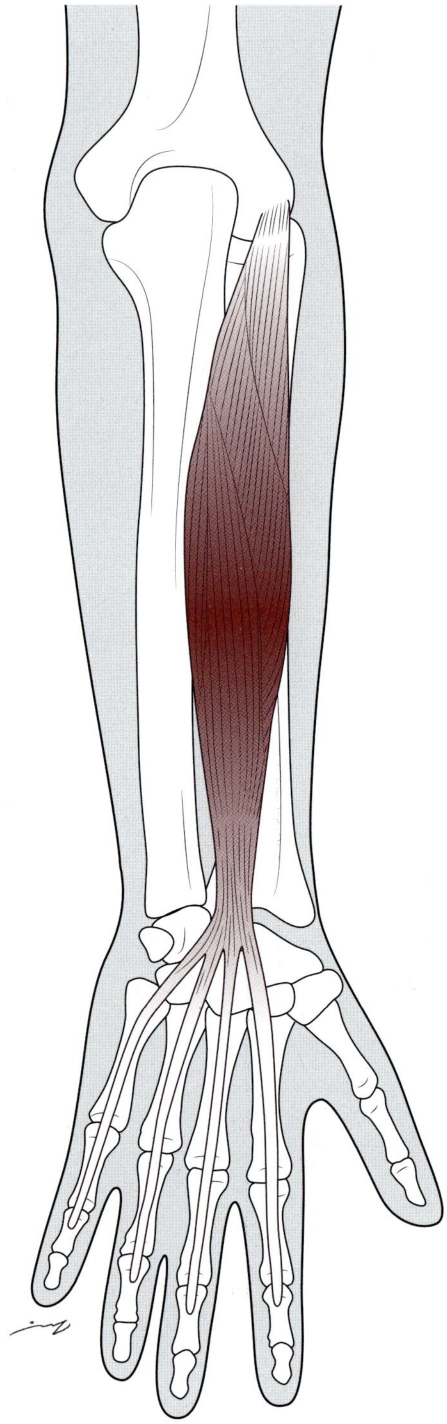

후면 Posterior

기시 이는곳

상완골 외측상과 가쪽위관절융기(총지신근건 온손가락폄근힘줄)
Lateral epicondyle of humerus(common extensor tendon)

정지 닿는곳

- 중위지절골 가운데손가락뼈 저부 배면 바닥 등쪽면
  Base of middle phalanges of 4 fingers(dorsal surface)
- 제 2-4 손가락의 신근건막
  Extensor expansion of 4 fingers

작용

2-4 손가락 중수지절관절 손허리손가락관절 신전 폄
Extension of MP joints of 4 fingers

신경지배

요골신경 노신경
Radial nerve(C6,7,8)

촉지

손목 신전근복 폄근복 Wrist extensor muscle bellies의 외측 원위부 가쪽먼쪽 Distal and lateral와 전완 배면 앞팔 등쪽면 Dorsal forearm의 중간에서 만져 볼 수 있으며 건은 손등에서 만져 볼 수 있다.

지신근은 손등에 이르러서는 두드러지게 나타나는 4개의 건 힘줄 Tendon으로 갈라진다. 각 건들은 납작해진 지절골 손가락뼈 Phalanges 바닥쪽에 부착하는데 각 손가락의 신근건막으로 들어가서 퍼진다. 이 근육 그 자체로서는 원위지절을 신전할 수 없다. 지절간관절 손가락뼈사이관절 IP joint의 신전은 골간근 뼈사이근 Interosseous과 충양근 벌레근 Lumbricals에 의한 것이다(골간근, 충양근 참조).

소지신근 새끼손가락폄근
(Extensor digiti minimi)

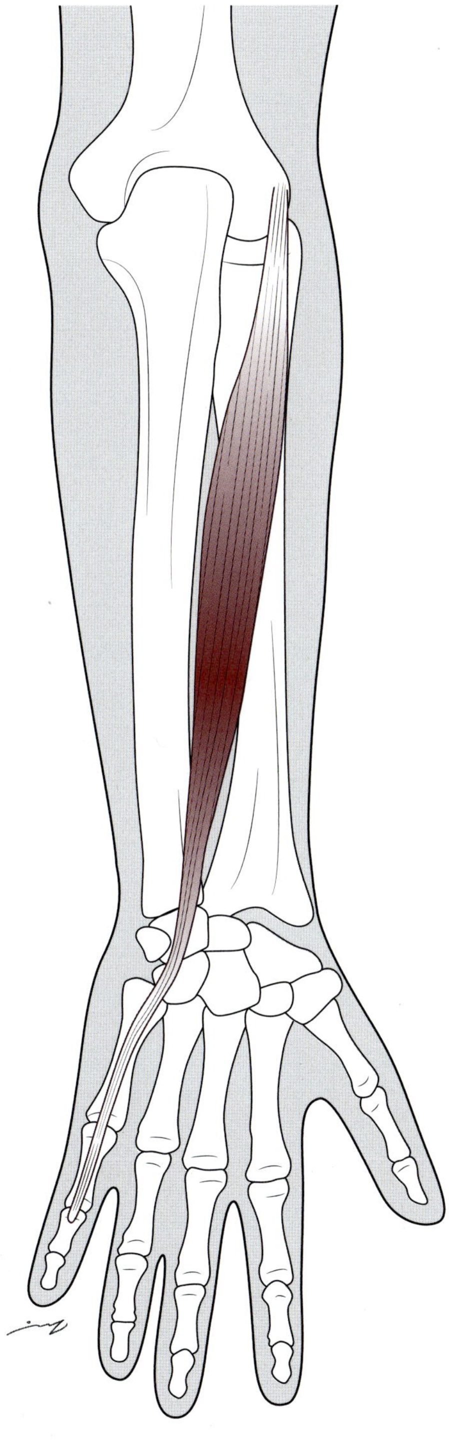

후면 Posterior

기시 이는곳

상완골 외측상과 가쪽위관절융기(총지신근건 온손가락폄근힘줄)

Lateral epicondyle of humerus (common extensor tendon)

정지 닿는곳

소지의 신근건막 새끼손가락의 폄근건막

Extensor expansion of little finger

작용

소지 중수지절관절 신전 새끼손가락 손허리손가락관절 폄

Extension of little finger at MP joint

신경지배

요골신경 노신경

Radial nerve (C6,7,8)

촉지

만져 볼 수 없다.

이 근육은 신근건막에서 총지신근건과 하나로 된다.

시지신근 집게손가락폄근
(Extensor indicis)

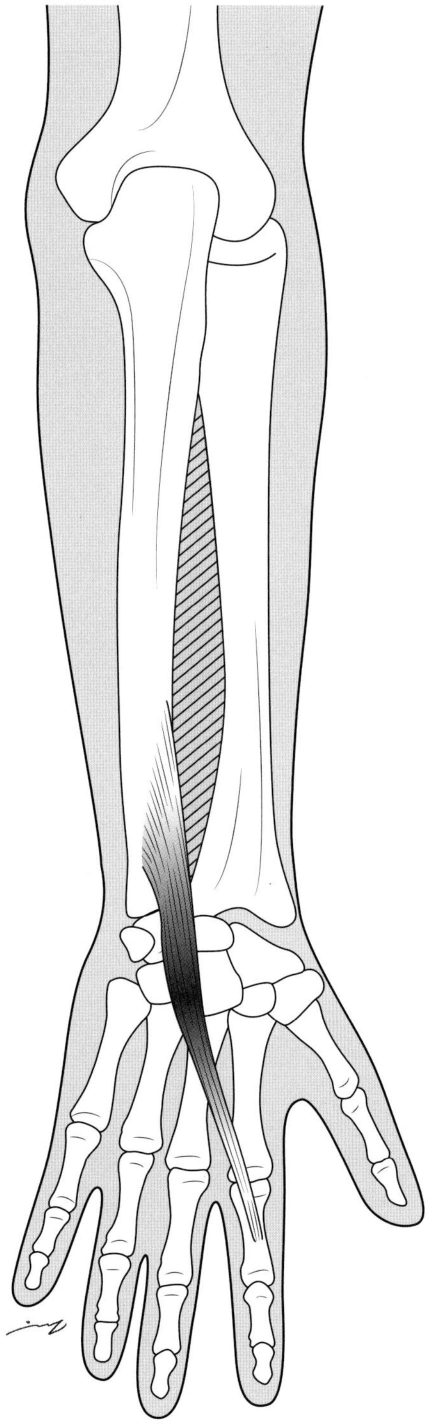

후면 Posterior

기시 이는곳

척골 후면 자뼈 뒷면, 골간막 뼈사이막

Posterior ulna and interosseous membrane

정지 닿는곳

시지의 신근건막 폄근힘줄

Extensor expansion of index finger

작용

시지 중수지절관절 신전 집게손가락 손허리손가락관절 폄

Extension of index finger at MP joint

신경지배

요골신경 노신경

Radial nerve (C6,7,8)

촉지

요골과 척골 사이의 전완 앞팔 배면 등쪽면 Dorsal 중간에서 하부까지 만져 볼 수 있고, 건 힘줄은 시지 집게손가락 Index finger 쪽으로 지신근 집게손가락폄근 Extensor digitorum tendon의 중수지절관절 손허리손가락관절 MP joint 부위에서 만져 볼 수 있다.

골간막 **뼈사이막**, 척골 **자뼈**과 요골 **노뼈** 후면 **뒷면**에서 기시 **이는곳**하는 4개의 심부근 **깊은근**이 있다.

대부분 근위부에서 기시하는데 기시부의 위치 순서대로 나열하면 장무지외전근 **긴엄지벌림근** Abductor pollicis longus, 장무지신근 **긴엄지폄근** Extensor pollicis longus, 단무지 신근 **짧은엄지폄근** Extensor pollicis brevis, 시지신근 **집게손가락폄근** Extensor indicis이다.

회외근 뒤침근
(Supinator)

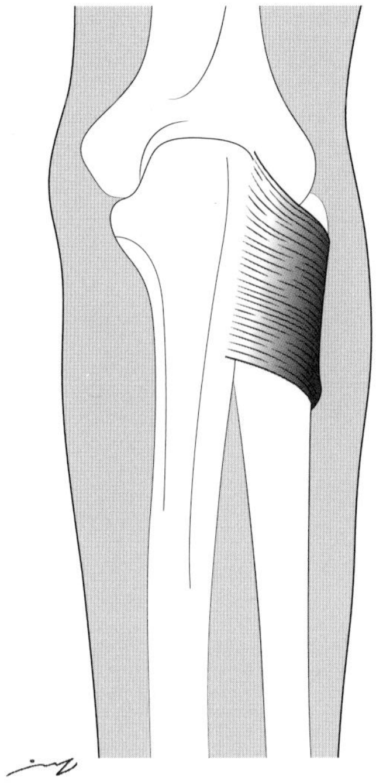

후면 Posterior

기시 이는곳

척골 후면의 요골절흔 노뼈패임 아래지점과
후관절낭 뒤쪽관절주머니

Below the radial notch on proximal posterior ulna and posterior capsule

정지 닿는곳

요골 전면 상부의 전·후 사선

Between anterior and posterior oblique lines of proximal radius on anterior surface

작용

전완 회외 앞팔 뒤침

Supination of forearm

신경지배

요골신경 노신경

Radial nerve(C6)

촉지

만져 볼 수는 없으나, 기능 검사는 할 수 있다.

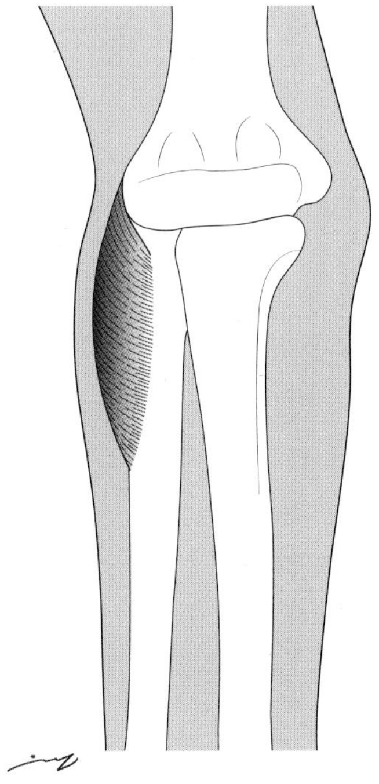

전면 Anterior

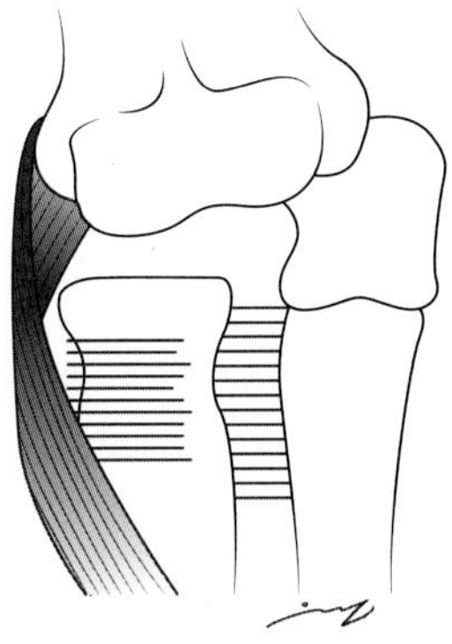

전면 Anterior

//////////////.

천천히 저항없이 회외동작을 하거나 주관절을 신전하여 회외동작을 취할 때에는 회외근 **뒤침근** Supinator으로 충분하다.

그러나 속도나 힘이 요구될 때는 회외근에 힘이 강하게 들어가고 상완이두근 **위팔두갈래근** Biceps brachii이 보강된다.

요골신경은 이 근육의 심부 뒷면을 통과하여 지나간다.

장무지외전근 긴엄지벌림근
(Abductor pollicis longus)

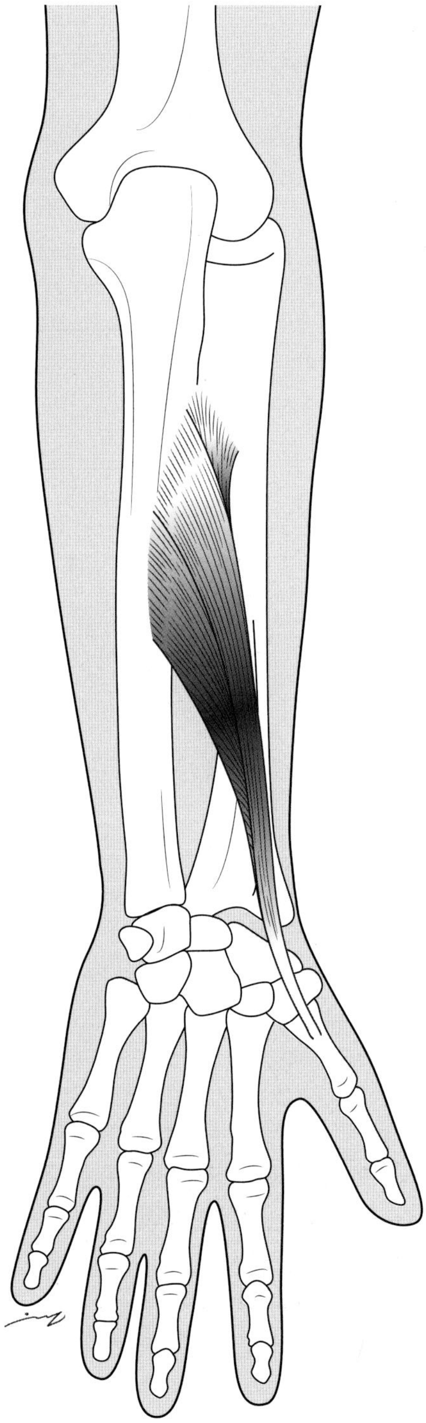

후면 Posterior

기시 이는곳

척골 자뼈과 요골 노뼈의 후면 뒷면, 골간막 뼈사이막

Posterior radius, ulna and interosseous membrane

정지 닿는곳

제 1 중수골 손허리뼈 저부

Base of 1st metacarpal

작용

무지 수근중수관절 엄지손가락 손목손허리관절 외전

Abduction of thumb CM joint

신경지배

요골신경 노신경

Radial nerve(C6,7)

촉지

건 힘줄은 제 1 중수골 손허리뼈의 바닥면에 있는 요측수근관절 손목관절에서 만져 볼 수 있다.

//////////////

이 근육의 작용은 요골 방향으로 무지 **엄지손가락** Thumb를 외전하는 것이다. 이 작용이 지속되면 손목을 외전 **벌림** Abduction과 굴곡 **굽힘** Flexion 시킬 수 있다.

단무지신근 짧은엄지폄근
(Extensor pollicis brevis)

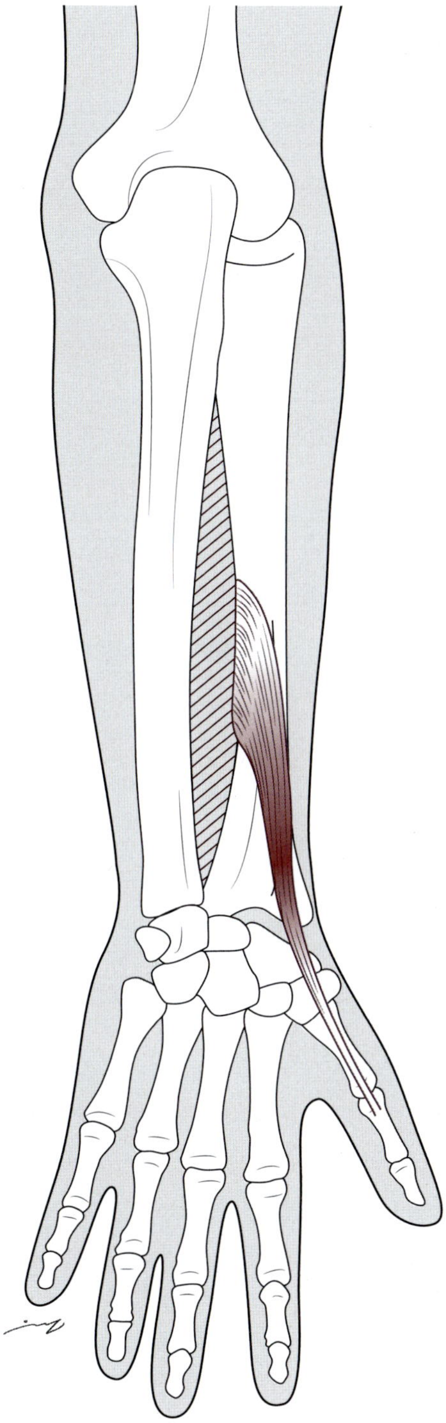

후면 Posterior

기시 이는곳

요골후면, 골간막 뼈사이막

Posterior radius, interosseous membrane

정지 닿는곳

무지 근위지절골 저부 엄지손가락 몸쪽손가락뼈 바닥

Base of proximal phalanx of thumb

작용

무지 중수지절관절 신전 엄지손가락 손허리손가락관절 폄

Extension of thumb at MP joint

신경지배

요골신경 노신경

Radial nerve(C6,7)

촉지

건은 해부학적 코담배갑 Antatomical snuff box의 요골측에서 촉지된다. 장무지외전근 긴엄지벌림근 Abductor pollicis longus과 인접해 있다.

제 1 중수골 **손허리뼈** 1st metacarpal 배면의 움푹 들어간 곳을 '해부학적 코담배갑'이라고 한다. 이것은 옛날에 신사들이 담배 냄새를 맡기 위한 코담배갑과 모양이 유사하여 유래된 것이다.

이 해부학적 코담배갑의 내연 **안쪽모서리** Medial border은 장무지신근 **긴엄지폄근** Extensor pollicis longus, 외연 **가쪽모서리** Lateral border은 단무지신근 **짧은엄지폄근** Extensor pollicis brevis이 형태를 이룬다.

장무지신근 긴엄지폄근
(Extensor pollicis longus)

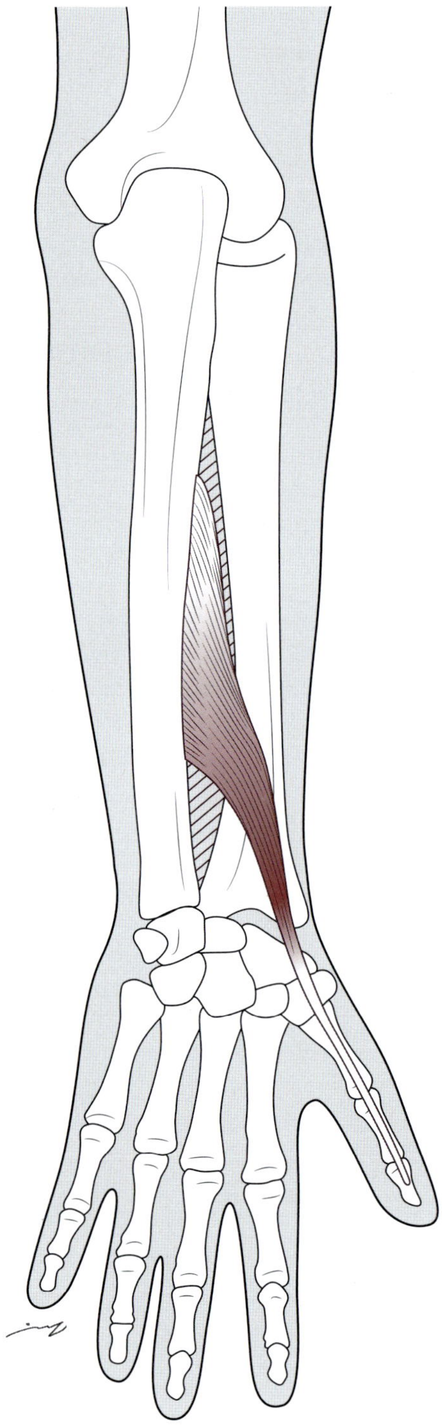

후면 Posterior

기시 이는곳
척골 자뼈 후면과 골간막 뼈사이막
Posterior ulna interosseous membrane

정지 닿는곳
무지 원위지절골 저부 엄지손가락 먼쪽손가락뼈 바닥
Base of distal phalanx of thumb

작용
무지 지절간관절 신전 엄지손가락 손가락뼈사이관절 폄
Extension of thumb at IP joint

신경지배
요골신경 노신경
Radial nerve (C6,7,8)

촉지
해부학적 코담배갑의 척골측과 기절골 배면 첫마디뼈 등쪽면에서 만져 볼 수 있다.

이 근육은 해부학적 코담배갑의 내연 **안쪽모서리** Medial border을 이룬다.

원회내근 원엎침근, 방형회내근 네모엎침근
(Pronator teres and pronator quadratus)

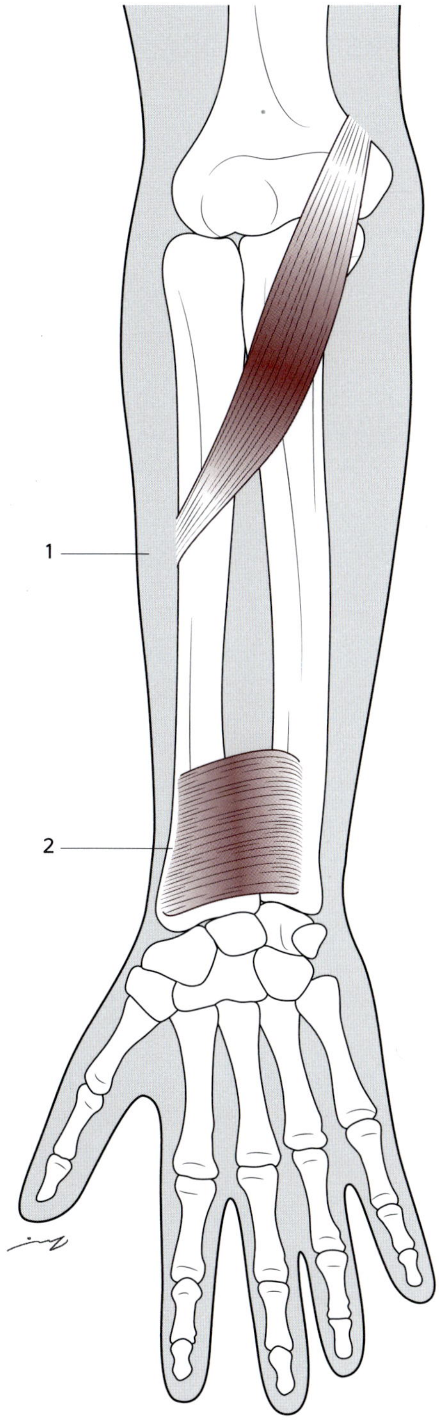

전면 Anterior

1. 원회내근 원엎침근 Pronator teres

기시 이는곳

상완골 내측상과 위팔뼈 안쪽위관절융기 상부, 척골 구상(오훼)돌기 자뼈 갈고리돌기

Above the medial epicondyle of humerus, coronoid process of ulna

정지 닿는곳

요골 외측면 노뼈 가쪽면의 중간 Middle of lateral shaft of radius

작용

- 전완 회내 아래팔 엎침 Pronation of forearm
- 주관절 굴곡 보조 팔꿈치관절 굽힘 보조 Assists in flexion of elbow

신경지배

정중신경(제 6,7 경신경) Median nerve(C6,7)

촉지

전완의 전내측면인 이두근 두갈래근 정지부의 내측

원회내근은 저항이 가해진 회내운동에 작용한다. 기시에서 정지부까지의 근섬유 배열은 전완 상부 1/2을 비스듬히 가로 지르게 배열되어 있다.

2. 방형회내근 네모엎침근 Pronator quadratus

기시 이는곳

척골 전면 자뼈 앞면 원위 1/4 Distal fourth of anterior ulna

정지

요골 전면 노뼈 앞면 원위 1/4 Distal fourth of anterior radius

작용

전완 회내 앞팔 엎침 Pronation of forearm

신경지배

정중신경 Median nerve(C8,T1)

촉지

만져 볼 수 없다.

방형회내근은 저항 유·무에 관계없이 회내의 모든 범위에서 작용한다.

척측수근굴근 자쪽손목굽힘근
(Flexor carpi ulnaris)

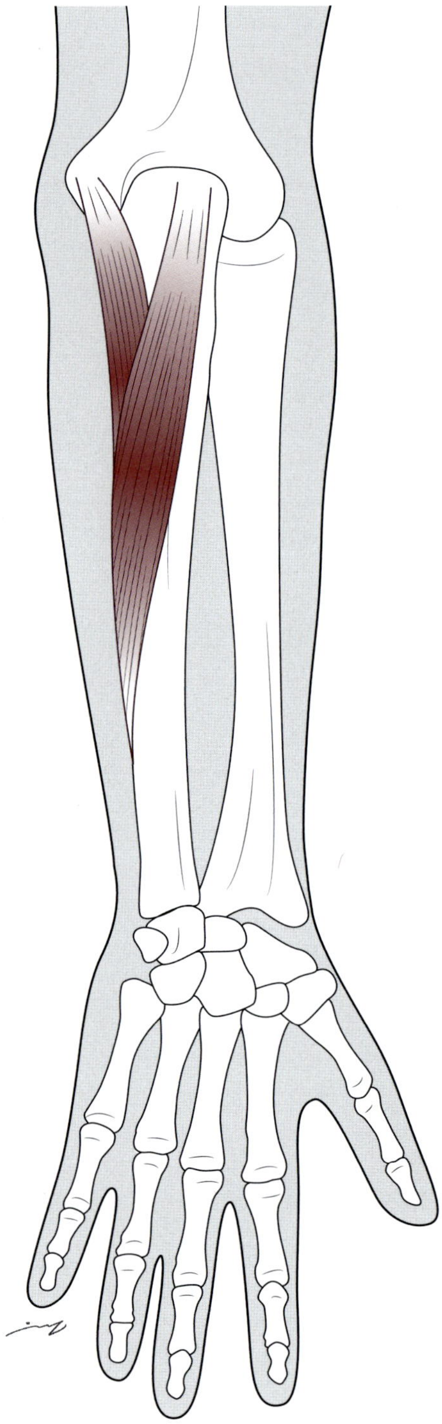

기시 이는곳

- 상완골 내측상과 위팔뼈 안쪽위관절융기 Medial epicondyle of humerus
- 척골 자뼈 근위부 후면 Proximal posterior ulna

정지 닿는곳

두상골 콩알뼈 Pisiform, 유구골 갈고리뼈 Hamate
제 5 중수골 저부 다섯째 손허리뼈 바닥 Base of 5th metacarpal

작용

손목 굴곡 굽힘, 내전 모음 Flexion, adduction of wrist

신경지배

척골신경 자신경 Ulnar nerve (C8,T1)

촉지

건 힘줄은 손목 앞쪽과 두상골 콩알뼈 Pisiform 근위부 몸쪽부위 Proximal 에서 만져 볼 수 있다.

//////////////.

이 근육만의 작용은 손목을 척골방향으로 기울여 굽히는 것이다. 손목의 중립위치에서의 굽힘은 척측수근굴근 **자쪽손목굽힘근** Flexor carpi ulnaris 과 요측수근굴근 **노쪽손목굽힘근** Flexor carpi radialis 의 협동작용으로 이루어진다. 척골신경은 이 근육 사이를 통해 지나간다.

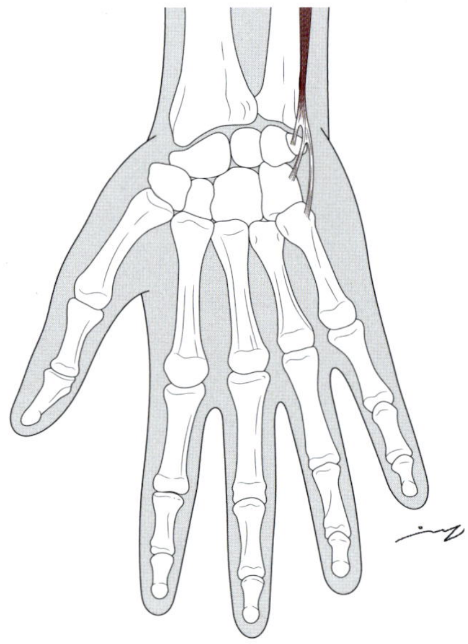

후면 Posterior

전면 Anterior

장장근 긴손바닥근
(Palmaris longus)

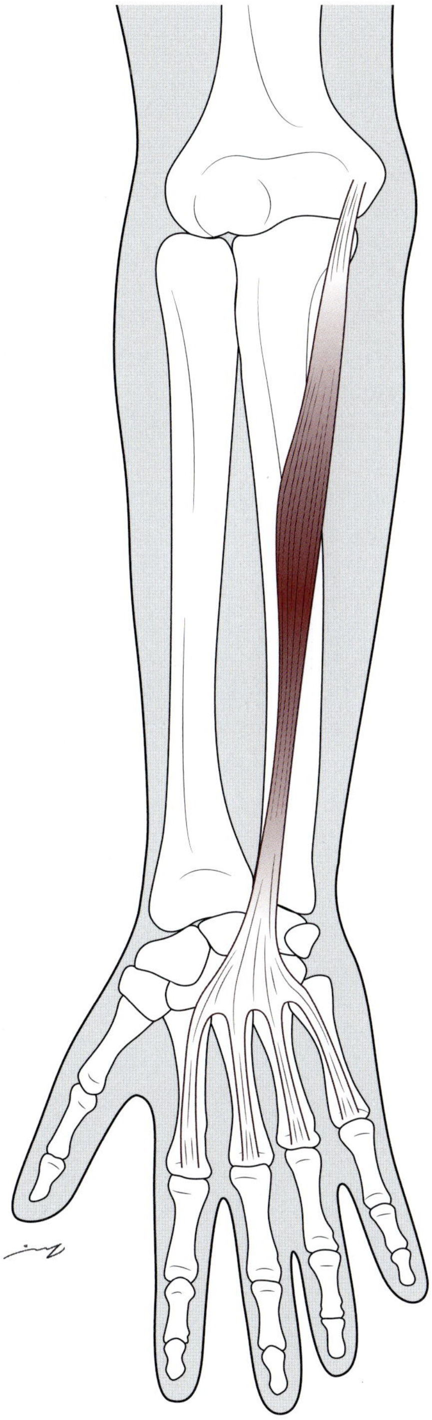

전면 Anterior

기시 이는곳

상완골 내측상과 위팔뼈 안쪽위관절융기

Medial epicondyle of humerus

정지 닿는곳

손바닥 건막 널힘줄

Palmar aponeurosis

작용

손목 굴곡 보조

Assists flexion of wrist

신경지배

정중신경

Median nerve(C6,7)

촉지

건 힘줄 Tendon은 척측수근굴근 자쪽손목굽힘근 Flexor carpi ulnaris의 요골 노뼈측인 손목 전면 중앙에서 만져 볼 수 있다. 저항을 가하여 손목을 굽히거나 엄지손가락을 외전시켜 저항을 줄 때 장장근 긴손바닥근 Palmaris longus은 굴곡된 손목의 중앙에서 현저하게 튀어나오는 것을 볼 수 있을 것이다.

장장근 **긴손바닥근**은 건이식에 종종 사용된다. 장장근은 간혹 한쪽 또는 양쪽 팔에 없는 경우도 있다. 반면 소지구근막 새끼두덩근막 Fascia of the hypothenar eminence 내에 위치하는 작은 근육인 단장근 짧은손바닥근 Palmaris brevis이 나타나는 사람도 있다.

요측수근굴근 노쪽손목굽힘근
(Flexor carpi radialis)

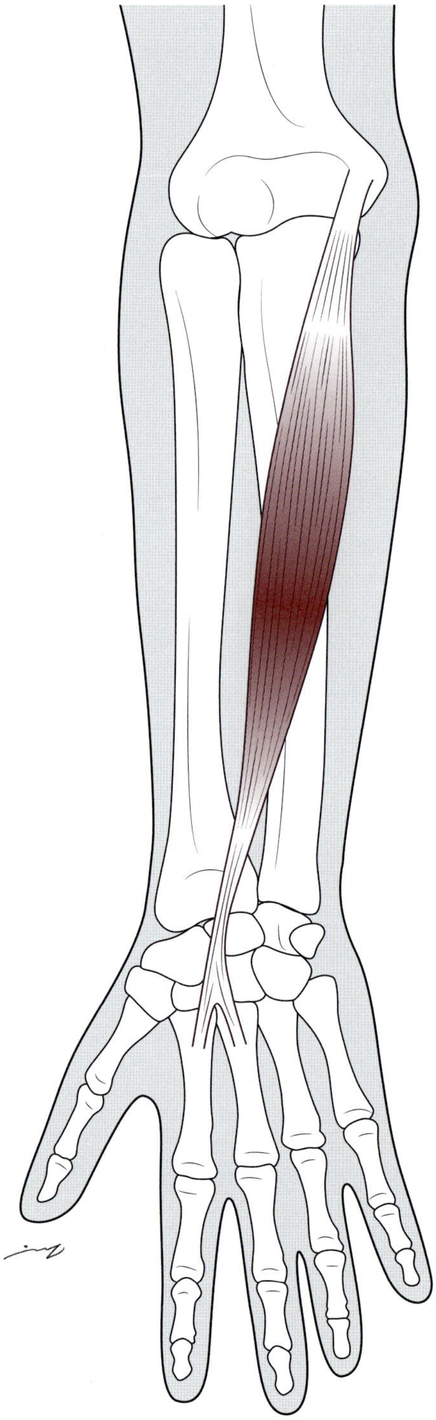

전면 Anterior

기시 이는곳
상완골 내측상과 위팔뼈 안쪽위관절융기
Medial epicondyle of humerus

정지 닿는곳
제 2,3 지 중수골 저부 둘째, 셋째 손허리뼈 바닥
Base of 2nd and 3rd metacarpals

작용
손목 굴곡 굽힘, 외전 벌림
Flexion, abduction of wrist

신경지배
정중신경(제 6,7 목뼈신경)
Median nerve(C6,7)

촉지
건 힘줄은 손목 앞쪽에서 제 2 중수골 손허리뼈 Metacarpal 중앙선과 일치하는 힘줄을 만져보면 된다. 장장근건 긴손바닥근힘줄 Palmaris longus tendon의 바로 요골측 노뼈쪽에 위치한다.

이 근육만의 작용은 손목을 약간 외전 **벌림** Abduction하면서 굴곡 **굽힘** Flexion 하는 것이다. 따라서 손목 외전 **벌림**은 장요측수근신근 **긴노쪽손목폄근** Extensor carpi radialis과 요측수근굴근 **노쪽손목굽힘근** Flexor carpi radialis의 협동작용으로 나타나는 동작이다.

천지굴근 얕은손가락굽힘근
(Flexor digitorum superficialis)

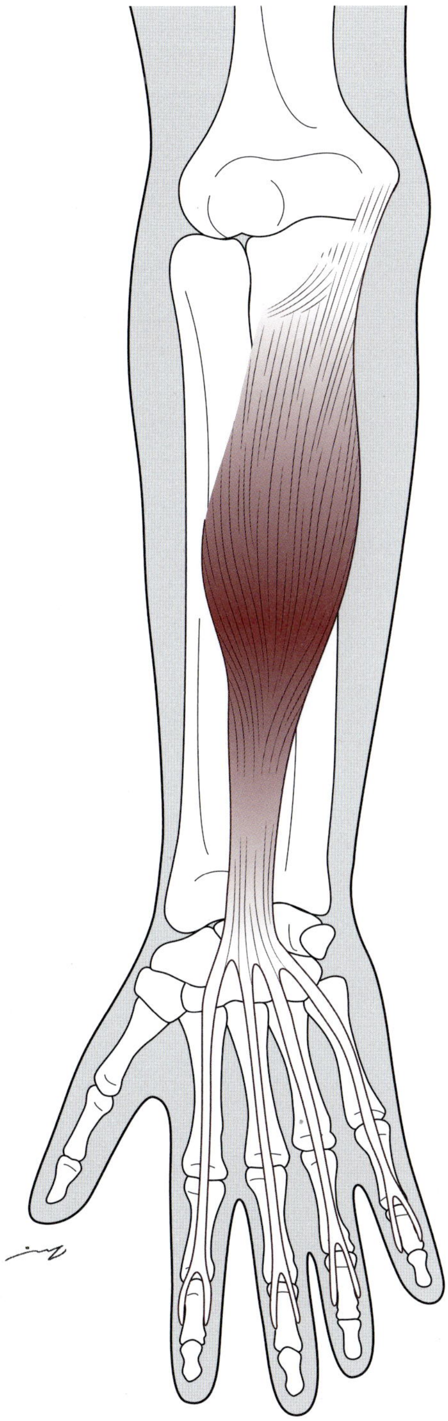

전면 Anterior

기시 이는곳

- 상완골 내측상과 위팔뼈 안쪽위관절융기
  Medial epicondyle of humerus
- 척골 오훼돌기 자뼈 부리돌기
  Coronoid process of ulna
- 요골 노뼈의 사선
  Oblique line of radius

정지 닿는곳

제 2-5 지 중위지절골체 가운데손가락뼈 몸통 측면
Sides of shafts of middle phalanges of 4 fingers

작용

제 2-5 지 근위지절간관절 굴곡 몸쪽손가락뼈사이관절 굽힘
Flexion of 4 fingers at PIP joint

신경지배

정중신경
Median nerve(C7,8,T1)

촉지

건 힘줄은 손목 전면의 척측수근굴근 자쪽손목굽힘근 Flexor carpi ulnaris과 장장근 긴손바닥근 Palmaris longus 사이에서 만져 볼 수 있다.

//////////////

이 근육의 기시부 Origin 바로 밑에는 정중신경Median nerve과 척골동맥 Ulnar artery이 지나간다. 손목에서 3,4 손가락으로의 천지굴근건 얕은손가락굽힘근힘줄 Flexor digitorum superficialis이 2,5 손가락 쪽의 굴곡근건 굽힘근힘줄 보다 앞에 놓인다.
각각 4개의 천지굴곡근건은 기절골 첫마디뼈 Proximal phalanx에서 갈라져 말절골 끝마디뼈 Distal phalanx에 부착하는 심지굴곡근건 깊은손가락굽힘근 Flexor digitorum profundus이 지나갈 수 있는 구조를 가지고 있다.

심지굴근 깊은손가락굽힘근
(Flexor digitorum profundus)

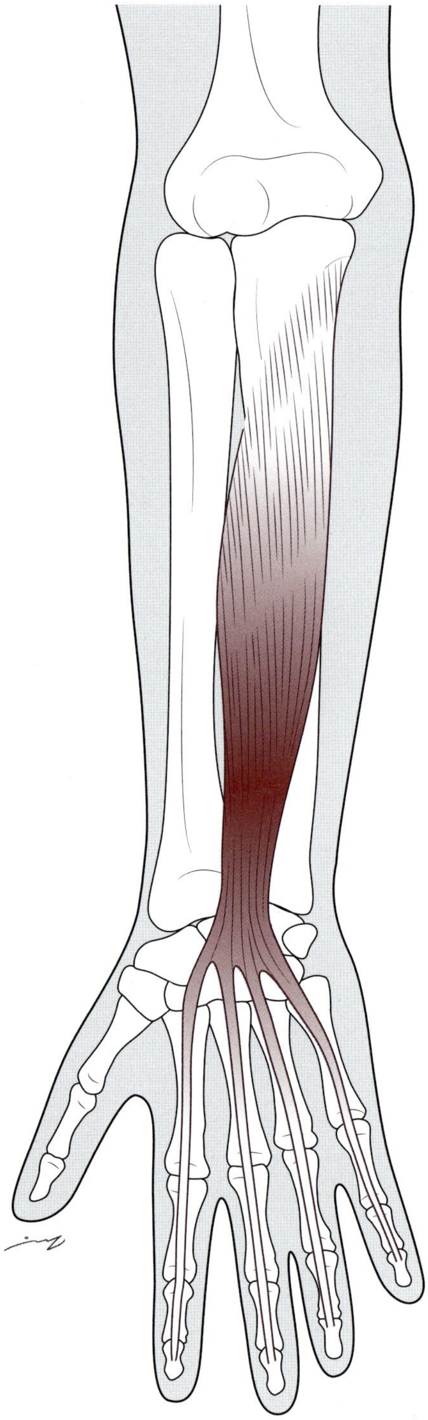

전면 Anterior

기시 이는곳

척골 자뼈 전면 중간과 골간막 뼈사이막

Middle of anterior ulna and interosseous membrane

정지 닿는곳

제 2-5 지 원위지절골 저부 먼쪽손가락뼈 바닥

Bases of distal phalanges of 4 fingers

작용

제 2-5 지 원위지절간관절 굴곡 먼쪽손가락사이관절 굽힘

Flexion of 4 finger at DIP joints

신경지배

- 요골측 2 지(2,3 지) - 정중신경(C8,T1)
  Median nerve to radial 2 fingers(C8,T1)
- 척골측 2 지(4,5 지) - 척골신경(C8,T1)
  Ulnar nerve to ulnar 2 fingers(C8,T1)

촉지

건 힘줄은 제 2-5 지 중위지절골 저부에서 만져 볼 수 있다.

'깊다' 라는 라틴어 용어인 이 근육의 건은 천지굴근건 Flexor digitorum superficialis을 통과하여 지나간다.

장무지굴근 긴엄지굽힘근
(Flexor pollicis longus)

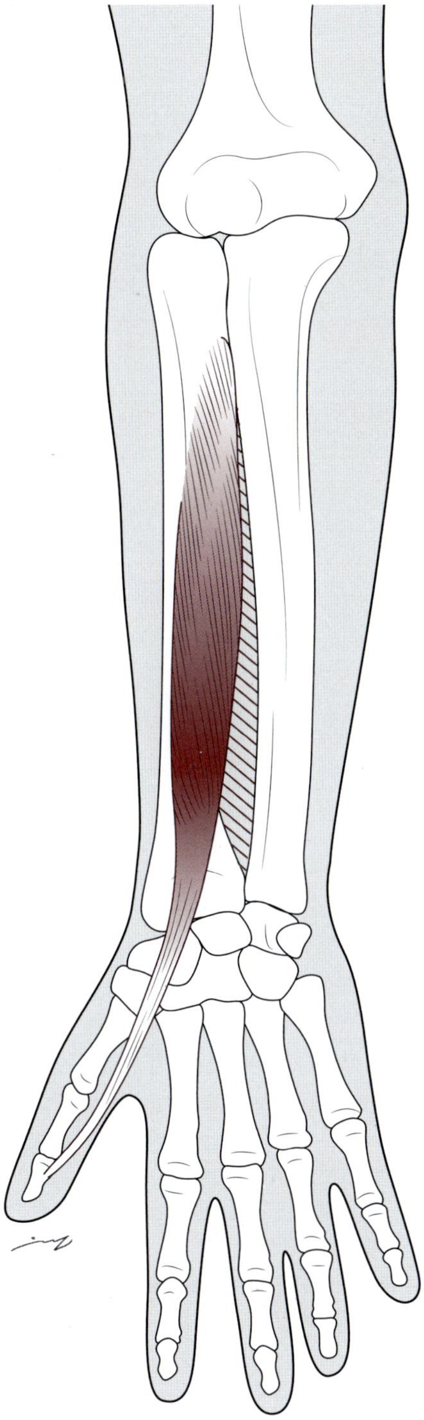

전면 Anterior

기시 이는곳
요골 노뼈 전면 중간과 골간막 뼈사이막
Middle of anterior radius and interosseous membrane

정지 닿는곳
무지 원위지절골 저부 먼쪽손가락뼈 바닥
Distal phalanx of thumb

작용
무지 지절간관절 굴곡 손가락뼈사이관절 굽힘
Flexion of thumb at IP joint

신경지배
정중신경(제 8 경신경, 제 1 흉신경)
Median nerve(C8,T1)

촉지
건은 근위지절골 몸쪽손가락뼈 Proximal phalanx의 전면에서 만져 볼 수 있다.

//////////////

이 근육은 심지굴근 **깊은손가락굽힘근** Flexor digitorum profundus 근처에서 시작되며 근복 근육덩어리 Muscle bellies도 인접해 있다. 건 **힘줄**은 활액초 **윤활초** Synovial sheath 속을 통과하여 심지굴근과 유사한 방법으로 무지 원위지절골 엄지 먼쪽손가락뼈 Distal phalanx에 붙는다.

단무지외전근 짧은엄지벌림근
(Abductor pollicis brevis)

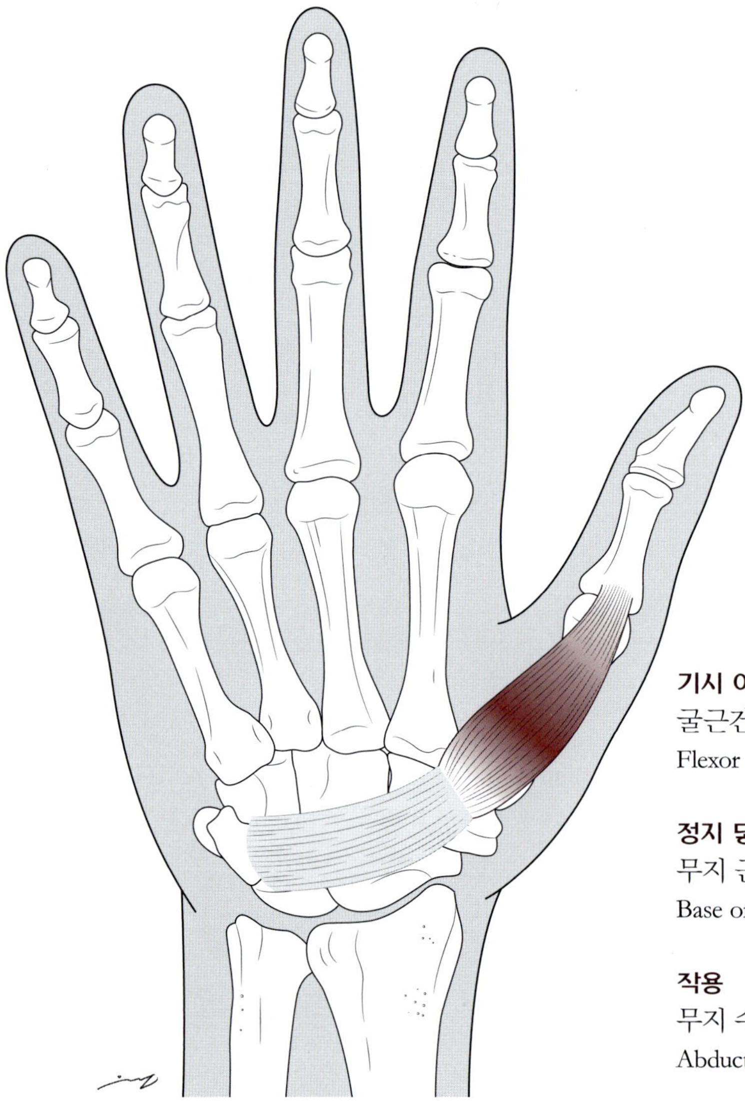

전면 Anterior

기시 이는곳
굴근건지대 굽힘근지지띠 (횡수근인대 가로손목인대)
Flexor retinaculum (transverse carpal ligament)

정지 닿는곳
무지 근위지절골 저부 엄지 몸쪽손가락뼈 바닥
Base of proximal phalanx of thumb

작용
무지 수근중수관절 외전 엄지 손목손허리관절 벌림
Abduction of thumb at CM joint

신경지배
정중신경 (C6,7) Median nerve (C6,7)

촉지
근육의 대부분이 무지 중수골 엄지 손허리뼈 의 수장면 손바닥면 요골측 노뼈쪽 에서 만져 볼 수 있다.

이 근육은 엄지손가락을 손바닥으로부터 수직상태로 올리는 근으로 무지대립 엄지맞섬 Opposition 시 무지대립근 엄지맞섬근 Opponens pollicis 을 돕는다.

무지내전근 엄지모음근
(Adductor pollicis)

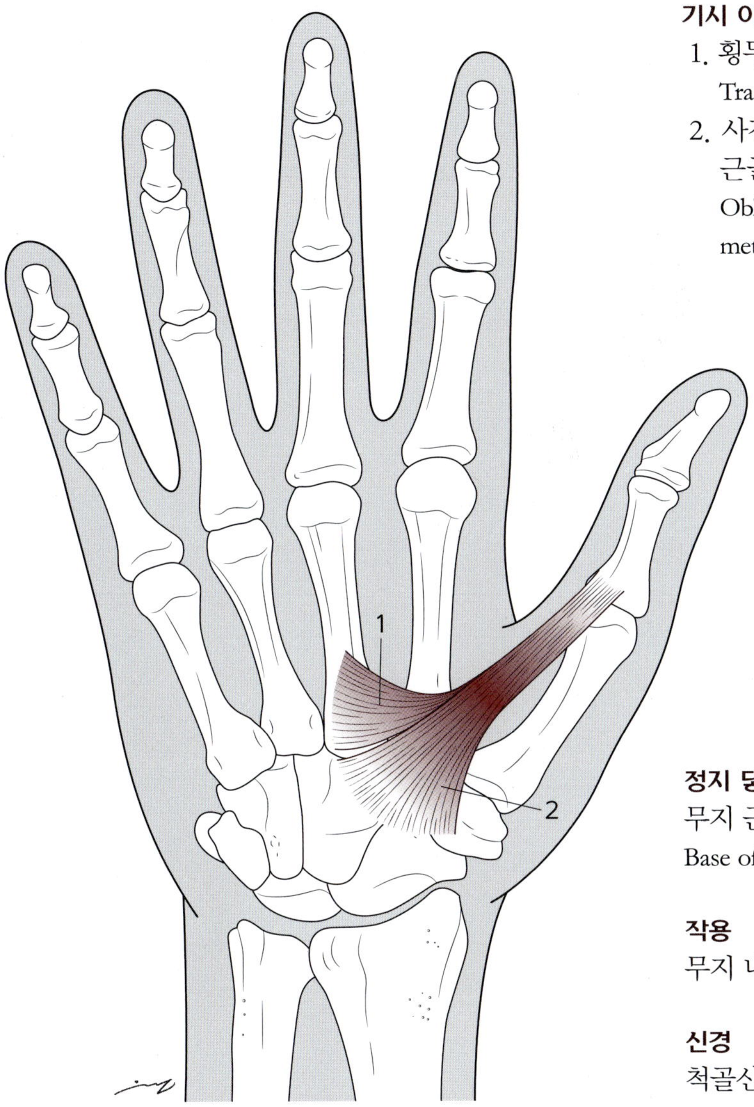

전면 Anterior

기시 이는곳

1. 횡두 가로갈래 – 제 3 중수골체 손허리뼈 몸통
   Transverse head : shaft of 3rd metacarpal
2. 사경두 빗갈래 – 2,3 중수골 손허리뼈 저부 바닥에서 수근골 손목뼈에 인접한 부위
   Oblique head : carpals adjacent to base of 2nd and 3rd metacarpals

정지 닿는곳

무지 근위지절골 저부 엄지 몸쪽손가락뼈 바닥
Base of proximal phalanx of thumb

작용

무지 내전 엄지 모음 Adduction of thumb

신경

척골신경 자신경(C8,T1) Ulnar nerve(C8,T1)

촉지

수장면 손바닥면의 무지구 심부 깊은엄지두덩 Deep thenar eminence에서 만져 볼 수 있다.

//////////////

이 근육은 손바닥에 위치한 엄지손가락의 무지구 **엄지두덩** Thenar eminence를 두툼하게 만든다.
이 근육은 손등의 제 1 배측골간근 등쪽뼈사이근 Dorsal interosseous과 마주보는 위치에 있으며, 특히 물건을 단단하게 쥐는 악력에 작용하는 중요한 근육이다.

단무지굴근 짧은엄지굽힘근
(Flexor pollicis brevis)

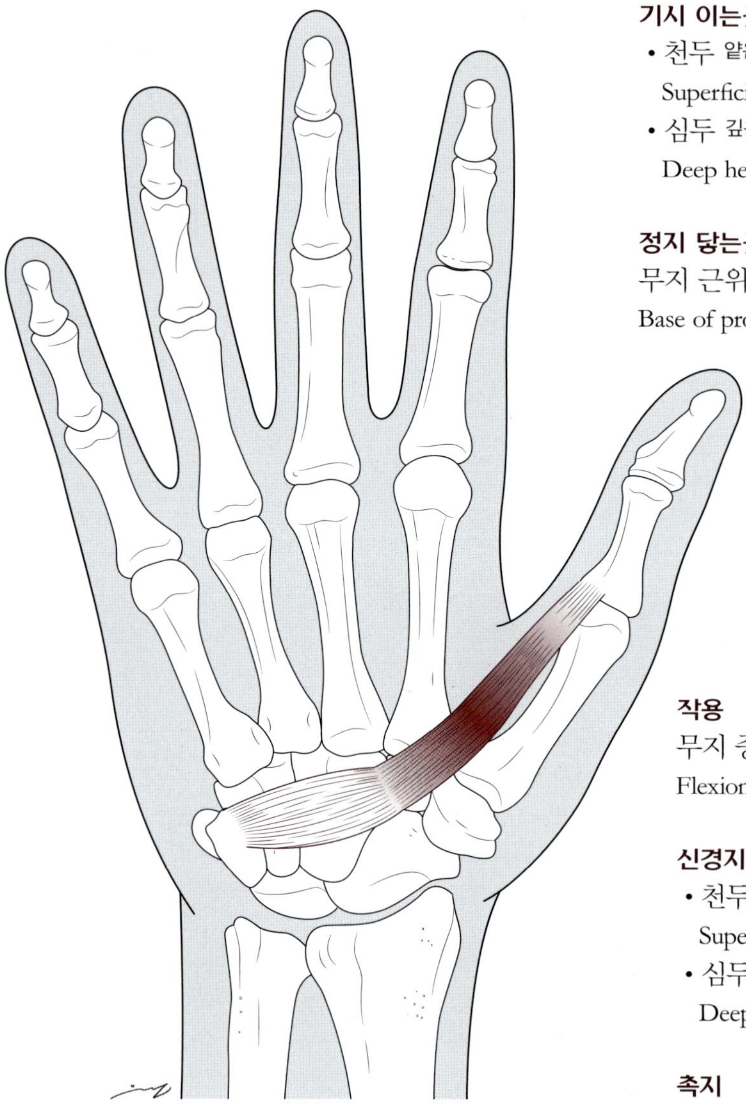

전면 Anterior

기시 이는곳

- 천두 얕은 갈래 – 굴근건지대 굽힘근 지지띠, 대능형골 큰마름뼈
  Superficial head : flexor retinaculum and trapezium bone
- 심두 깊은 갈래 – 소능형골 작은마름뼈, 유두골 알머리뼈
  Deep head : trapezoid and capitate bones

정지 닿는곳

무지 근위지절골 저부 엄지 몸쪽손가락뼈 바닥(요골측 노뼈쪽)
Base of proximal phalanx of thumb(radial side)

작용

무지 중수지절관절 굴곡 엄지손가락 손허리손가락관절 굽힘
Flexion of thumb at MP joint

신경지배

- 천두 얕은갈래 – 정중신경(C6,7)
  Superficial head : median nerve(C6,7)
- 심두 깊은갈래 – 척골신경(C8,T1)
  Deep head : ulnar nerve(C8,T1)

촉지

중수지절관절 손가락손허리관절 MP joint의 바로 근위 몸쪽 Proximal에 있는 무지구 엄지두덩 Thenar의 척골측(단무지 외전근 짧은엄지벌림근 Abductor pollicis brevis의 내측)에서 만져 볼 수 있다.

무지구는 단무지굴근 **짧은엄지굽힘근** Flexor pollicis brevis, 단무지외전근 **짧은엄지벌림근** Abductor pollicis brevis, 무지대립근 **엄지맞섬근** Opponens pollicis으로 이루어져 있다.
단무지굴근의 심두 깊은갈래는 간혹 장측골간근 바닥쪽뼈사이근 Palmar interossei의 하나로 간주된다.

소지굴근 새끼손가락굽힘근
(Flexor digiti minimi)

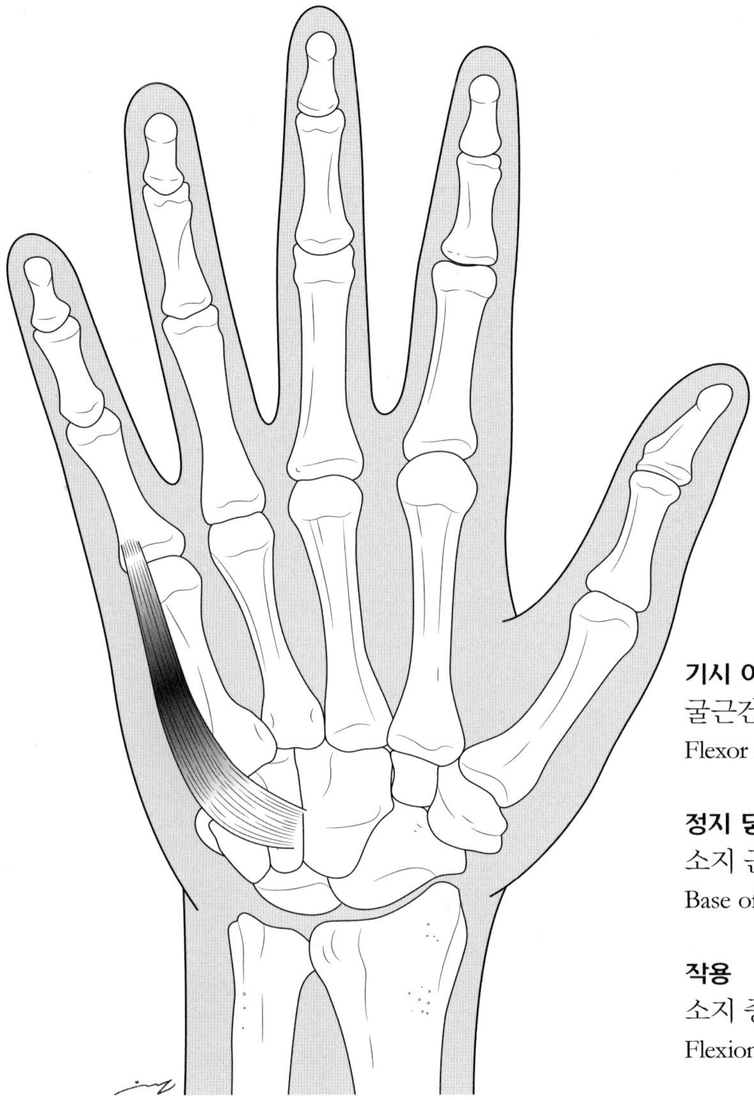

전면 Anterior

기시 이는곳
굴근건지대 굽힘근지지띠(횡수근인대 가로손목인대)
Flexor retinaculum(transverse carpal ligament)

정지 닿는곳
소지 근위지절골 저부 새끼손가락 몸쪽손가락뼈 바닥
Base of proximal phalanx of little finger

작용
소지 중수지절관절 굴곡 새끼손가락 손허리손가락관절 굽힘
Flexion of little finger at MP joint

신경지배
척골신경 자신경(C8,T1) Ulnar nerve(C8,T1)

촉지
소지 중수골 새끼손가락 손허리뼈의 장측면 바닥쪽면

//////////////.
소지구 **새끼두덩** Hypothenar는 소지굴근 **새끼손가락굽힘근** Flexor digiti minimi, 소지외전근 **새끼손가락벌림근** Abductor digiti minimi, 소지대립근 **새끼손가락맞섬근** Opponens digiti minimi으로 이루어져 있다.

무지대립근 엄지맞섬근
(Opponens pollicis)

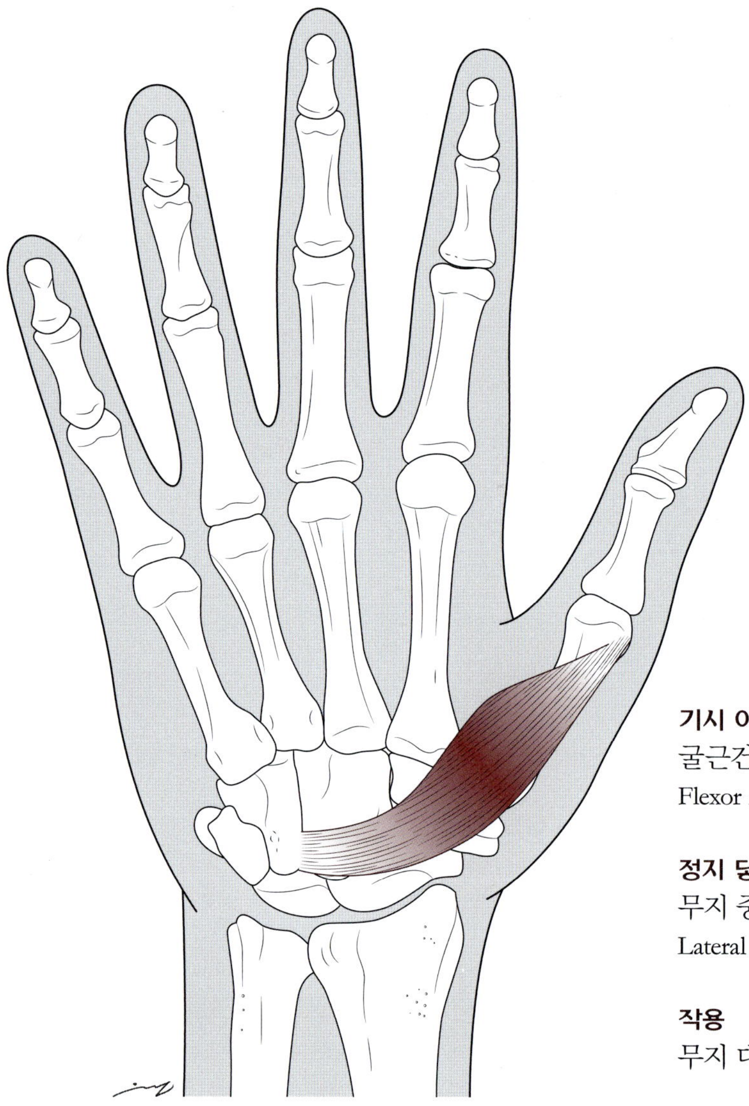

전면 Anterior

기시 이는곳
굴근건지대 굽힘근지지띠(횡수근인대 가로손목인대)
Flexor retinaculum(transverse carpal ligament)

정지 닿는곳
무지 중수골간 엄지 손허리뼈사이의 외측면 가쪽면
Lateral shaft of 1st metacarpal

작용
무지 대립 엄지 맞섬 Opposition of thumb

신경지배
정중신경(C6,7) Median nerve(C6,7)

촉지
엄지손가락의 중수골 손허리뼈 외측면을 따라 만져 볼 수 있다.

이 근육은 무지 중수골 엄지 손허리뼈 Matacarpal을 돌리는 작용이 있기 때문에 손바닥을 위로 하고 쉬고 있을 때 엄지손가락의 손톱면이 천장을 향하고 있다.

소지대립근 새끼손가락맞섬근
(Opponens digiti minimi)

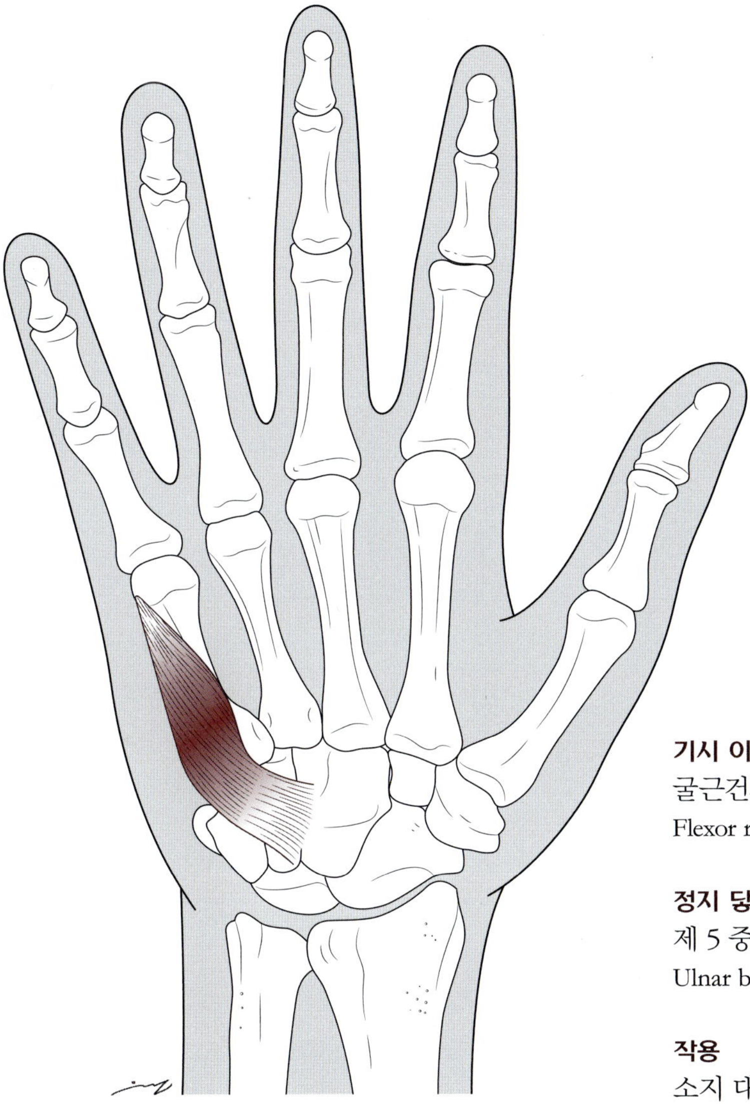

전면 Anterior

기시 이는곳
굴근건지대 굽힘근지지띠(횡수근인대 가로손목인대)
Flexor retinaculum(transverse carpal ligament)

정지 닿는곳
제 5 중수골 손허리뼈 척측면 자쪽면
Ulnar border of 5th metacarpal

작용
소지 대립 새끼손가락 맞섬 Opposition of little finger

신경지배
척골신경 자신경(C8,T1) Ulnar nerve(C8,T1)

촉지
만져보기는 어렵다.

이 근육은 소지 **새끼손가락** Little finger의 제 5 중수골 **손허리뼈**을 회전시키는 작용을 하기 때문에 무지 **엄지**와 대립 **맞섬** 시 무지 **엄지**와 소지 **새끼손가락**가 만날 수 있는 것이다.

소지외전근 새끼손가락벌림근
(Abductor digiti minimi)

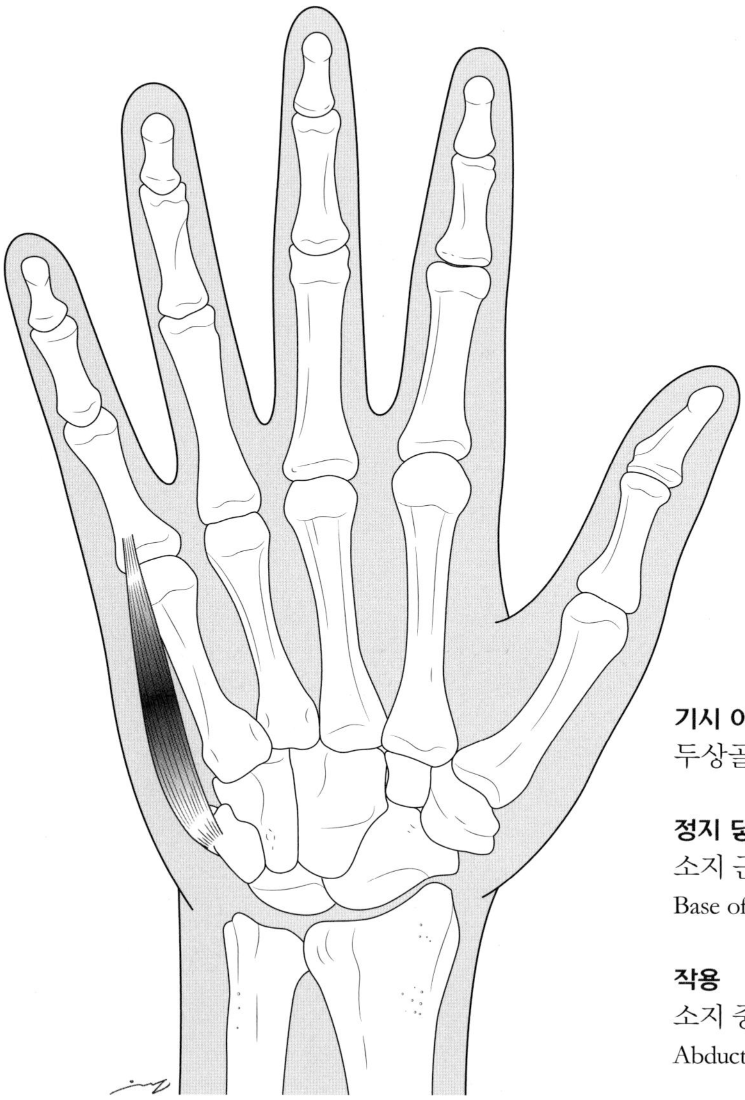

전면 Anterior

기시 이는곳
두상골 콩알뼈 Pisiform

정지 닿는곳
소지 근위지절골 저부 새끼손가락 몸쪽손가락뼈 바닥
Base of proximal phalanx of little finger

작용
소지 중수지절관절 외전 새끼손가락 손허리손가락관절 벌림
Abduction of little finger at MP joint

신경지배
척골신경 자신경(C8,T1) Ulnar nerve(C8,T1)

촉지
제 5 중수지절관절의 척골측 자뼈쪽 가장자리에서 만져 볼 수 있다.

//////////////.
무지 외전 엄지손가락 벌림 Thumb abduction은 손바닥에 수직방향인 반면에 소지 외전 새끼손가락 벌림 Little finger abduction은 손바닥과 평행한 동작이다.

4개의 배측골간근 4개의 손등쪽뼈사이근
(Dorsal interossei(4))

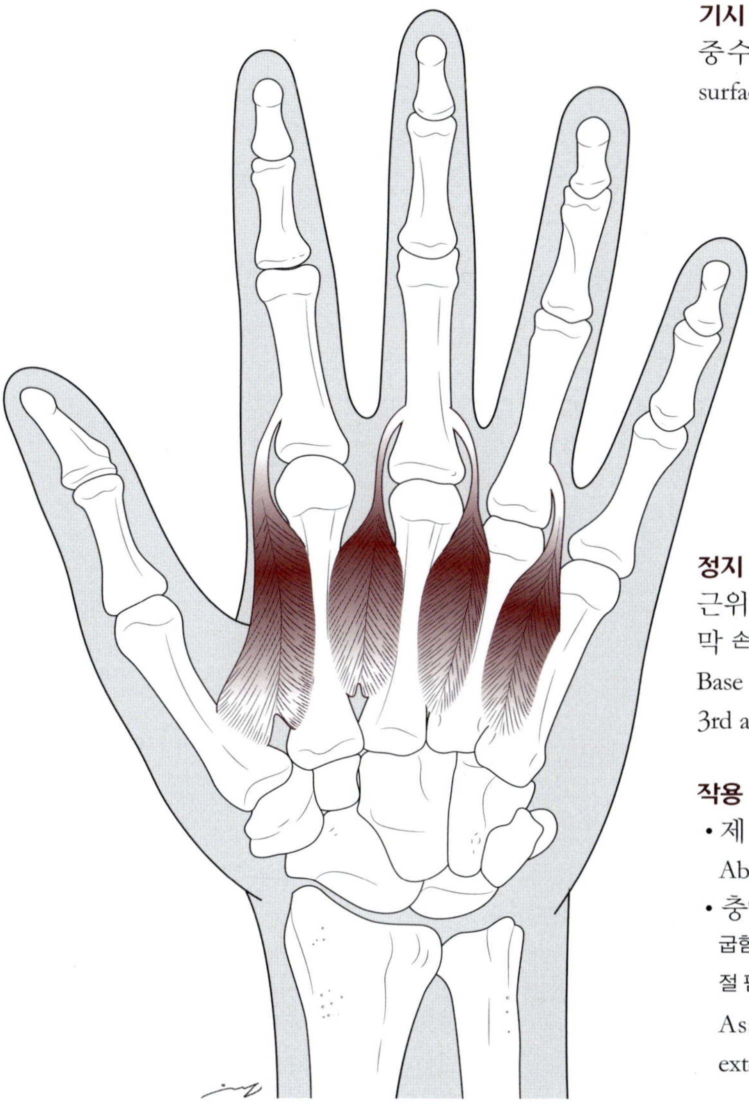

후면 Posterior

기시 이는곳

중수골 손허리뼈 (마주보는 면) Metacarpals(adjacent surface)

정지 닿는곳

근위지절골 저부 몸쪽손가락뼈 바닥와 제 2-4 지 신근건막 손가락폄근막

Base of proximal phalanges to extensor expansion of 2nd, 3rd and 4th fingers

작용

- 제 2-5 지 외전 벌림

  Abduction of 2nd, 3rd, and 4th, 5th fingers
- 충양근 벌레근 보조(중수지절관절 굴곡 손허리손가락관절 굽힘 근위, 원위지절간관절 신전 몸쪽, 먼쪽 손가락뼈사이관절 폄)

  Assists lumbricals in MP flexion and PIP and DIP extension

신경지배

척골신경 자신경(C8,T1) Ulnar nerve (C8,T1)

촉지

제 1 배측골간근 손등쪽뼈사이근 - 제 2 중수골의 요골측면 노뼈쪽면

그 외의 것 - 중수골 사이

//////////////.

배측골간근 **등쪽뼈사이근**은 외전 손가락을 벌리게 하고 장측골간근 **바닥쪽사이근**은 내전 손가락을 모으게 작용을 한다.

3개의 장측골간근 손바닥쪽뼈사이근
(Palmar interossei(3))

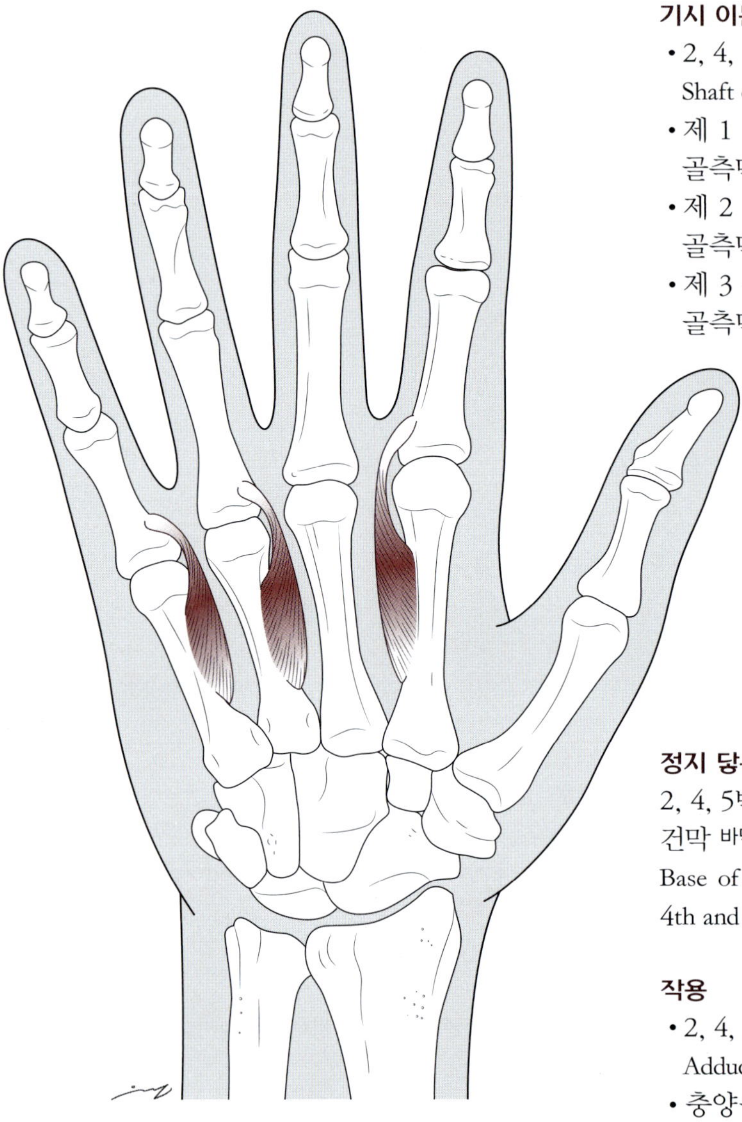

전면 Anterior

기시 이는곳

- 2, 4, 5번째 손가락의 중수골체 손허리뼈
  Shaft of 2nd, 4th and 5th metacarpals
- 제 1 장측골간근 - 시지 중수골 집게손가락 손허리뼈 의 척골측면
- 제 2 장측골간근 - 환지 중수골 반지손가락 손허리뼈 의 요골측면
- 제 3 장측골간근 - 소지 중수골 새끼손가락 손허리뼈 의 요골측면

정지 닿는곳

2, 4, 5번째 손가락 근위지절골 저부 몸쪽손가락뼈 바닥 신근건막 바닥부분 폄근널힘줄

Base of proximal phalanges to extensor expansion of 2nd, 4th and 5th fingers

작용

- 2, 4, 5번째 손가락 내전 모음
  Adduction of 2nd, 4th and 5th fingers
- 충양근 벌레근 보조 (중수지절관절 굴곡 손허리손가락관절 굽힘)
  Assists lumbricals in MP flexion
- 근위, 원위지절간관절 신전 몸쪽, 먼쪽손가락뼈사이관절 폄
  PIP and DIP extension

신경지배

척골신경

Ulnar nerve(C8,T1)

촉지

만져 볼 수 없다.

손가락 내전근 모음근 인 장측골간근 손바닥쪽뼈사이근 은 배측골간근 등쪽뼈사이근 과 비교된다.

단무지굴근 짧은엄지손가락굽힘근 Flexor pollicis brevis은 장측골간근으로 분류하며 장측골간근이 4개라고 하는 경우도 있다(제 4 장측골간근 - 단무지굴근).

4개의 충양근 벌레근
(Lumbricals(4))

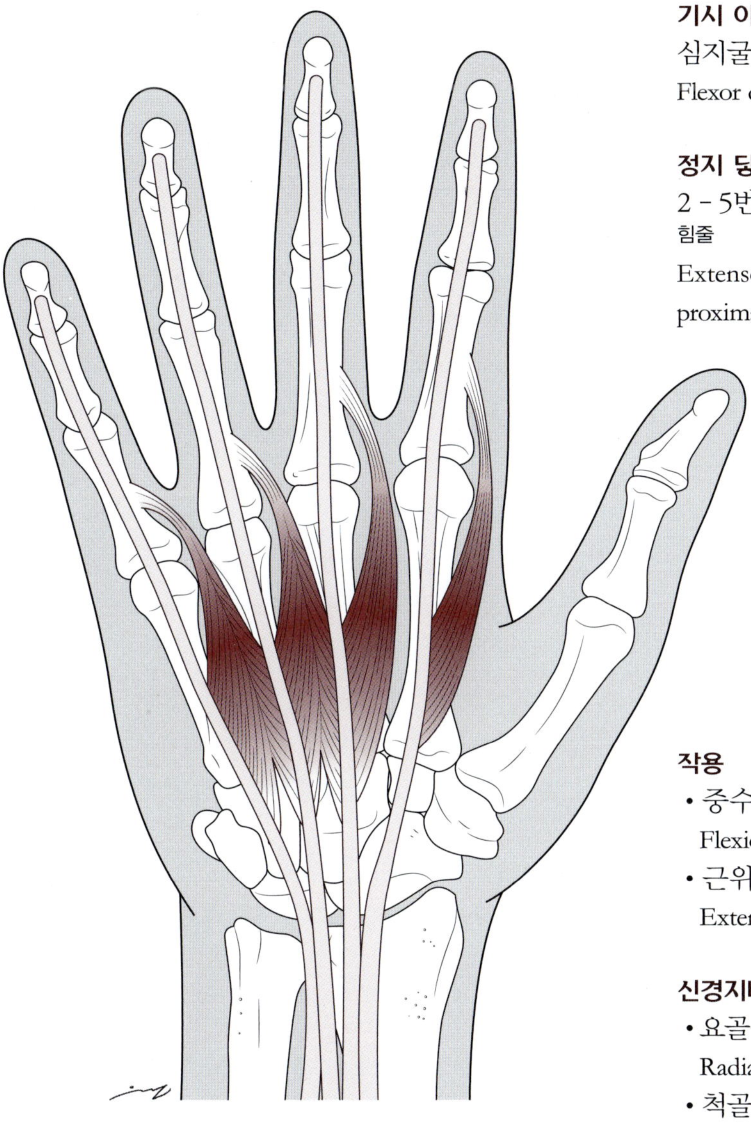

전면 Anterior

기시 이는곳

심지굴근건 깊은손가락굽힘근힘줄

Flexor digitorum profundus tendons

정지 닿는곳

2 - 5번째 근위지절골 몸쪽손가락뼈 (요측) 신근건막 폄근널힘줄

Extensor expansion of 2nd, 3rd, 4th and 5th fingers at proximal phalanges (radial side)

작용

- 중수지절관절 굴곡 손허리손가락관절 굽힘
  Flexion of fingers at MP joints
- 근위, 원위지절간관절 신전 몸쪽, 먼쪽손가락뼈사이관절 폄
  Extension of fingers at PIP and DIP joints

신경지배

- 요골측 노뼈쪽 2번째 손가락 - 정중신경 (C6,7)
  Radial 2 fingers : median nerve (C6,7)
- 척골측 자뼈쪽 2번째 손가락 - 척골신경 자신경 (C8)
  Ulnar 2 fingers : ulnar nerve (C8)

촉지

만져 볼 수 없다.

이 근육의 작용은 연필이나 긴 유리컵, 찻잔을 들고 있는 것과 같은 중수지절 굴곡 손허리마디뼈 굽힘 과 동시에 원위 **먼쪽** Distal나 근위 **몸쪽** Proximal 관절을 펴는 특성이 있다.

손가락에 정지하는 건과 신근건막 손가락에 닿는 힘줄과 폄근널힘줄
(Tendons and dorsal(extensor) expansion inserting on the digits)

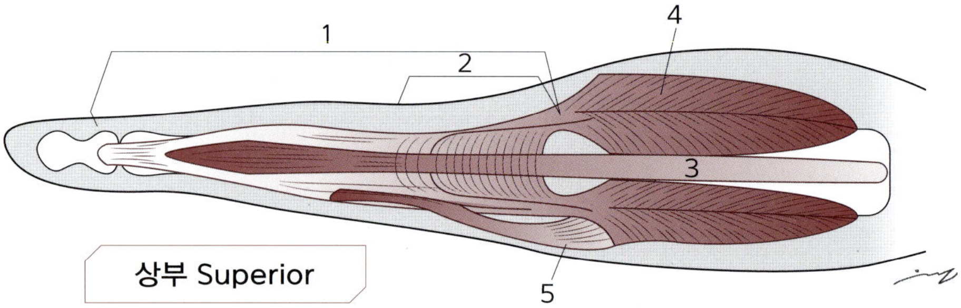

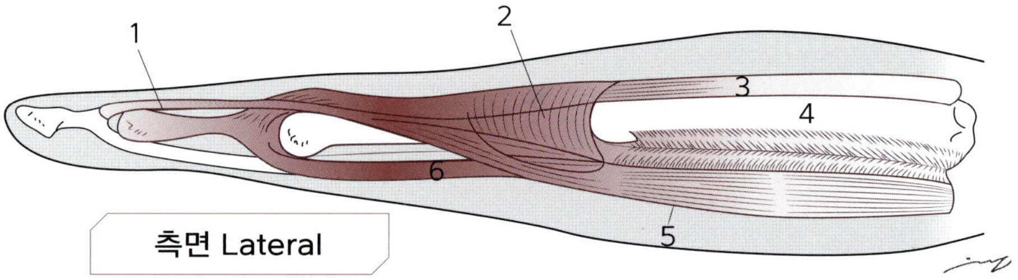

1. 신근건막 폄근널힘줄 Dorsal (extensor)expansion
2. 신근덮개 폄근덮개 Dorsal (extensor)hood
3. 지신근 손가락폄근 Extensor digitorum
4. 배측골간근 등쪽뼈사이근 Dorsal interosseous
5. 충양근 벌레근 Lumbricals
6. 천지굴근 얕은손가락굽힘근 Flexor digitorum superficials
7. 심지굴근 깊은손가락굽힘근 Flexor digitorum profundus

손목의 횡단면 가로면
(Cross section of wrist)

1. 장무지외전근 긴엄지벌림근 Abductor pollicis longus
2. 단무지신근 짧은엄지폄근 Extensor pollicis brevis
3. 장요측수근신근 긴노쪽손목폄근 Extensor carpi radialis longus
4. 단요측수근신근 짧은노쪽손목폄근 Extensor carpi radialis brevis
5. 장무지신근 긴엄지폄근 Extensor pollicis longus
6. 시지신근 집게손가락폄근 Extensor indicis
7. 지신근 손가락폄근 Extensor digitorum
8. 소지신근 새끼손가락폄근 Extensor digiti minimi
9. 척측수근굴근 자뼈쪽손목폄근 Flexor carpi ulnaris
10. 척측수근신근 자뼈쪽손목굽힘근 Extensor carpi ulnaris
11. 심지굴근 깊은손가락굽힘근 Flexor digitorum profundus
12. 천지굴근 얕은손가락굽힘근 Flexor digitorum superficialis
13. 장장근 긴손바닥근 Palmaris longus
14. 장무지굴근 긴엄지굽힘근 Flexor pollicis longus
15. 요측수근굴근 노쪽손목굽힘근 Flexor carpi radialis

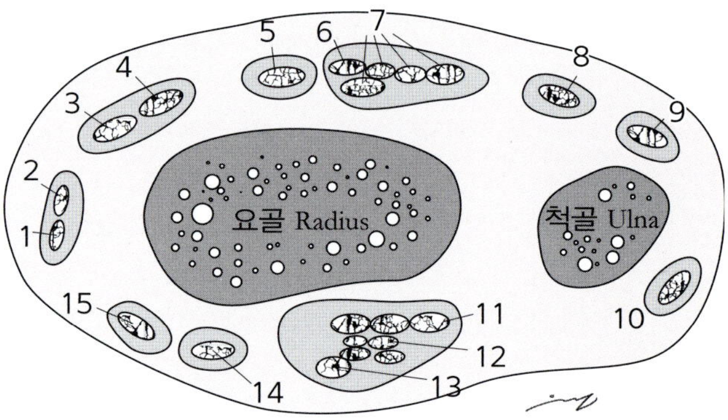

손목, 손가락의 건 손목, 손가락의 힘줄
(Tedons of the wrist and digits)

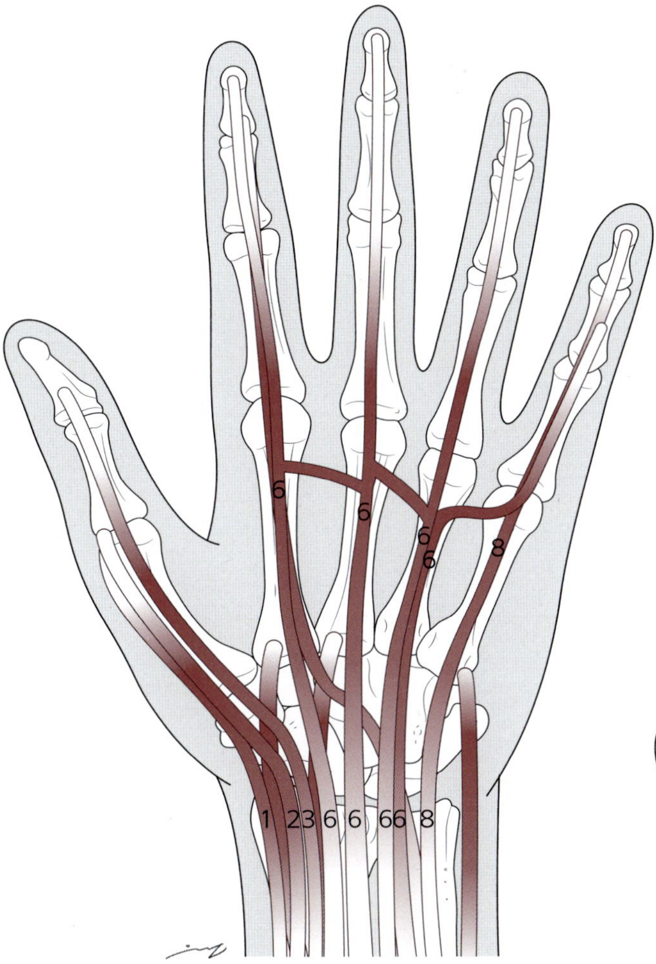

후면 Posterior

손등에서 볼 때

1. 장무지외전근 긴엄지벌림근 Abductor pollicis longus
2. 단무지신근 짧은엄지폄근 Extensor pollics brevis
3. 장무지신근 긴엄지폄근 Extensor pollicis longus
4. 장요측수근신근 긴노쪽손목폄근 Extensor carpi radialis longus
5. 단요측수근신근 짧은노쪽손목폄근 Extensor carpi radialis brevis
6. 지신근 손가락폄근 Extensor digitorum
7. 시지신근 집게손가락폄근 Extensor indicis
8. 소지신근 새끼손가락폄근 Extensor digiti minimi
9. 척측수근신근 자뼈쪽손목폄근 Extensor carpi ulnaris

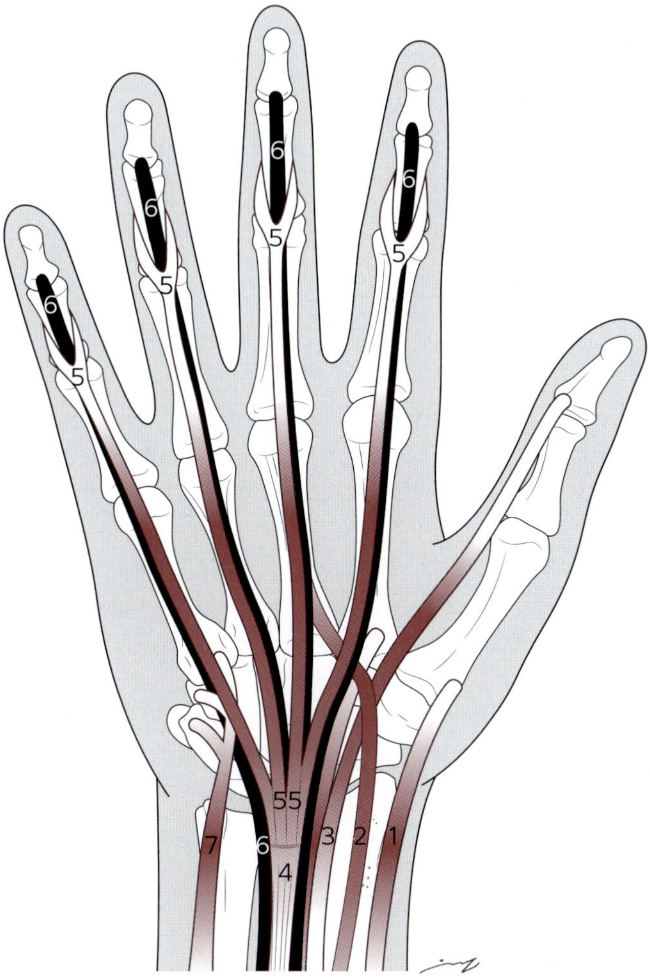

전면 Anterior

손바닥에서 볼 때

1. 장무지외전근 긴엄지벌림근 Abductor pollicis longus
2. 요측수근굴근 노쪽손목굽힘근 Flexor carpi radialis
3. 장무지굴근 긴엄지굽힘근 Flexor pollicis longus
4. 장장근건 긴손바닥근힘줄 Palmaris longus tendon
   심층구조를 보여주기 위하여 절단되어 있다.
5. 천지굴근 얕은손가락굽힘근 Flexor digitorum superficialis
6. 심지굴근 깊은손가락굽힘근 Flexor digitorum profundus
7. 척측수근굴근 자뼈쪽손목굽힘근 Flexor carpi ulnaris

Ⅱ 상지의 근골격 해부

3. 상지의 운동기능에 의한 근육

- 견갑골 거상근 어깨뼈 올림근
- 견갑골 전인근 어깨뼈 내밈근
- 견갑골 상방회전근 어깨뼈 위쪽돌림근
- 견관절 내회전근 어깨관절 안쪽돌림근
- 견관절 굴곡근 어깨관절 굽힘근
- 견관절 외전근 어깨관절 벌림근
- 견관절 수평외전근 어깨관절 수평벌림근
- 주관절 굴곡근 팔꿉관절 굽힘근
- 전완 회외근 앞팔 뒤침근
- 수근관절 굴곡근 손목관절 굽힘근
- 수근관절 내전근 손목관절 모음근
- 손가락 내전근, 외전근 모음근, 벌림근
- 견갑골 하강근 어깨뼈 내림근
- 견갑골 후인근 어깨뼈 들임근
- 견갑골 하방회전근 어깨뼈 아래쪽돌림근
- 견관절 외회전근 어깨관절 가쪽돌림근
- 견관절 신전근 어깨관절 폄근
- 견관절 내전근 어깨관절 모음근
- 견관절 수평내전근 어깨관절 수평모음근
- 주관절 신전근 팔꿉관절 폄근
- 전완 회내근 앞팔 엎침근
- 수근관절 신전근 손목관절 폄근
- 수근관절 외전근 손목관절 벌림근
- 손가락 신전근, 굴곡근, 대립근 맞섬근

견갑골 거상근 어깨뼈 올림근
(Elevators of the scapula)

1. 승모근 상부 위쪽 등세모근 Upper trapezius
2. 견갑거근 어깨올림근 Levator scapula

후면 Posterior

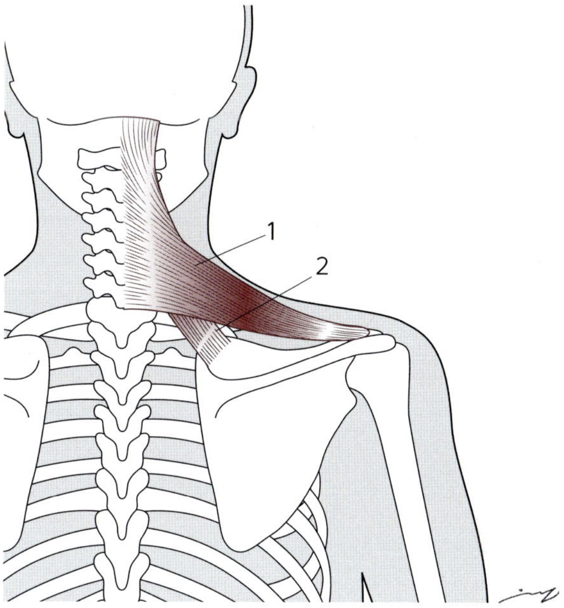

견갑골 하강근 어깨뼈 내림근
(Depressors of the scapula)

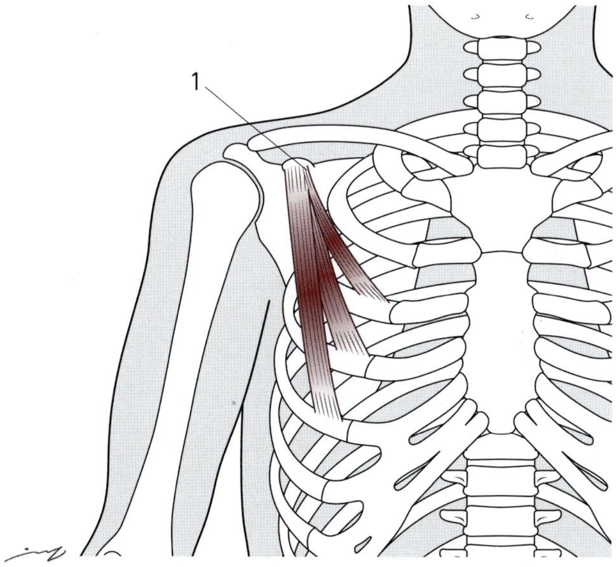

1. 소흉근 작은가슴근 Pectoralis minor

전면 Anterior

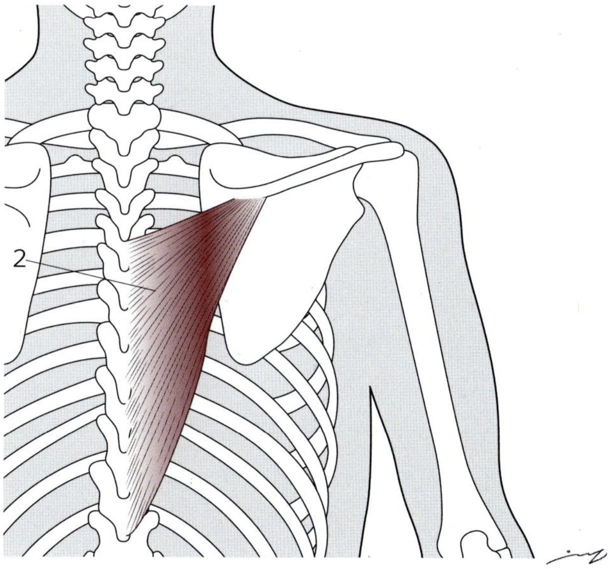

2. 승모근 하부 아래쪽 등세모근 Lower trapezius

후면 Posterior

견갑골 전인근 어깨뼈 내밈근
(Protractors of the scapula)

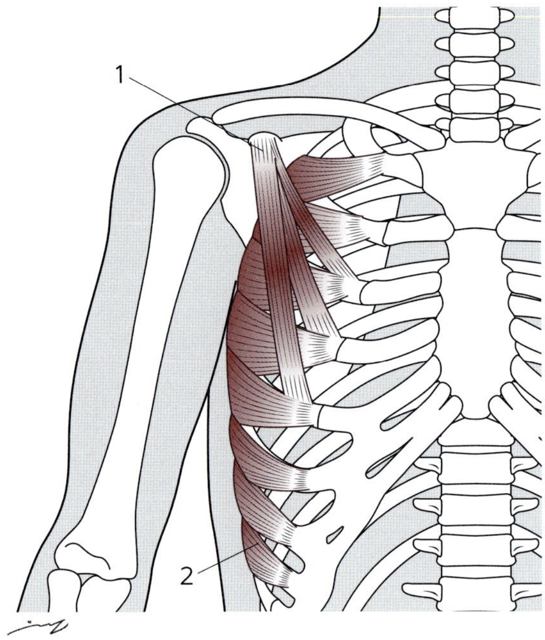

1. 소흉근 작은가슴근 Pectoralis minor
2. 전거근 앞톱니근 Serratus anterior

전면 Anterior

견갑골 후인근 어깨뼈 들임근
(Retractors of the scapula)

1. 승모근 중부 가운데 등세모근 Middle trapezius
2. 능형근 마름근 Rhomboid

후면 Posterior

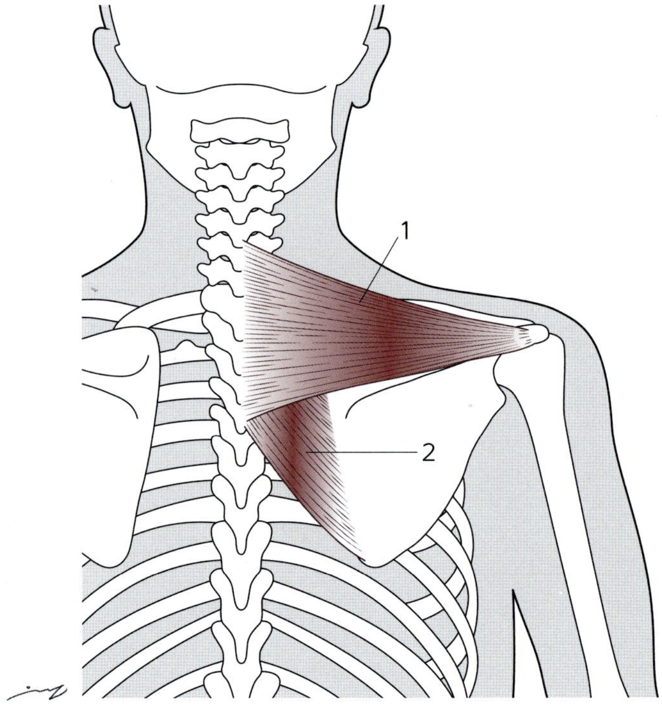

견갑골 상방회전근 어깨뼈 위쪽돌림근
(Upward rotators of the scapula)

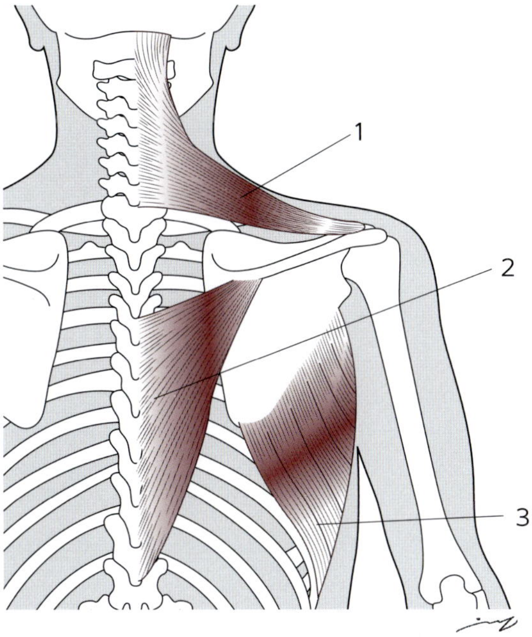

1. 승모근 상부 위쪽 등세모근 Upper trapezius
2. 승모근 하부 아래쪽 등세모근 Lower trapezius
3. 전거근 앞톱니근 Serratus anterior

후면 Posterior

견갑골 하방회전근 어깨뼈 아래쪽돌림근
(Downward rotators of the scapula)

1. 견갑거근 어깨올림근 Levator scapula
2. 능형근 마름근 Rhomboid
3. 소흉근 작은가슴근 Pectoralis minor

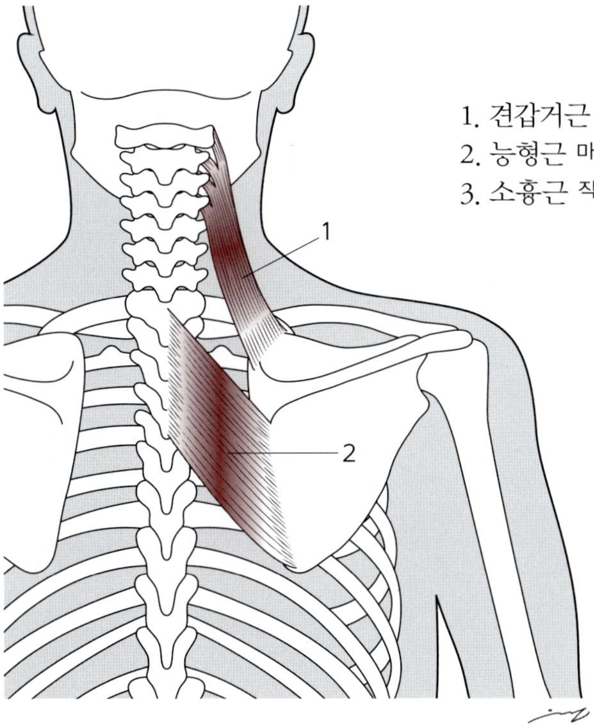

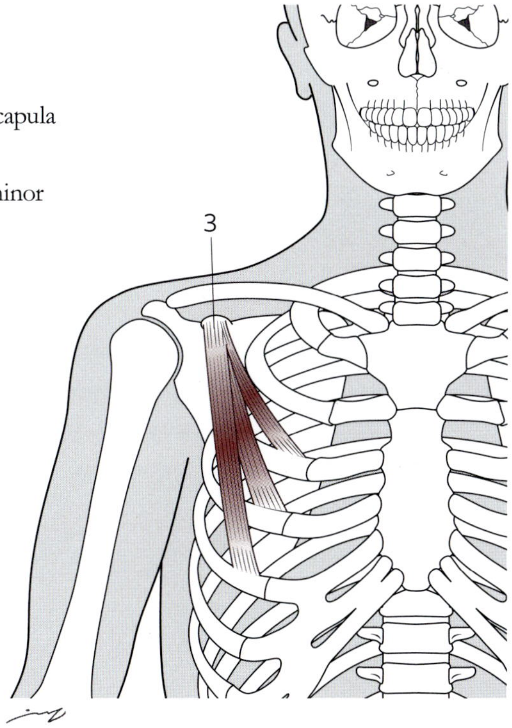

견관절 내회전근 어깨관절 안쪽돌림근

(Medial(internal) rotators of the humerus)

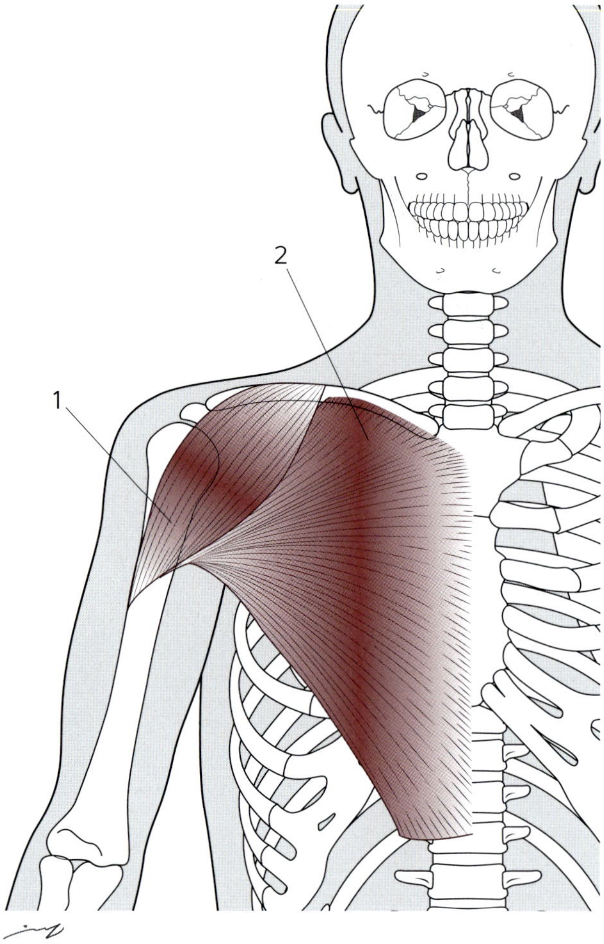

전면 Anterior

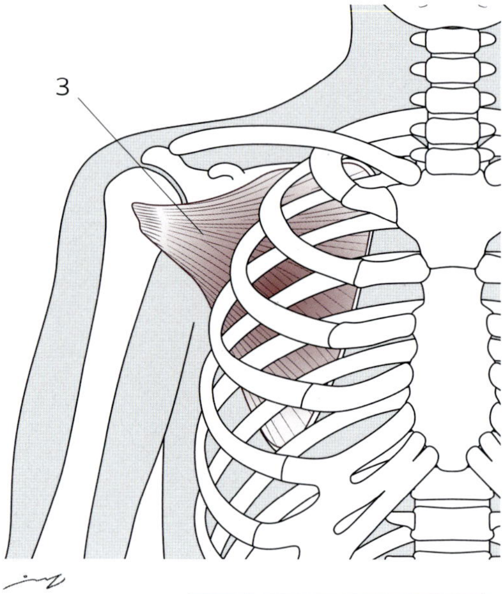

전면 Anterior

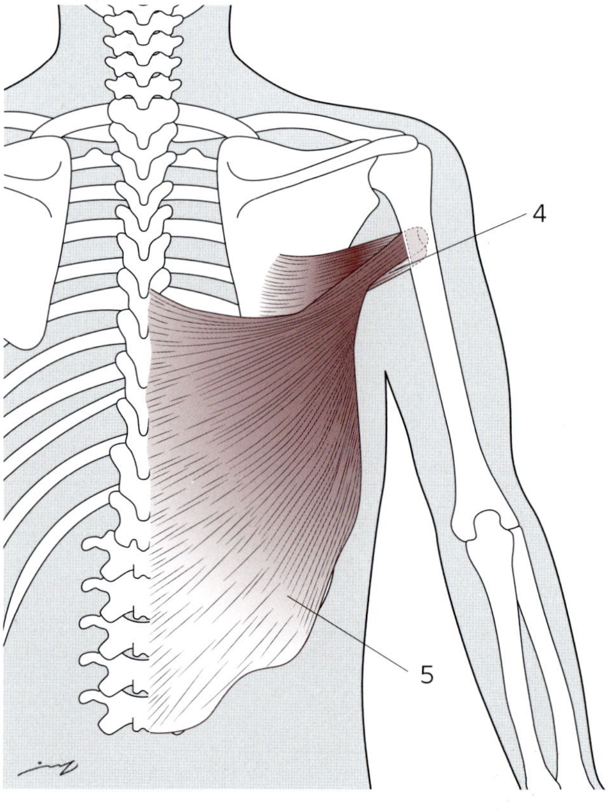

후면 Posterior

1. 삼각근 전부 앞쪽 어깨세모근 Anterior deltoid
2. 대흉근 큰가슴근 Pectoralis major
3. 견갑하근 어깨밑근 Subscapularis
4. 대원근 큰원근 Teres major
5. 광배근 넓은등근 Latissimus dorsi

견관절 외회전근 어깨관절 가쪽돌림근

(Lateral(external) rotators of the humerus)

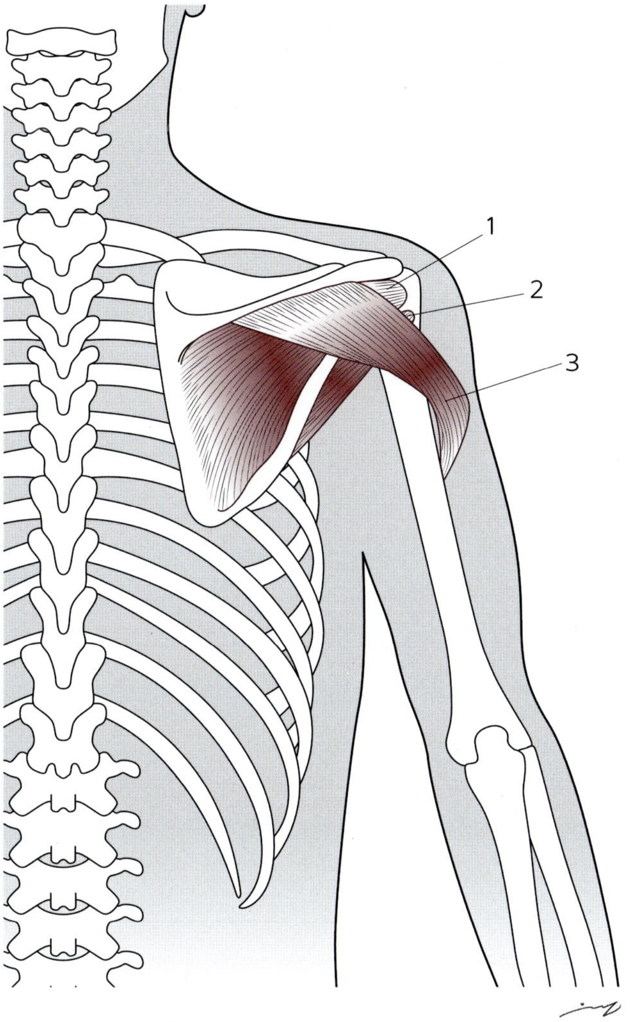

후면 Posterior

1. 극하근 가시아래근 Infraspinatus
2. 소원근 작은원근 Teres minor
3. 삼각근 후부 뒤쪽 어깨세모근 Posterior deltoid

견관절 굴곡근 어깨관절 굽힘근
(Flexors of the humerus)

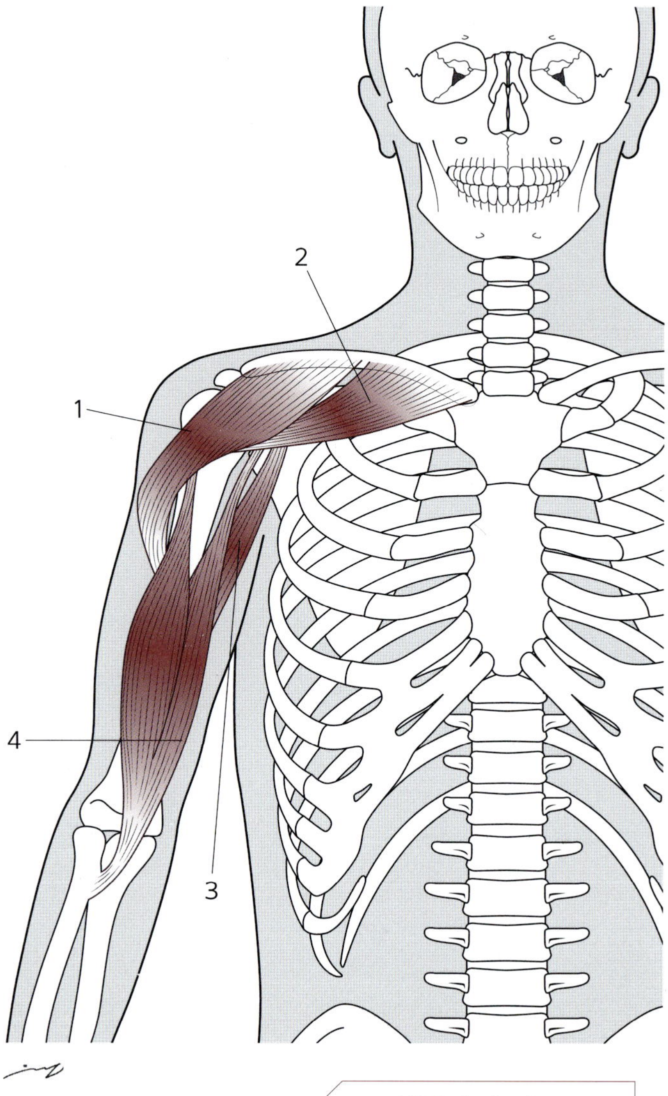

전면 Anterior

1. 삼각근 전부 앞쪽 어깨세모근 Anterior deltoid
2. 대흉근 - 쇄골두 큰가슴근 - 빗장뼈머리 Pectoralis major (clavicular head)
3. 오훼완근 부리위팔근 Coracobrachialis
4. 상완이두근 - 단두 위팔두갈래근 - 짧은머리 Biceps brachii (short head)

견관절 신전근 어깨관절 폄근
(Extensors of the humerus)

1. 광배근 넓은등근 Latissimus dorsi
2. 대원근 큰원근 Teres major
3. 삼각근 후부 뒤쪽 어깨세모근 Posterior deltoid
4. 극하근 가시아래근 Infraspinatus
5. 소원근 작은원근 Teres minor
6. 상완삼두근(장두) 위팔세갈래근(긴머리) Triceps brachii (long head)
7. 대흉근(흉골두) 큰가슴근(복장머리) Pectoralis major (sternal head)

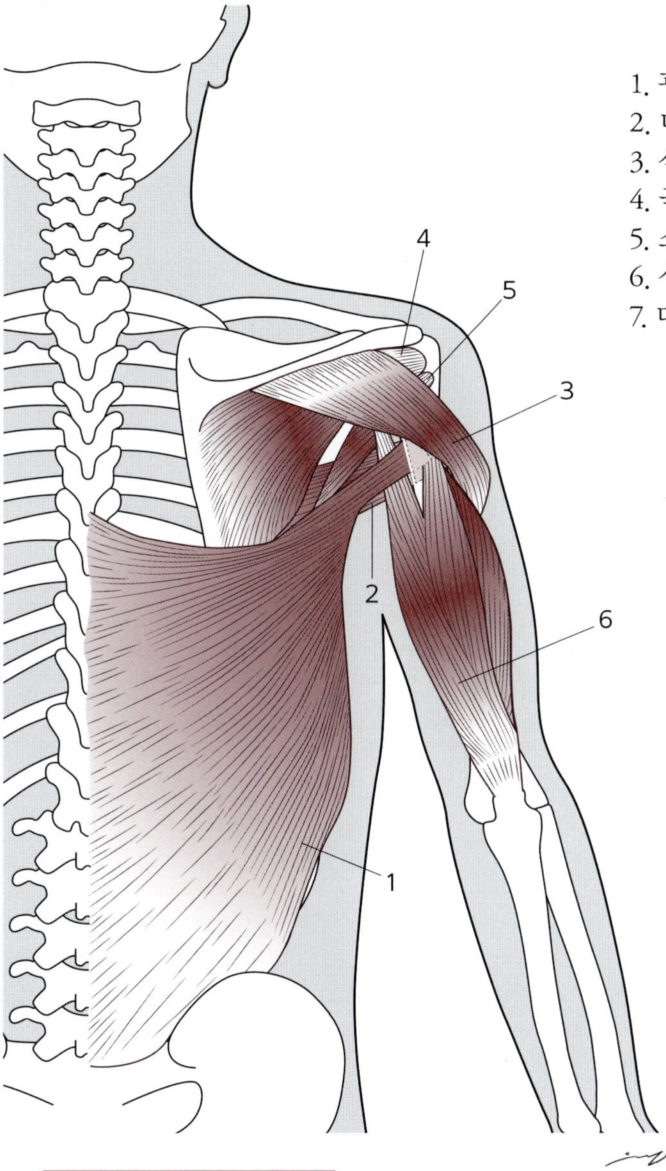

후면 Posterior

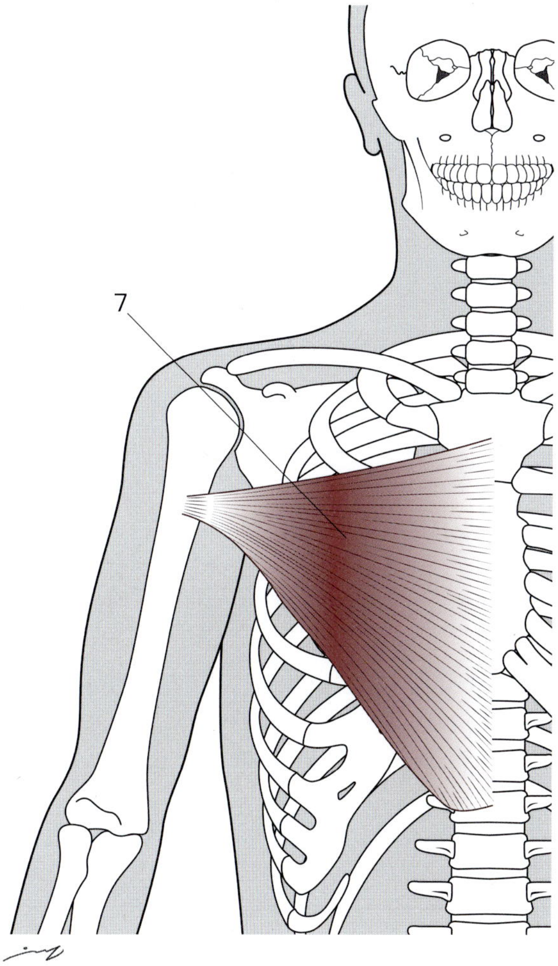

전면 Anterior

견관절 외전근 어깨관절 벌림근
(Abductors of the humerus)

1. 극상근 가시위근 Supraspinatus
2. 삼각근 중부 가운데 어깨세모근 Middle deltoid

후면 Posterior

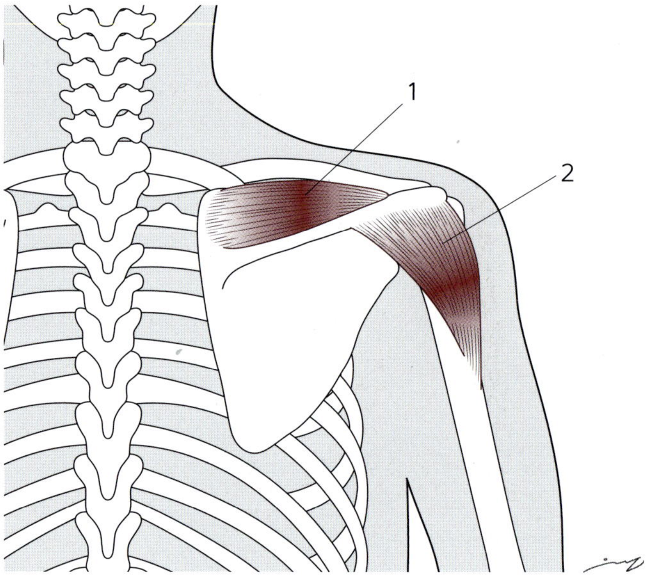

견관절 내전근 어깨관절 모음근
(Adductors of the humerus)

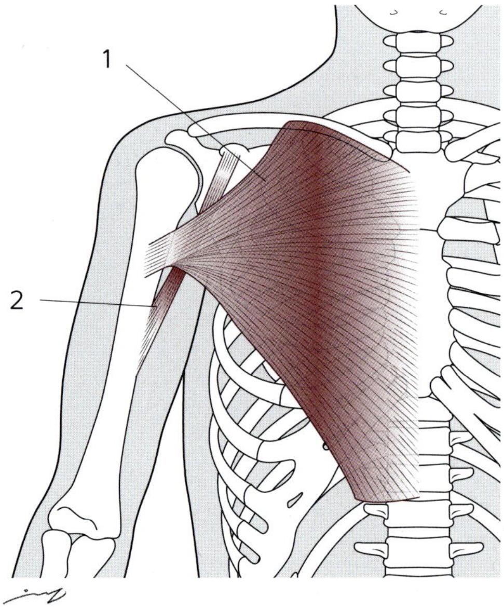

전면 Anterior

1. 대흉근 큰가슴근 Pectoralis major
2. 오훼완근 부리위팔근 Coracobrachialis

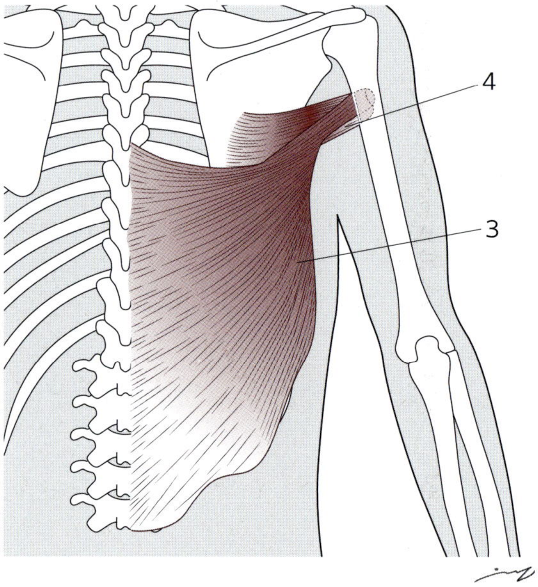

후면 Posterior

3. 광배근 넓은등근 Latissimus dorsi
4. 대원근 큰원근 Teres major

견관절 수평외전근 어깨관절 수평벌림근
(Horizontal abductors of the humerus)

1. 삼각근 후부 뒤쪽 어깨세모근 Posterior deltoid

후면 Posterior

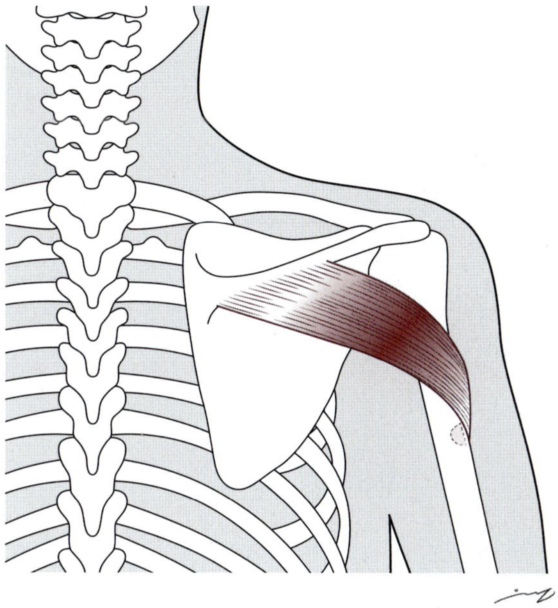

견관절 수평내전근 어깨관절 수평모음근
(Horizontal adductors of the humerus)

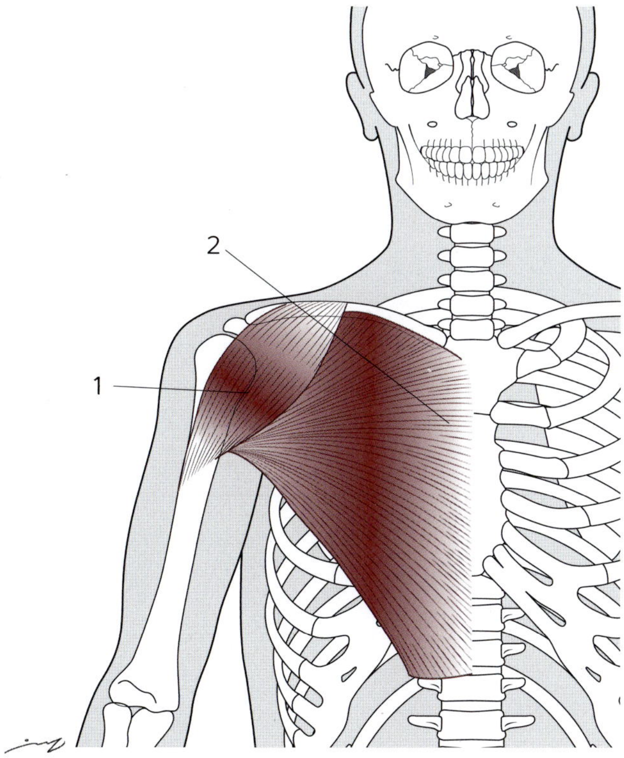

1. 삼각근 전부 앞쪽 어깨세모근 Anterior deltoid
2. 대흉근 큰가슴근 Pectoralis major

전면 Anterior

주관절 굴곡근 팔꿉관절 굽힘근
(Flexors of the elbow)

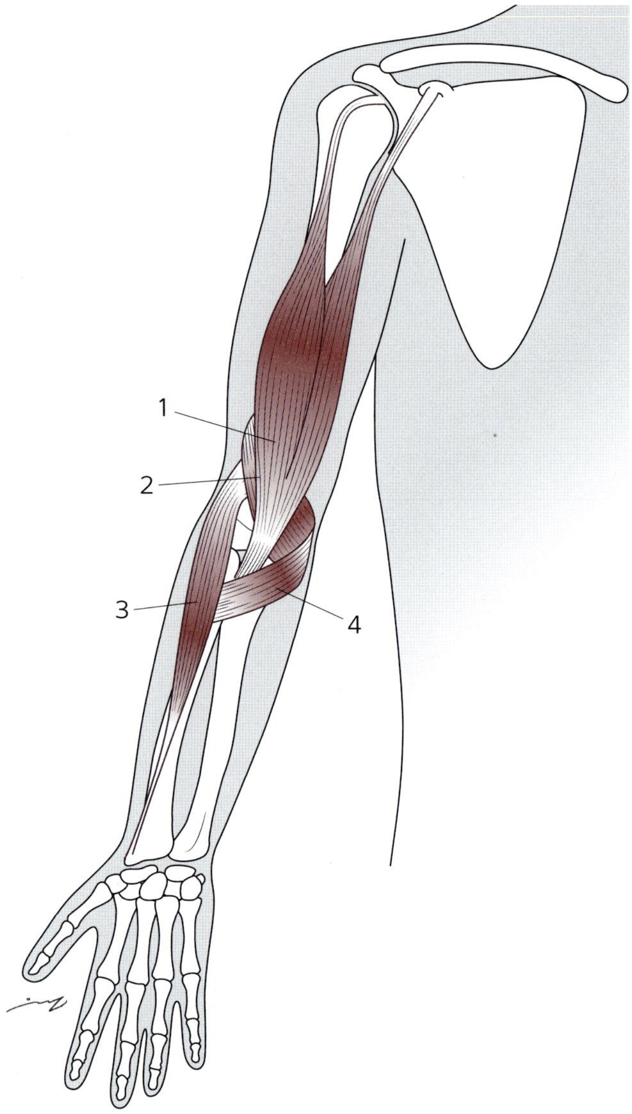

1. 상완이두근 위팔두갈래근 Biceps brachii
2. 상완근 위팔근 Brachialis
3. 상완요골근 위팔노근 Brachioradialis
4. 원회내근 원엎침근 Pronator teres

전면 Anterior

주관절 신전근 팔꿉관절 폄근
(Extensors of the elbow)

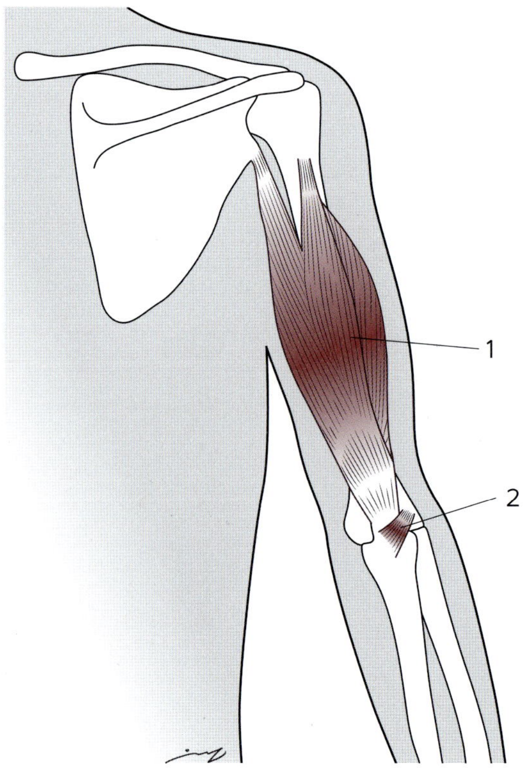

1. 상완삼두근 위팔세갈래근 Triceps brachii
2. 주근 팔꿈치근 Anconeus

후면 Posterior

전완 회외근 앞팔 뒤침근
(Supinators of the forearm)

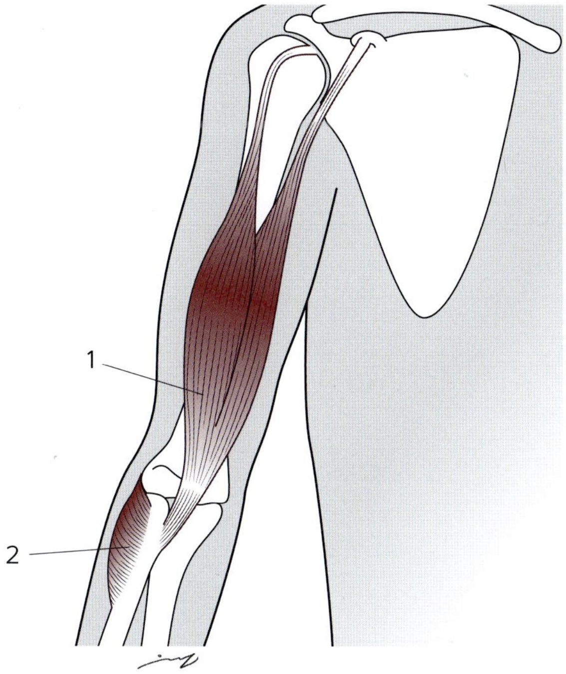

1. 상완이두근 위팔두갈래근 Biceps brachii
2. 회외근 뒤침근 Supinator

전면 Anterior

전완 회내근 앞팔 엎침근
(Pronators of the forearm)

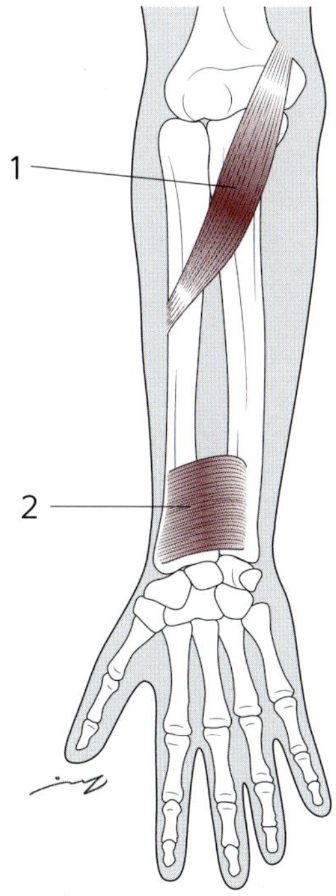

1. 원회내근 원엎침근 Pronator teres
2. 방형회내근 네모엎침근 Pronator quadratus

전면 Anterior

수근관절 굴곡근 손목관절 굽힘근
(Flexors of the wrist)

1. 요측수근굴근 노쪽손목굽힘근 Flexors carpi radialis
2. 척측수근굴근 자쪽손목굽힘근 Flexors carpi ulnaris
3. 장장근 긴손바닥근 Palmaris longus

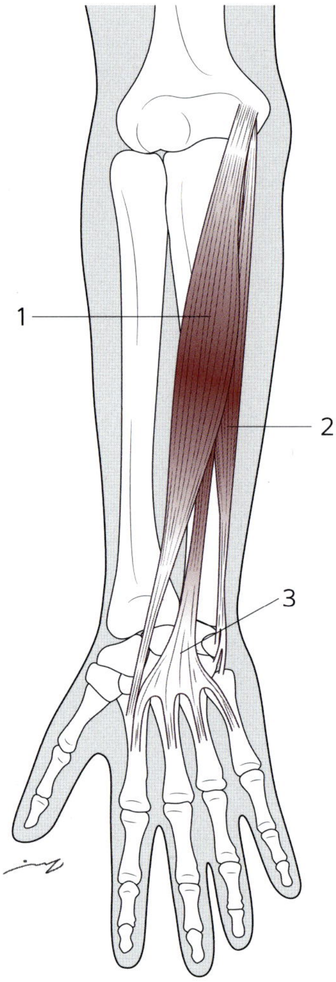

전면 Anterior

수근관절 신전근 손목관절 폄근
(Extensors of the wrist)

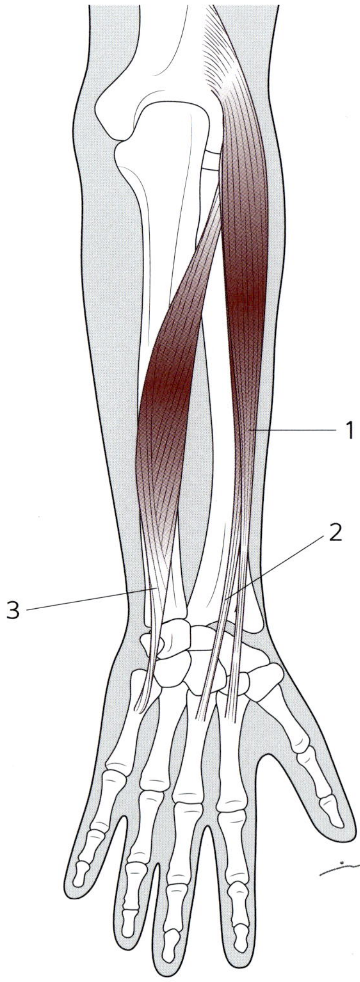

후면 Posterior

1. 장요측수근신근 긴노쪽손목폄근 Extensor carpi radialis longus
2. 단요측수근신근 짧은노쪽손목폄근 Extensor carpi radialis brevis
3. 척측수근신근 자쪽손목폄근 Extensor carpi ulnaris

수근관절 내전근 손목관절 모음근
(Adductors of the wrist)

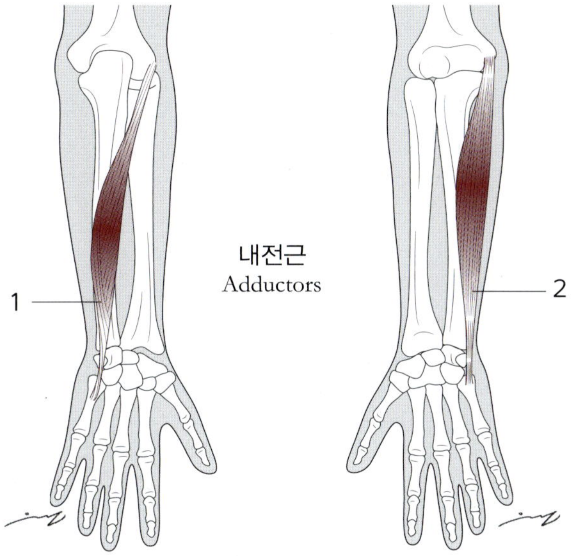

전면 Anterior　　후면 Posterior

수근관절 내전근은 손목관절을 척골측(자쪽)으로 굽히는데 작용하는 근육이다.

1. 척측수근신근 자쪽손목폄근
   Extensor carpi ulnaris
2. 척측수근굴근 자쪽손목굽힘근
   Flexor carpi ulnaris

수근관절 외전근 손목관절 벌림근
(Abductors of the wrist)

수근관절 외전근은 손목관절을 요골측(노쪽)으로 굽히는데 작용하는 근육이다.

1. 요측수근굴근 노쪽손목굽힘근
   Flexor carpi radialis
2. 장요측수근신근 긴노쪽손목폄근
   Extensor carpi radialis longus

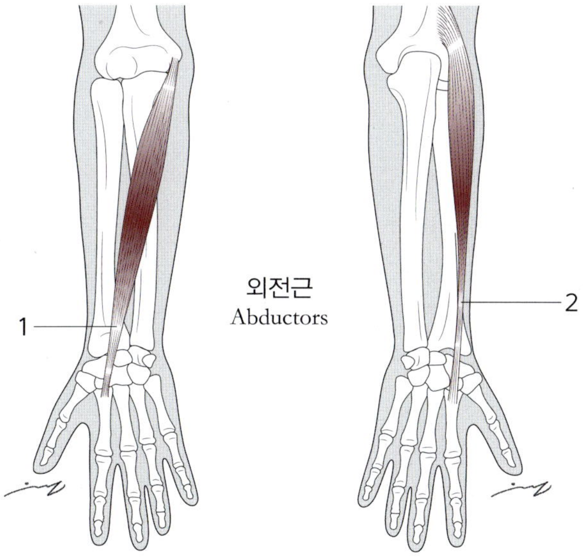

전면 Anterior　　후면 Posterior

손가락 내전근, 외전근 모음근, 벌림근
(Abductors and adductors of thumb and digits)

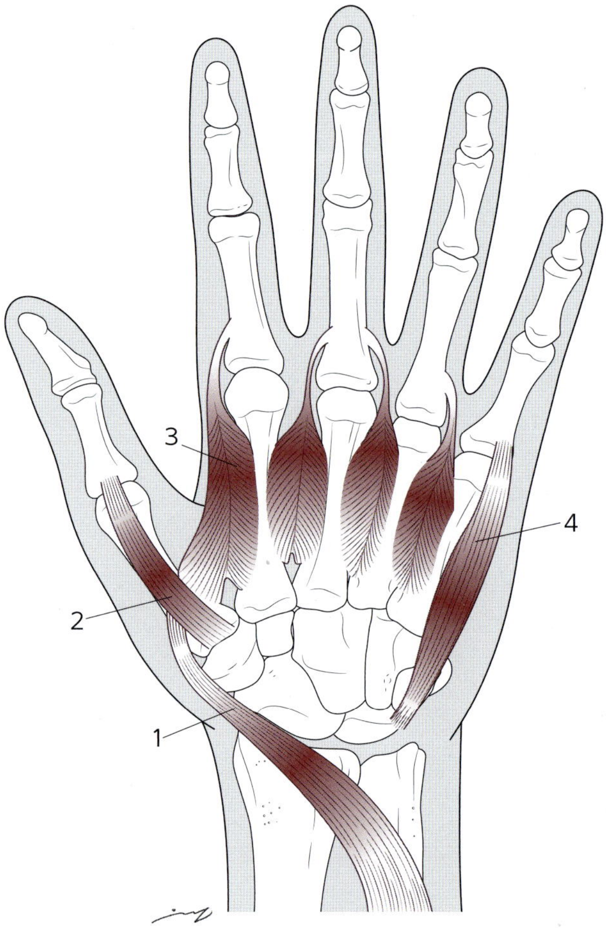

후면 Posterior

외전근 벌림근 Abductors

• 엄지손가락 Thumb

– 수근중수관절 손목손허리관절 – 1. 장무지외전근 긴엄지벌림근
CM joint – 1. Abductor pollicis longus

– 수근중수관절 손목손허리관절 – 2. 단무지외전근 짧은엄지벌림근
CM joint – 2. Abductor pollicis brevis

• 손가락(2~4지) Digits

– 중수지절관절 손허리손가락관절 – 3. 배측골간근 등쪽뼈사이근
MP Joint – 3. Dorsal interossei

– 중수지절관절 손허리손가락관절 – 4. 소지외전근 새끼벌림근
MP Joint – 4. Abductor digiti minimi

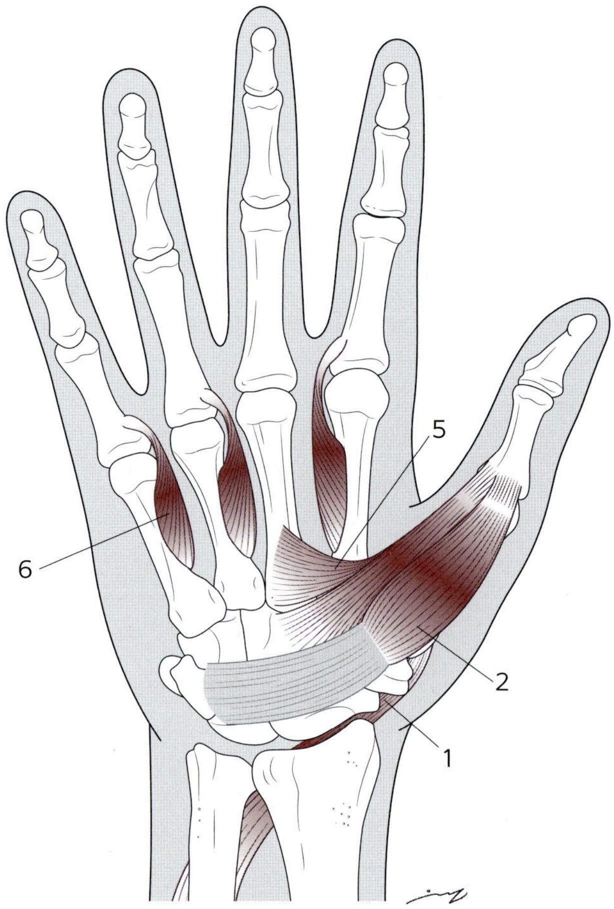

전면 Anterior

내전근 모음근 Adductors

• 엄지손가락 Thumb

5. 무지내전근 엄지모음근 Adductor pollicis

• 손가락 Digits

6. 장측골간근 바닥쪽뼈사이근 Palmar interossei

손가락 신전근, 굴곡근, 대립근 맞섬근
(Extensors, flexors and opposition muscles of the thumb and digits)

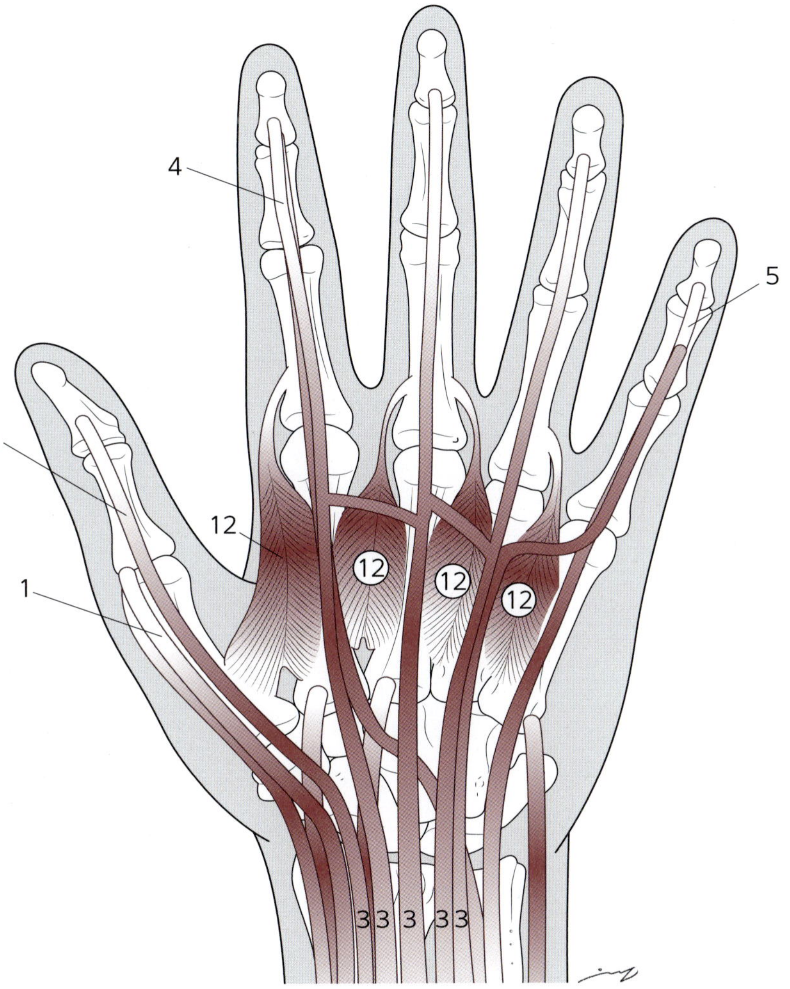

후면 Posterior

신전근 펌근 Extensors

• 엄지손가락 Thumb

– 중수지절관절 MP joint

1. 단무지신근 짧은엄지폄근 Extensor pollicis brevis
2. 장무지신근 긴엄지폄근 Extensor pollicis longus

• 손가락 Digits

– 중수지절관절 MP joint

3. 지신근 손가락폄근 Extensor digitorum
4. 시지신근 집게손가락폄근 Extensor indicis
5. 소지신근 새끼손가락폄근 Extensor digiti minimi

– 근위 및 원위지절간관절 PIP & DIP joint

10. 충양근 벌레근 Lumbricals(83쪽 그림)
11. 장측골간근 바닥쪽뼈사이근 Palmar interossei(82쪽 그림)
12. 배측골간근 등쪽뼈사이근 Dorsal interossei
    소지굴근 새끼손가락굽힘근 Flexor digiti minimi(77쪽 그림).

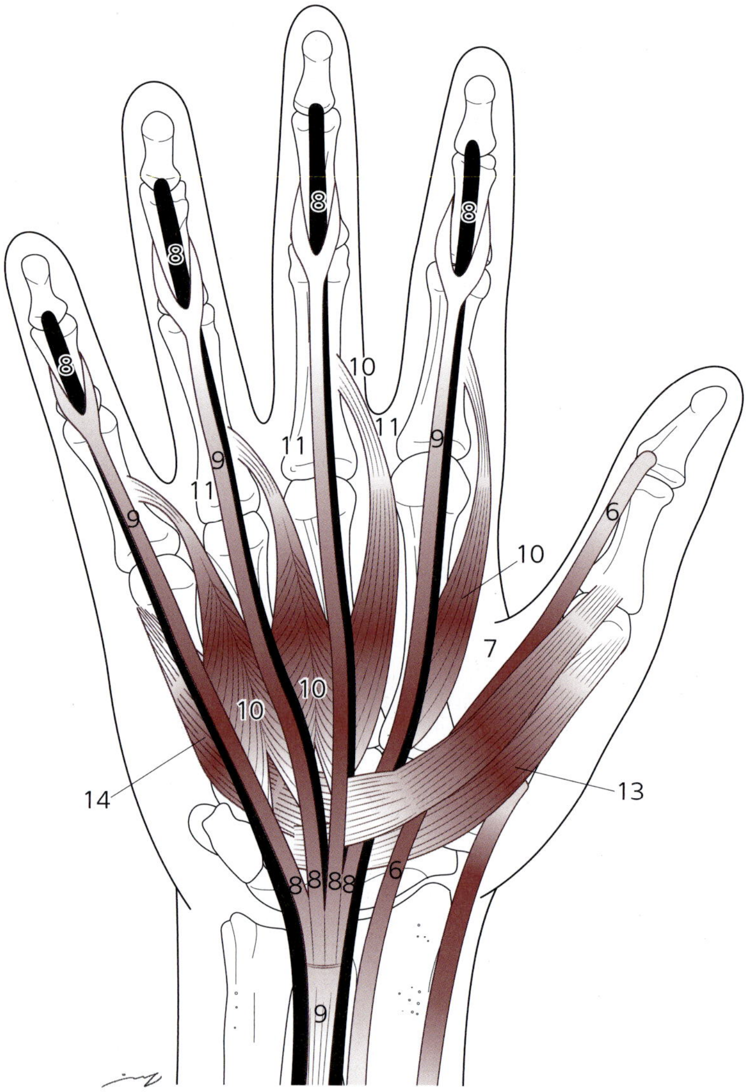

전면 Anterior

굴곡근 Flexors

• 엄지손가락 Thumb

– 중수지절관절 MP joint

6. 장무지굴근 긴엄지굽힘근 Flexor pollicis longus
7. 단무지굴근 짧은엄지굽힘근 Flexor pollicis brevis

• 손가락 Digits

8. 심지굴근 깊은손가락굽힘근 Flexor digitorum profundus
9. 천지굴근 얕은손가락굽힘근 Flexor digitorum superficialis

대립근 Opposition muscles

13. 무지대립근 엄지맞섬근 Opponens pollicis
14. 소지대립근 새끼맞섬근 Opponens digiti minimi

Ⅱ

상지의 근골격 해부

4. 상지를 지배하는 신경

- 상완신경총 팔신경얼기
- 운동신경
  - 액와신경 겨드랑신경
  - 근피신경 근육피부신경
  - 요골신경 노신경
  - 정중신경
  - 척골신경 자신경
- 감각신경
  - 상지피부 지배영역

상완신경총 팔신경얼기 Brachial plexus 쉽게 이해하기

이것은 미국 미시시피 원호병원 재활의학 과장인 Daniel S. Romm 박사와 Dennis A. Chu 박사에 의해 만들어진 것으로 복잡하게 얼기설기 되어 있는 팔신경얼기를 간단한 도해로 꾸며 이해하기 쉽게 하였다.

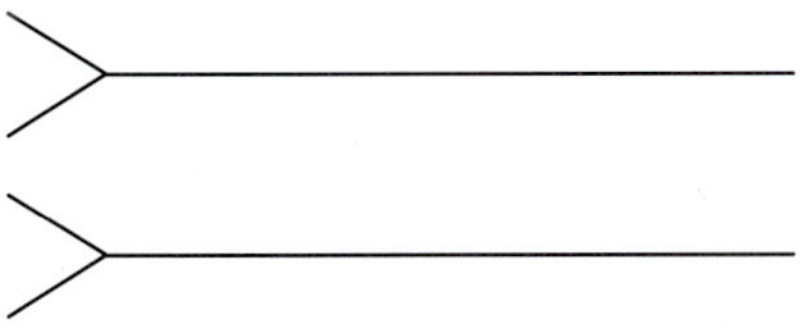

1. 그림처럼 Y자를 두 개 그린다.

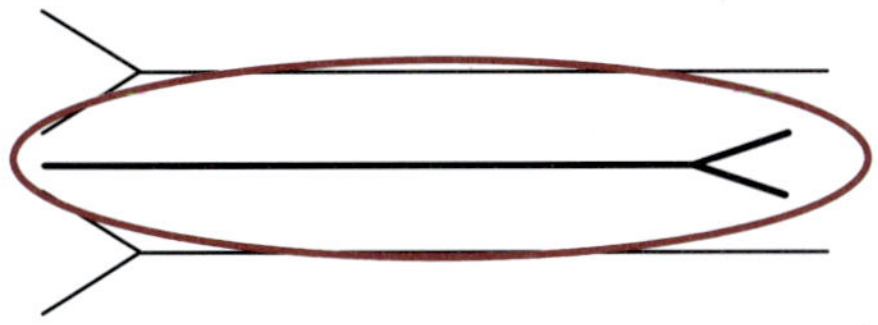

2. 두 Y자 사이에 작은 Y자를 그려 넣는다.

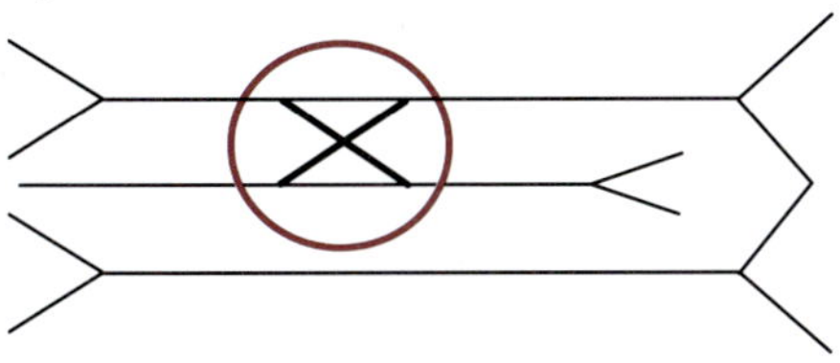

3. X자를 그려 넣는다.

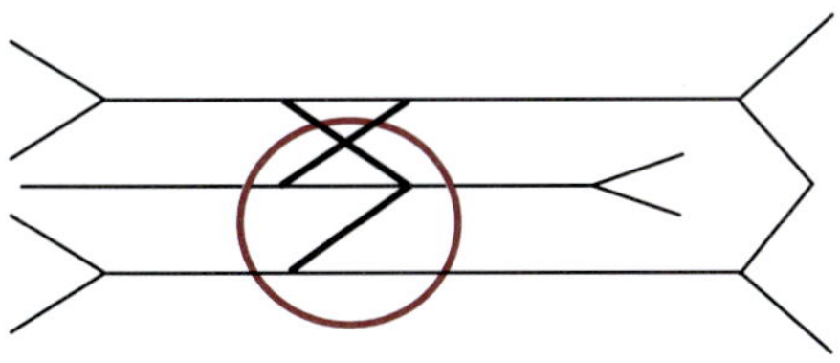

4. X 끝에 / (슬러시)를 넣는다.

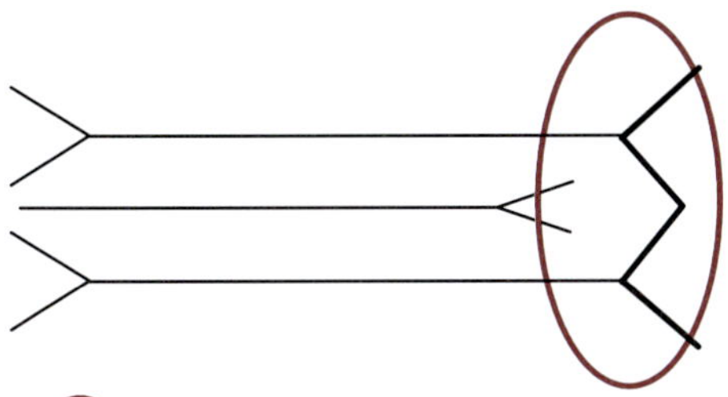

5. 큰 Y자 끝부분에 W자를 그려 넣는다.

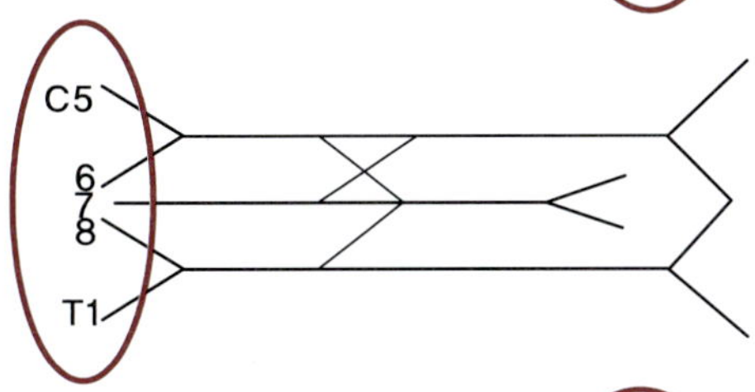

6. 좌측 끝에 C5, C6, C7, C8, T1 신경뿌리 nerve root를 써 넣는다.

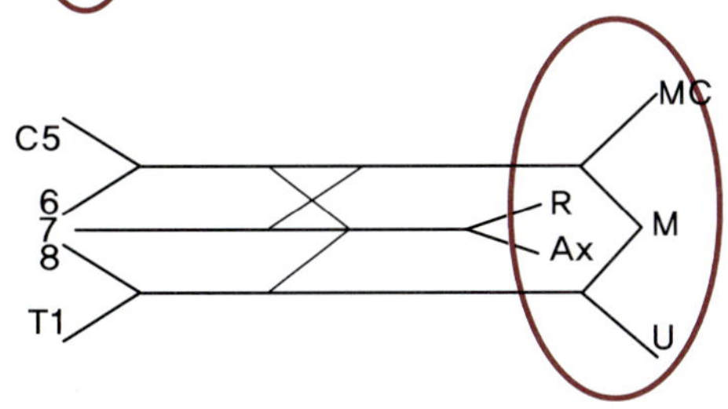

7. 우측 끝에 MC(근피신경 근육피부신경 musculocutaneous nerve), M(정중신경 median nerve), U(척골신경 자신경 ulnar nerve), 작은 Y자 머리에 R(요골신경 노신경 radial nerve) Ax(액와신경 겨드랑신경 axillary nerve)을 써 넣는다.

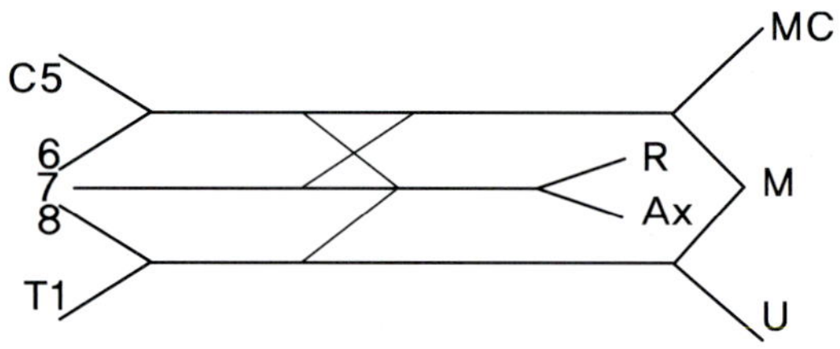

8. 이 그림은 팔신경얼기의 주된 신경뿌리와 여기에 연결되어 있는 말초신경가지를 나타낸다.

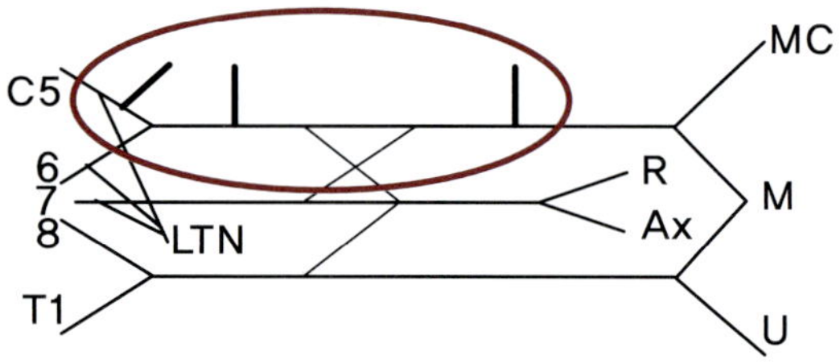

9. C5,6,7의 신경뿌리 nerve root에서 가지치는 LTN(장흉신경 긴가슴신경 long thoracic nerve)을 그려 넣는다.

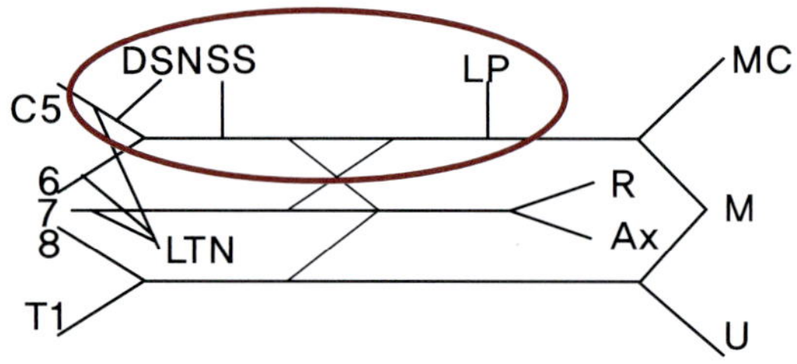

11. 그림처럼 막대기 3개를 각각 그려 넣는다.

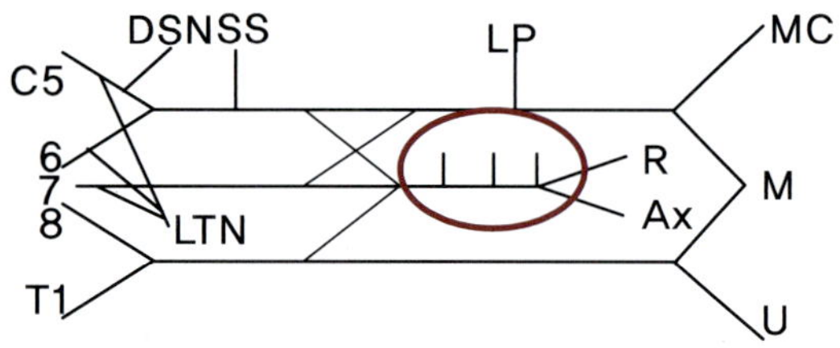

12. 막대는 DSN(견갑배신경 등어깨신경 dorsal scapular nerve), SS(상견갑신경 위어깨신경 suprascapular nerve), LP(외측 흉신경 가쪽가슴신경 lateral pectoral nerve)에 해당된다.

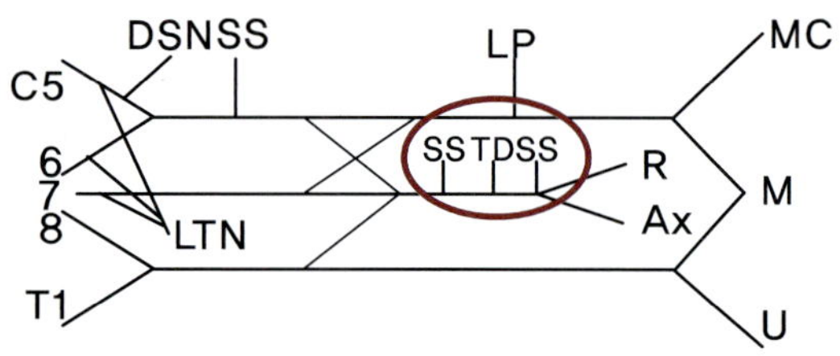

13. 두 번째 작은 Y자 그림에 막대 3개를 그림처럼 그려 넣는다. SS(견갑하신경 아래어깨뼈신경 subscapular nerve), TD(흉배신경 가슴등신경 thoracodorsal nerve). 첫 SS는 upper SS, 둘째 SS는 lower SS를 의미한다.

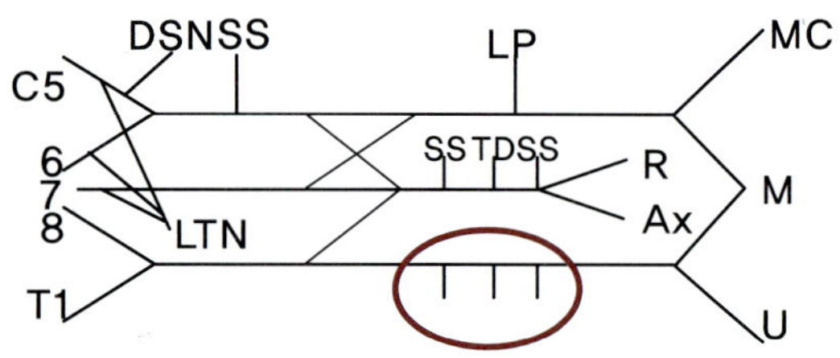

13-1. 그림처럼 마지막 Y자에 막대 3개를 그려 넣는다.

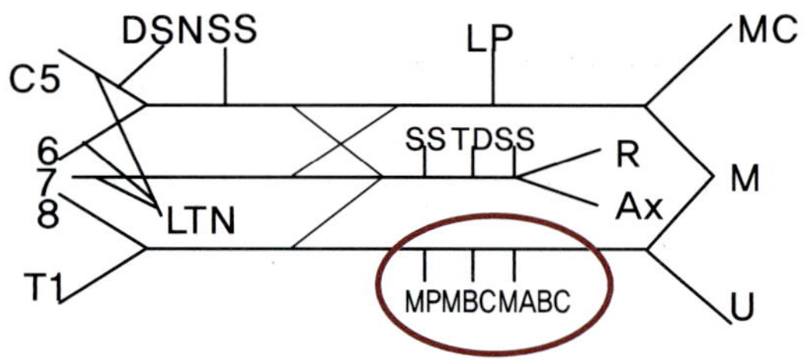

14. MP(내측 흉신경 안쪽 가슴신경 medial pectoral nerve), MBC(내측 상완신경총감각지 안쪽위팔감각신경가지 medial brachial cutaneous nerve), MABC(내측 전상완신경총감각지 안쪽 앞위팔감각신경가지 medial antebrachial cutaneous nerve)

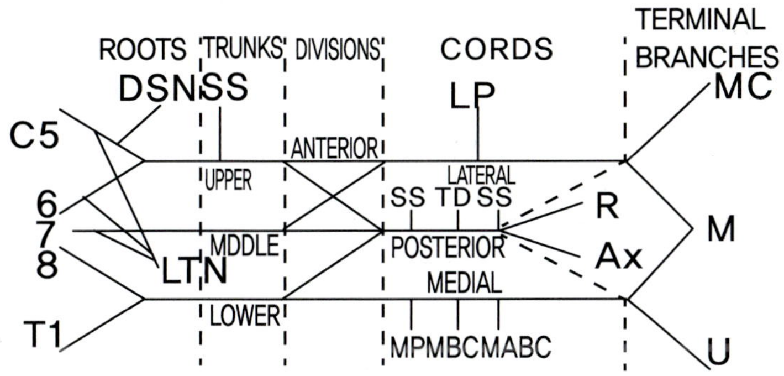

15. 신경뿌리 roots, 신경몸통 trunks, 신경갈래 divisions, 신경다발 cords, 끝가지 terminal branches를 점선으로 세로로 그려 넣는다.

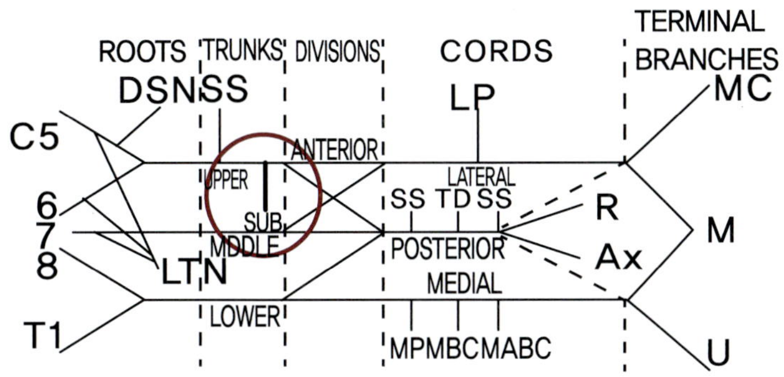

16. 윗 신경몸통 사이에 막대 하나를 그려 넣는다. SUB(쇄골하신경 **아래빗장신경** subclavius nerve)

17. 팔신경얼기 brachial plexus가 완성된 그림이다.

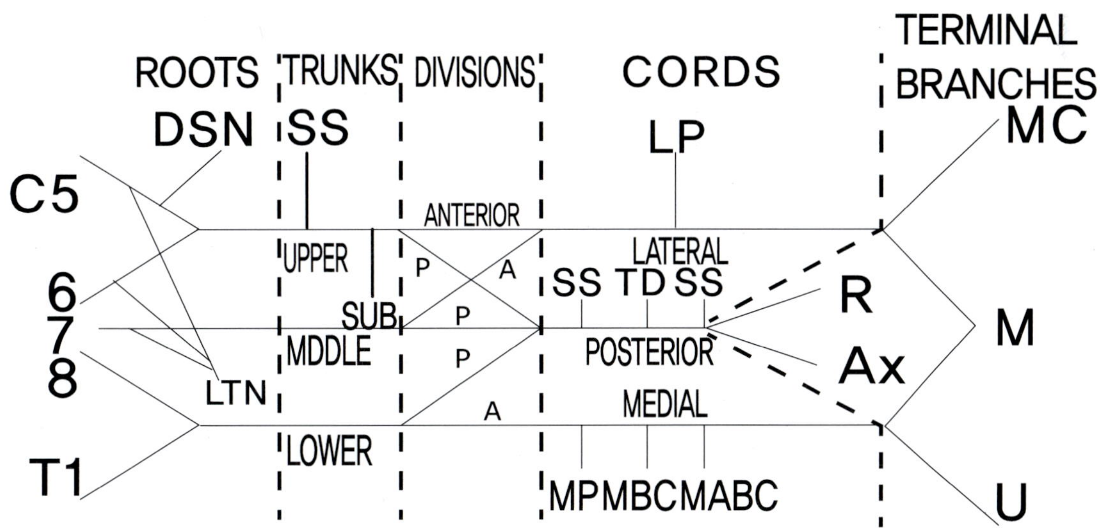

상완신경총 손상 Brachial plexus injury에 따른 분류

타입	손상된 신경뿌리 (nerve roots)	침해받는 근육	예후
에르프 마비 (Erb-Duchenne palsy)	C5,6 손상	Deltoid Rotator cuff Elbow flexors Wrist and hand dorsiflexors "Waiter tip position"	양호(best)
	C5,6,7 손상	Above except with slightly flexed elbow	불량(poor)
클룸프케 마비 (Klumpke palsly)	C8,T1 손상	Wrist flexors Intrinsics Horner syndrome	불량(poor)
전체 상완신경총 마비 (Total plexus palsy)	C5,6,7,8,T1 손상	Sensory and motor Flaccid arm	매우 불량(worse)
전체 상완신경총 마비+ 호너증후군 (Total plexus palsy+ Horner syndrome)	C5,6,7,8,T1 손상 + 호르너증후군	Sensory and motor Flaccid arm Horner syndrome	최악의 상태 (worst)

호너증후군(Horner syndrome)

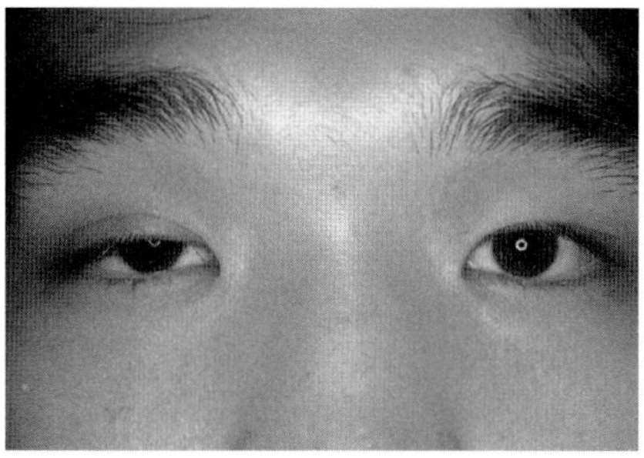

3가지 중요 징후(sign)

1. 안구함몰증 눈알꺼짐증 enopthalmos
2. 안검하수 눈꺼풀처짐 ptosis(눈꺼풀이 1/3 정도 덮인다.)
3. 축동 동공축소 miosis

에르프 마비(Erb palsy) 클룸프케 마비(Klumpke palsy)

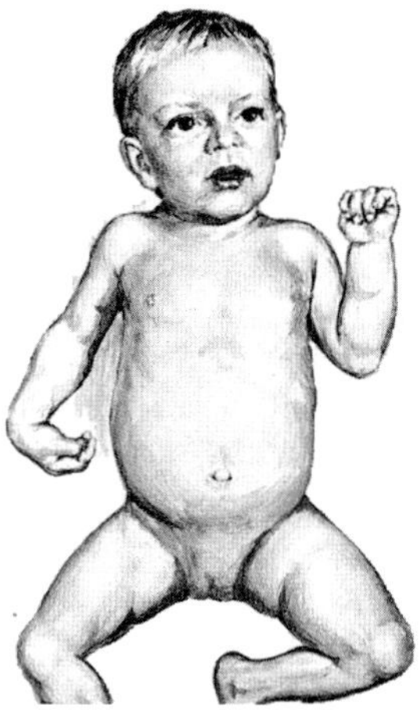

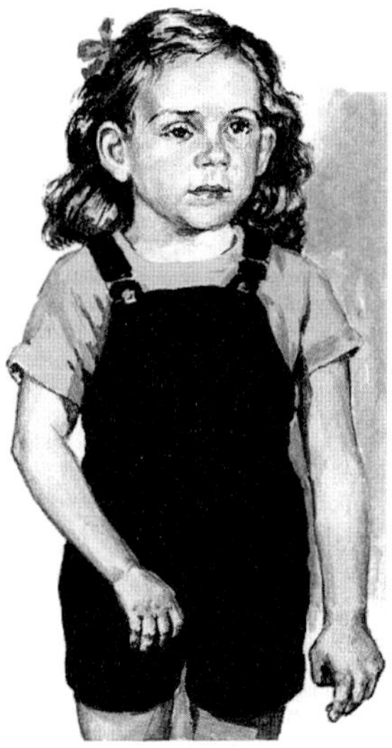

상완신경총 팔신경얼기
(Brachial plexus)

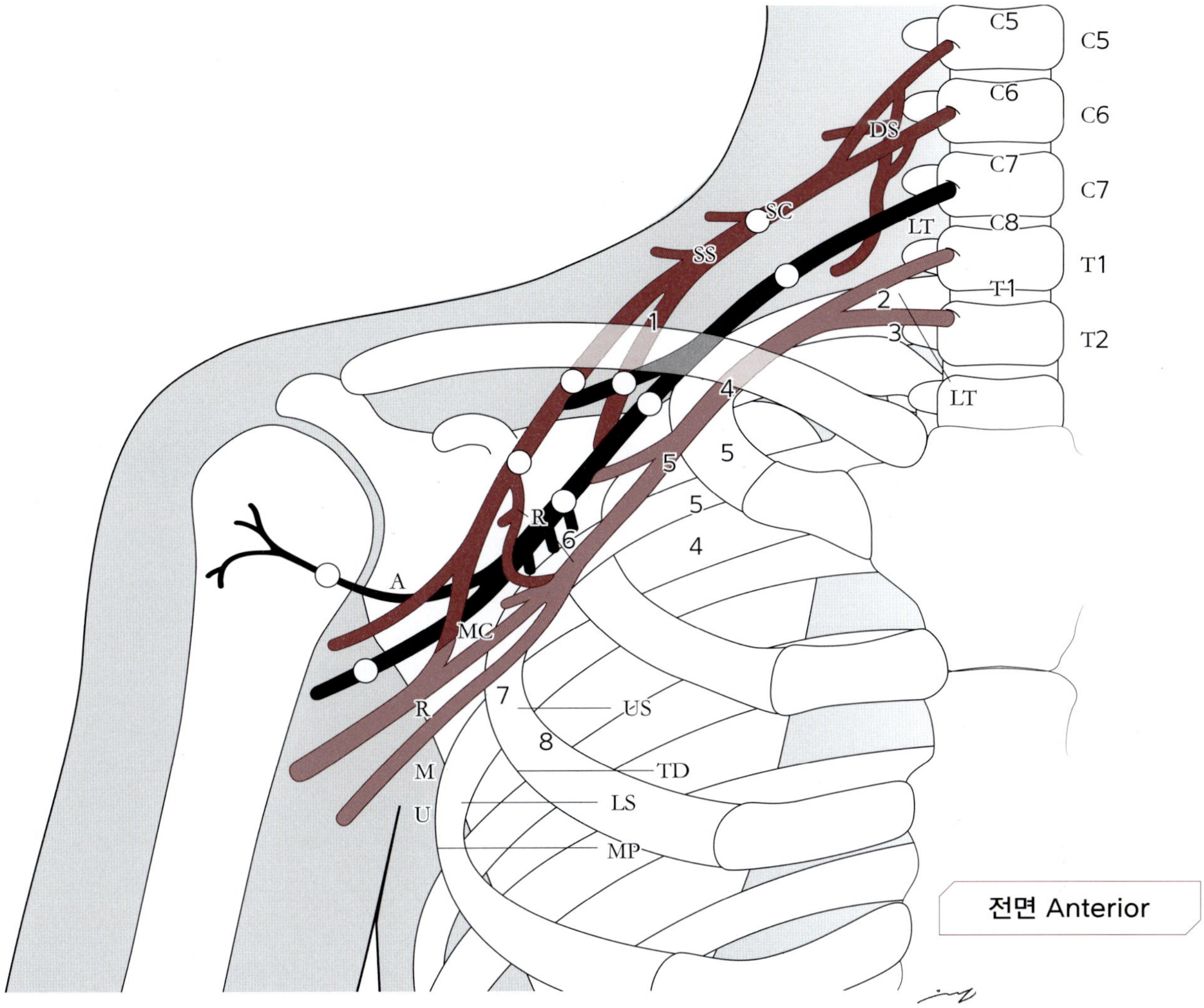

신경간, 신경부, 신경속 - Trunk, Division, Cords

1. 상신경간 위신경몸통 Upper trunk
2. 중신경간 가운데신경몸통 Middle trunk
3. 하신경간 아래신경몸통 Lower trunk
4. 전신경부 앞신경갈래 Anterior divisions
5. 후신경부 뒤신경갈래 Posterior divisions
6. 외측신경속 가쪽신경다발 Lateral cord
7. 후신경속 뒤신경다발 Posterior cord
8. 내측신경속 안쪽신경다발 Medial cord

말초신경 - Terminal nerves

DS – 견갑배신경 어깨등신경 Dorsal scapular (C5)
LT – 장흉신경 긴가슴신경 Long thoracic (C5,6,7)
SC – 쇄골하신경 빗장밑신경 Subclavius (C5,6)
SS – 견갑상신경 어깨위신경 Suprascapular (C5,6)
US – 상견갑하신경 위어깨밑신경 Upper subscapular (C5,6)
TD – 흉배신경 가슴등신경 Thoracodorsal (C6,7,8)
LS – 하견갑하신경 아래어깨밑신경 Lower subscapular nerve (C5,6)
LP – 외측흉신경 가쪽가슴신경 Lateral pectoral (C5,6,7)
MP – 내측흉신경 안쪽가슴신경 Medial pectoral (C8,T1)
A – 액와신경 겨드랑신경 Axillary (C5,6)
MC – 근피신경 근육피부신경 Musculocutaneous (C5,6,7)
R – 요골신경 노신경 Radial (C5,6,7,8)
M – 정중신경 정중신경 Median (C6,7,8,T1)
U – 척골신경 자신경 Ulnar (C8,T1)

액와신경 겨드랑신경
(Axillary nerve)

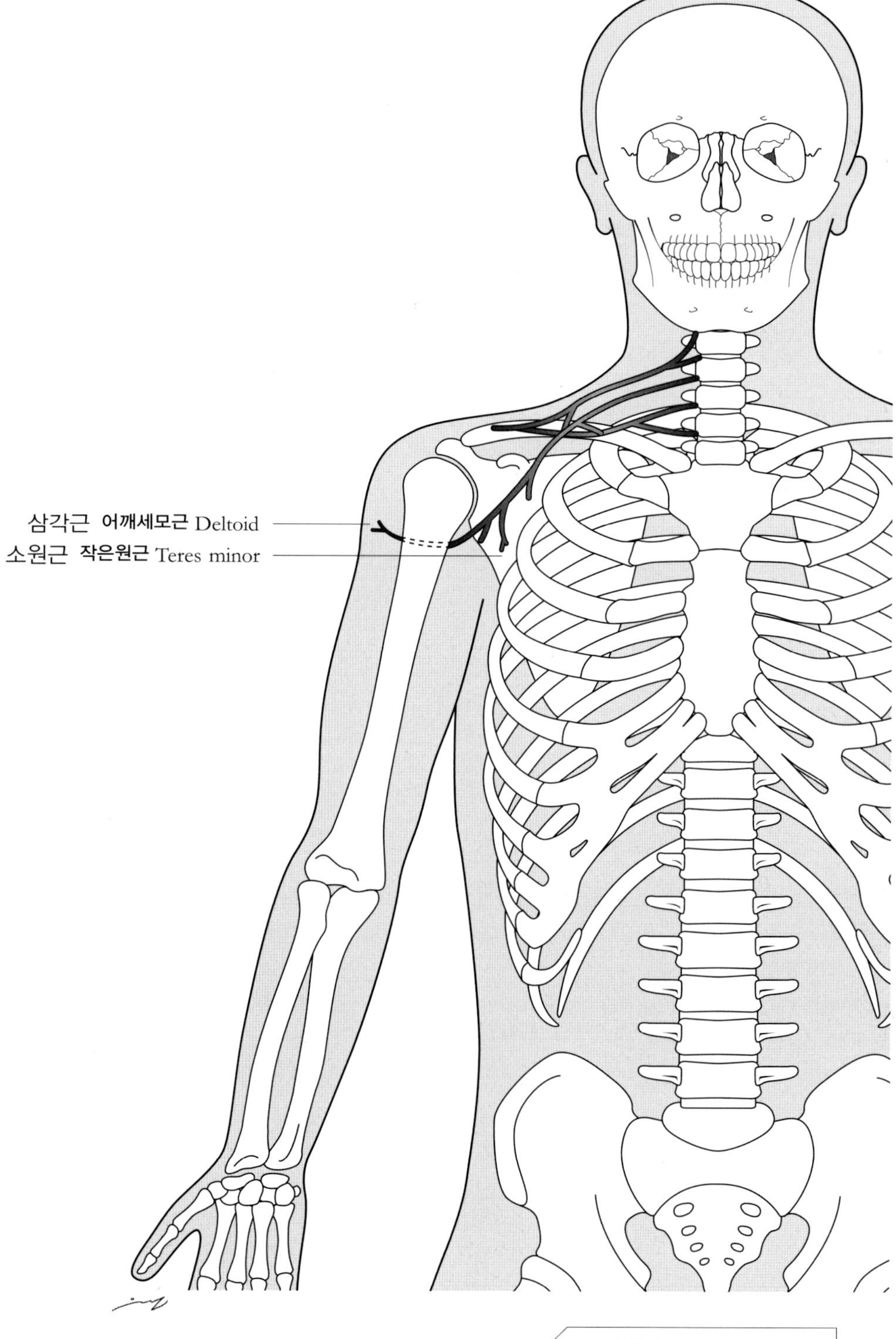

전면 Anterior

근피신경 근육피부신경
(Musculocutaneous nerve)

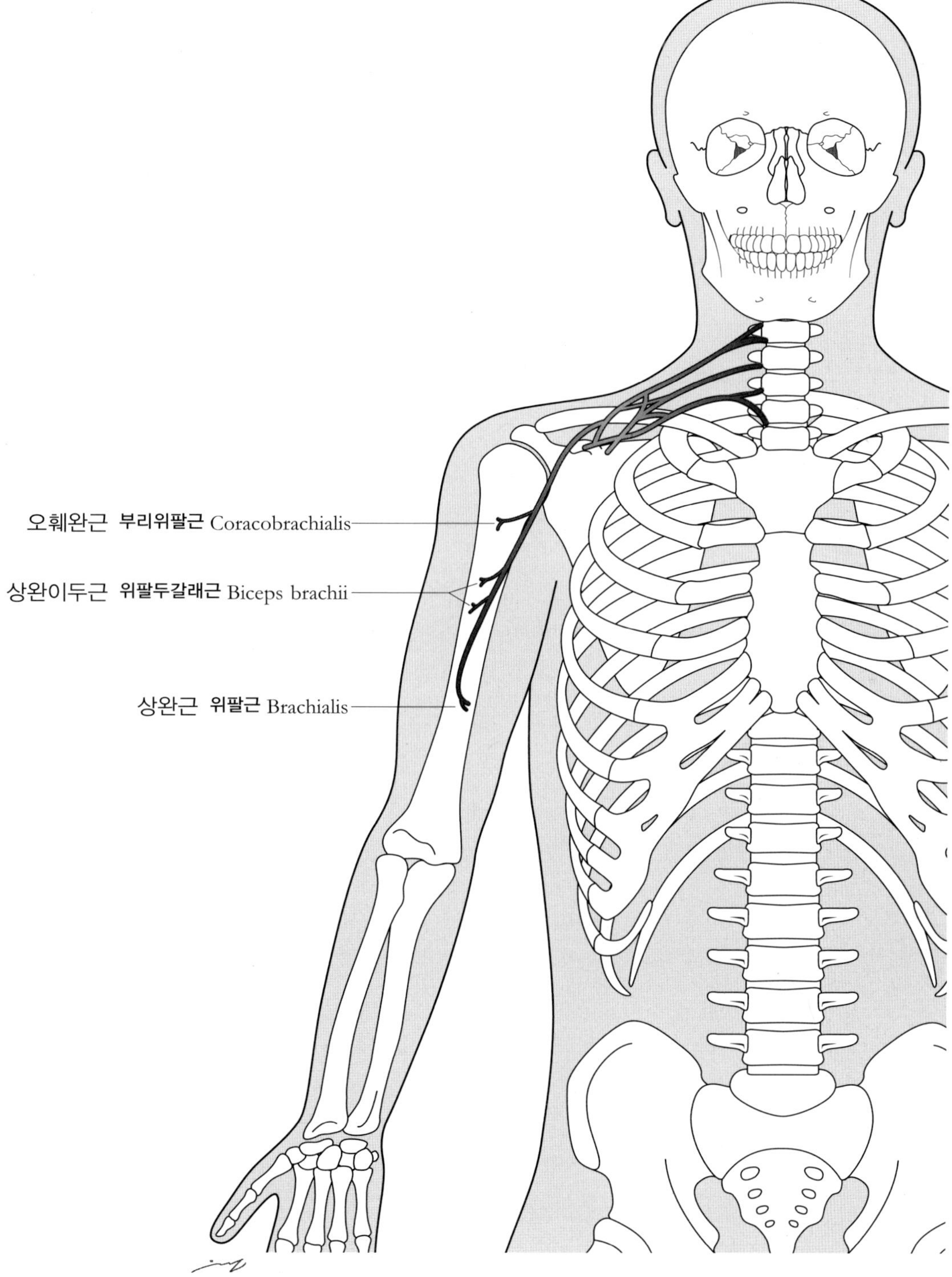

전면 Anterior

요골신경 노신경
(Radial nerve)

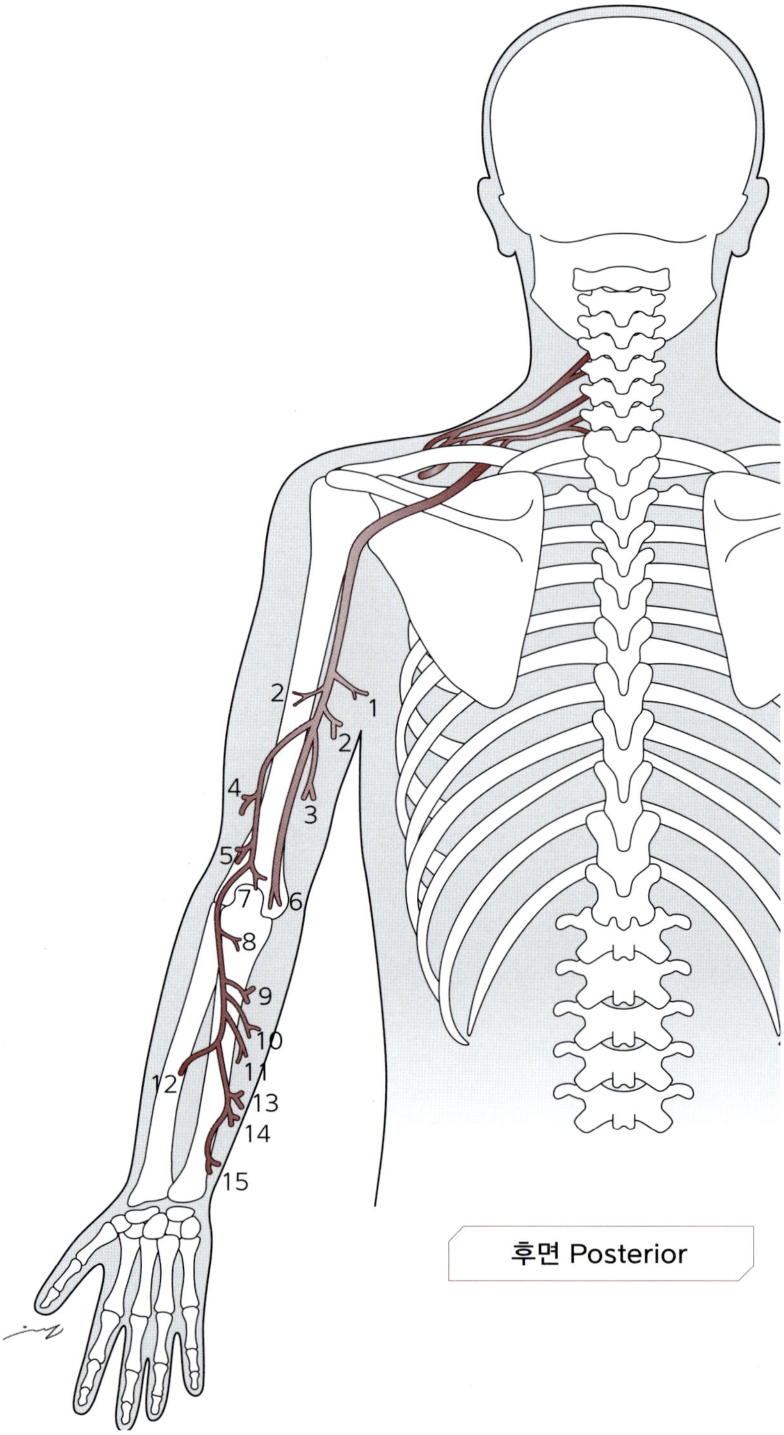

1. 상완삼두근(장두) 위팔세갈래근(긴머리)
   Triceps brachii(long head)
2. 상완삼두근(외측두) 위팔세갈래근(가쪽머리)
   Triceps brachii(lateral head)
3. 상완삼두근(내측두) 위팔세갈래근(안쪽머리)
   Triceps brachii(medial head)
4. 상완요골근 위팔노근 Brachioradialis
5. 장요측수근신근 긴노쪽손목폄근
   Extensor carpi radialis longus
6. 주근 팔꿈치근 Anconeus
7. 단요측수근신근 짧은노쪽손목폄근
   Extensor carpi radialis brevis
8. 회외근 뒤침근 Supinator
9. 지신근 손가락폄근 Extensor digitorum
10. 소지신근 새끼손가락폄근
    Extensor digiti minimi
11. 척측수근신근 자쪽손목폄근
    Extensor carpi ulnaris
12. 장무지외전근 긴엄지벌림근
    Abductor pollicis longus
13. 단무지신근 짧은엄지폄근
    Extensor pollicis brevis
14. 장무지신근 긴엄지폄근
    Extensor pollicis longus
15. 시지신근 검지폄근
    Extensor indicis

후면 Posterior

정중신경
(Median nerve)

1. 원회내근 원엎침근 Pronator teres
2. 요측수근굴근 노쪽손목굽힘근 Flexor carpi radialis
3. 장장근 긴손바닥근 Palmaris longus
4. 천지굴근 얕은손가락굽힘근 Flexor digitorum superficialis
5. 심지굴근 깊은손가락굽힘근 Flexor digitorum profundus
6. 장무지굴근 긴엄지굽힘근 Flexor pollicis longus
7. 방형회내근 네모엎침근 Pronator quadratus
8. 단무지외전근 짧은엄지벌림근 Abductor pollicis brevis (superficial head)
9. 무지대립근 엄지맞섬근 Opponens pollicis
10. 단무지굴근 짧은엄지굽힘근 Flexor pollicis brevis
11. 제 1,2 충양근 벌레근 Lumbricals 1, 2

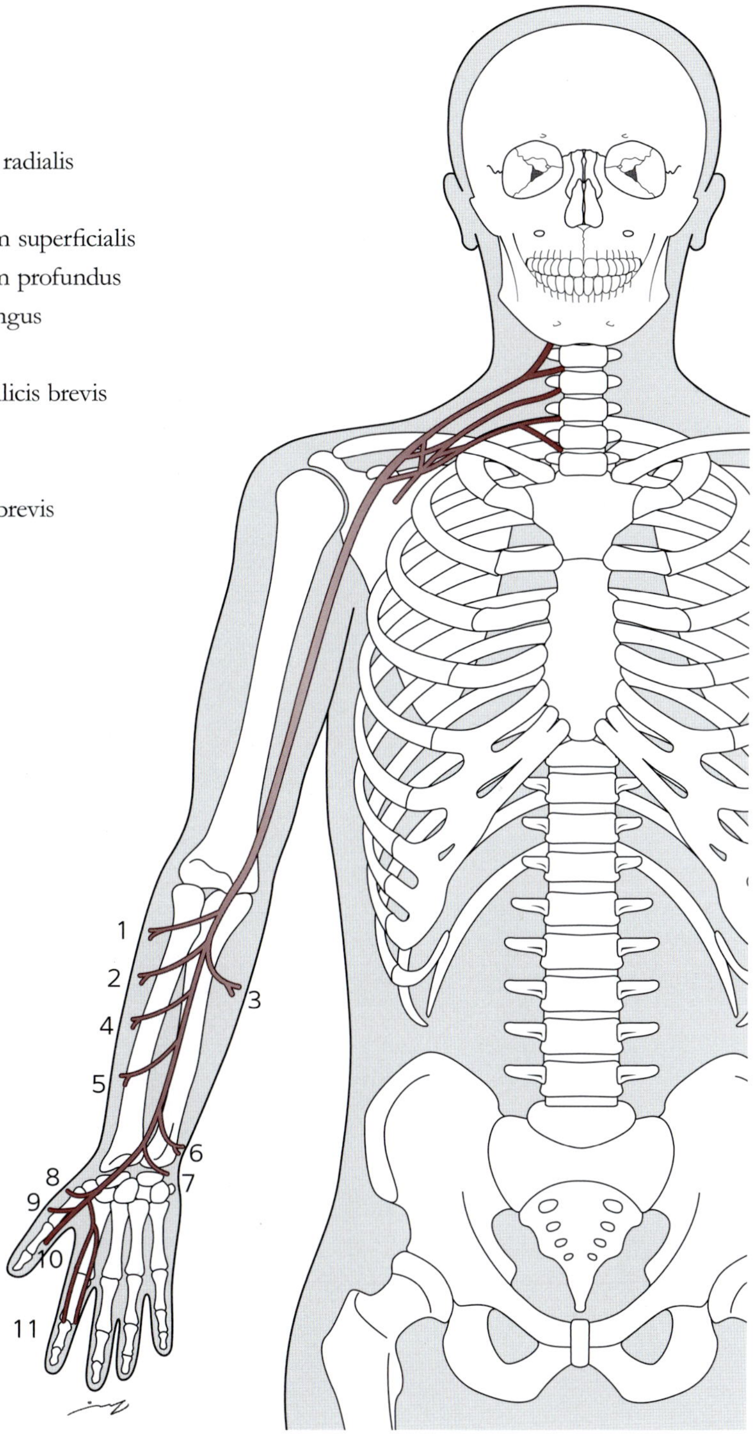

전면 Anterior

척골신경 자신경
(Ulnar nerve)

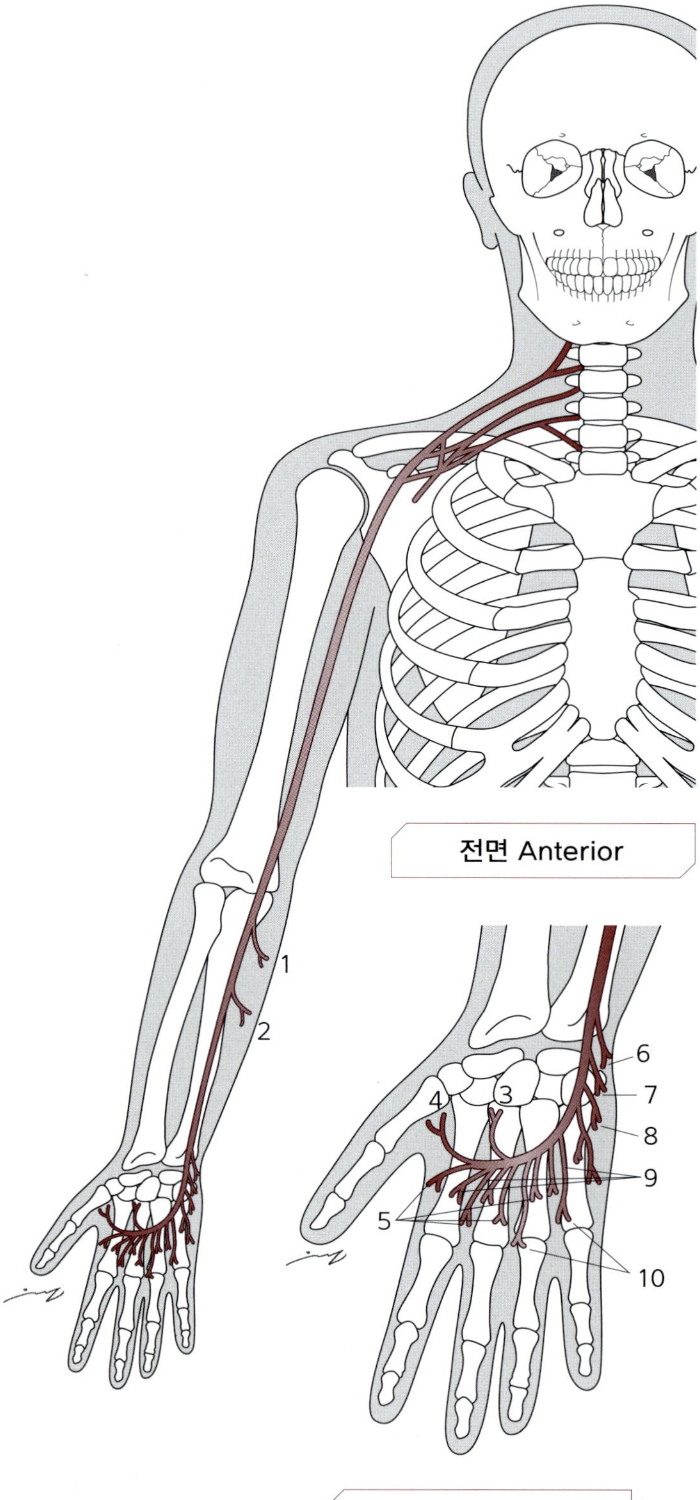

전면 Anterior

전면 Anterior

1. 척측수근굴근 자쪽손목굽힘근 Flexor carpi ulnaris
2. 심지굴근 깊은손가락굽힘근 Flexor digitorum profundus
3. 무지내전근 엄지모음근 Adductor pollicis
4. 단무지굴근 짧은엄지굽힘근 Flexor pollicis brevis
5. 장측골간근 바닥쪽뼈사이근 Palmar interossei
6. 소지외전근 새끼손가락벌림근 Abductor digiti minimi
7. 소지대립근 새끼손가락맞섬근 Opponens digiti minimi
8. 소지굴근 새끼손가락굽힘근 Flexor digiti minimi
9. 배측골간근 등쪽뼈사이근 Dorsal interossei
10. 제 3,4 충양근 벌레근 Lumbricals 3, 4

상지 피부 지배영역
(Cutaneous innervation of the upper limb)

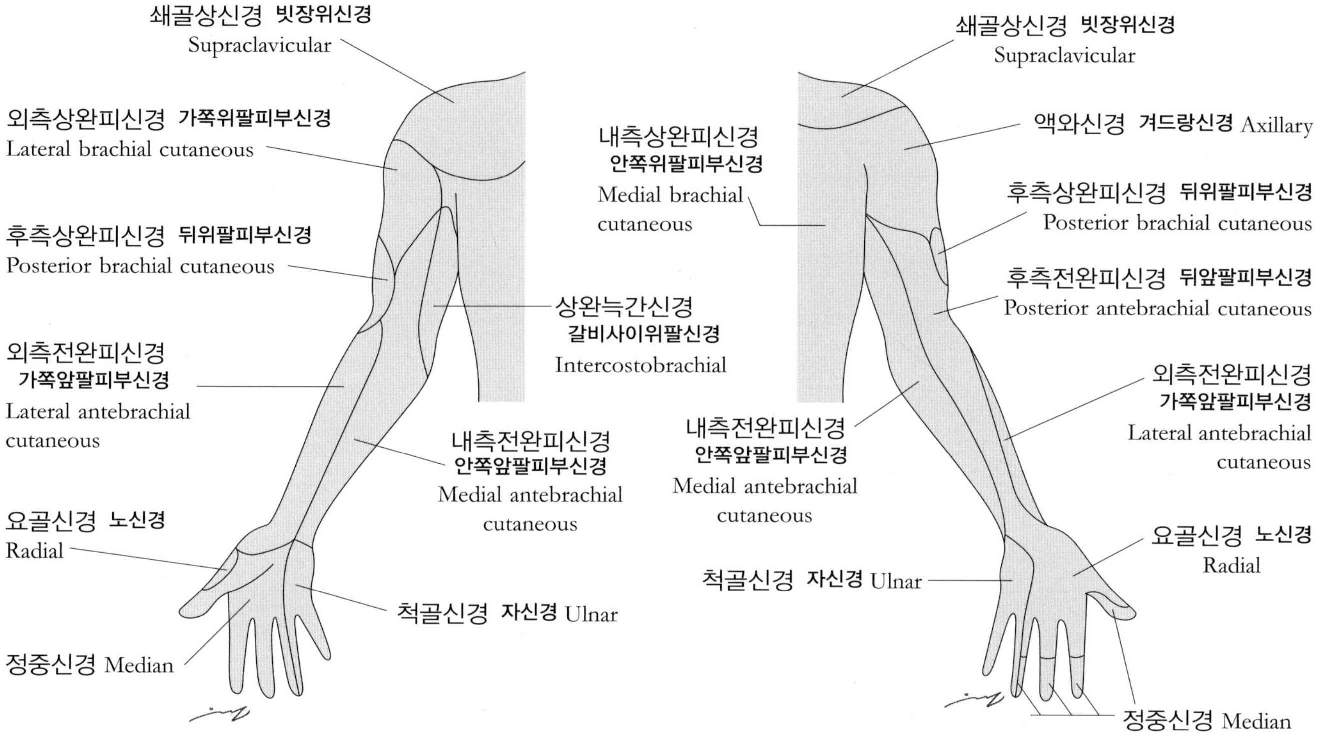

전면 Anterior　　　　후면 Posterior

척수분절 Nerve(spinal segments)	원천 Source
쇄골상신경 빗장위신경 Supraclavicular	경신경총 Cervical plexus
상완늑간신경 갈비사이위팔신경 Intercostobrachial	제 2,3 흉신경의 복지, Ventral rami T2,3 매듭 내측상완피신경 Joins medial brachial cutaneous nerve
내측상완피신경 안쪽위팔피부신경 Medial brachial cutaneous	상완신경총의 내측신경속 Medial cord of brachial plexus
액와신경 겨드랑신경 Axillary	액와신경의 종말지 Terminal branches of axillary nerve
외측상완피신경 가쪽위팔피부신경 Lateral brachial cutaneous	액와신경 겨드랑신경 Axillary
후측상완피신경 뒤위팔피부신경 Posterior brachial cutaneous	요골신경 노신경 Radial nerve
내측전완피신경 안쪽앞팔피부신경 Medial antebrachial cutaneous	상완신경총의 내측신경속 Medial cord brachial plexus
외측전완피신경 가쪽앞팔피부신경 Lateral antebrachial cutaneous	근피신경 Musculocutaneous nerve
후측전완피신경 뒤앞팔피부신경 Posterior antebrachial cutaneous	요골신경 노신경 Radial nerve
척골신경 자신경 Ulnar	척골신경의 종말지 Terminal branches of ulnar nerve
정중신경 Median	정중신경의 종말지 Terminal branches of median nerve
요골신경 노신경 Radial	요골신경의 종말지 Terminal branches of radial nerve

얼굴 피부감각은 제V(5) 뇌신경인 삼차신경에 의해서 지배받고 있다.

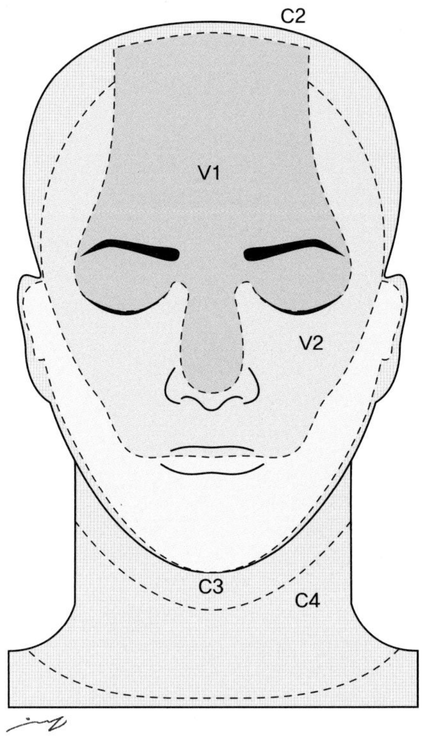

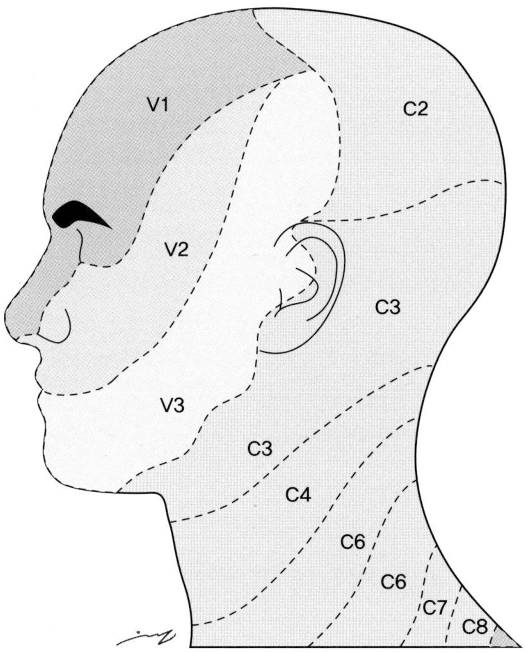

V1 : 삼차신경의 눈이마가지 Ophthalmofrontal branch
V2 : 삼차신경의 위턱가지 Maxillary branch
V3 : 삼차신경의 아래턱가지 Mandibular branch

얼굴을 제외한 몸의 피부감각분절(Dermatome) 영역

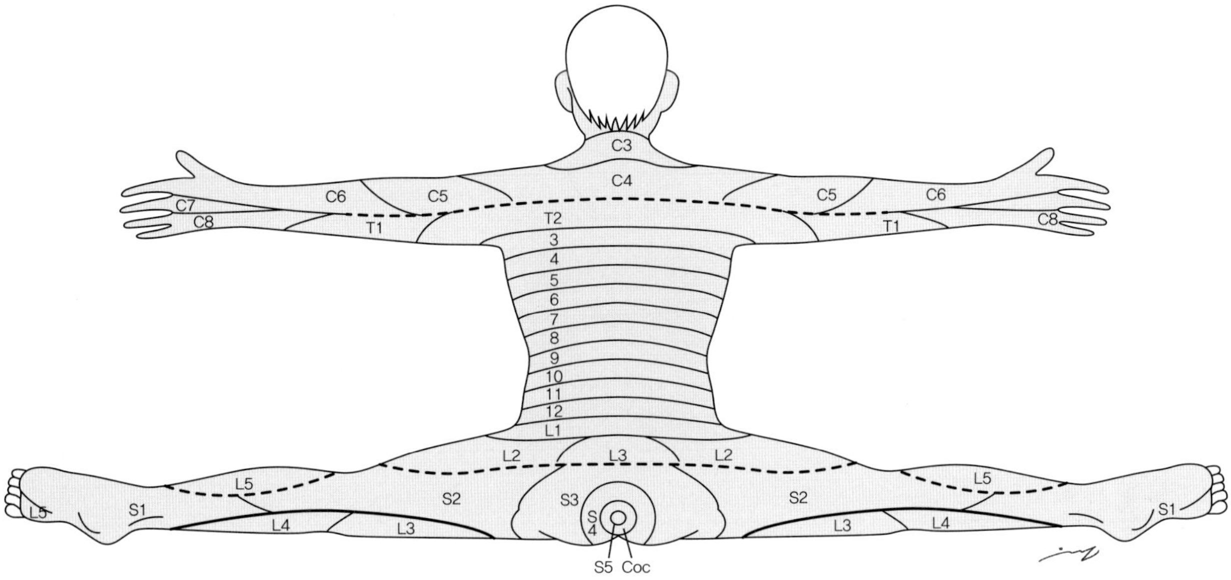

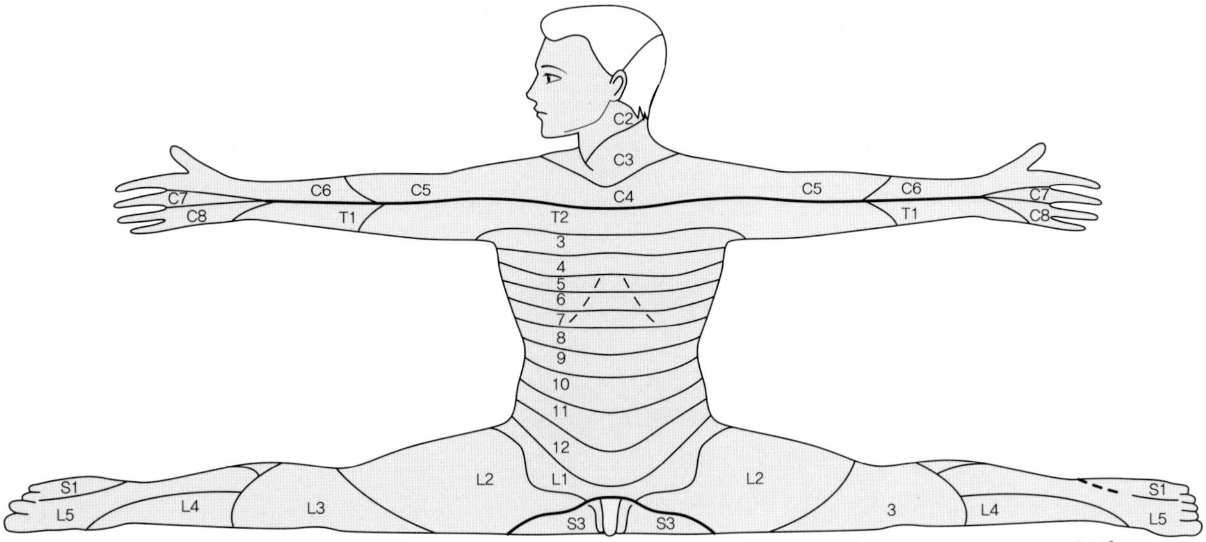

팔다리를 벌린 상태에서는 피부분절(Dermatome)을 이해하기가 쉽다.

위 : 피부분절 뒷면

아래 : 피부분절 앞면

척수신경손상의 표준 신경학적 분류

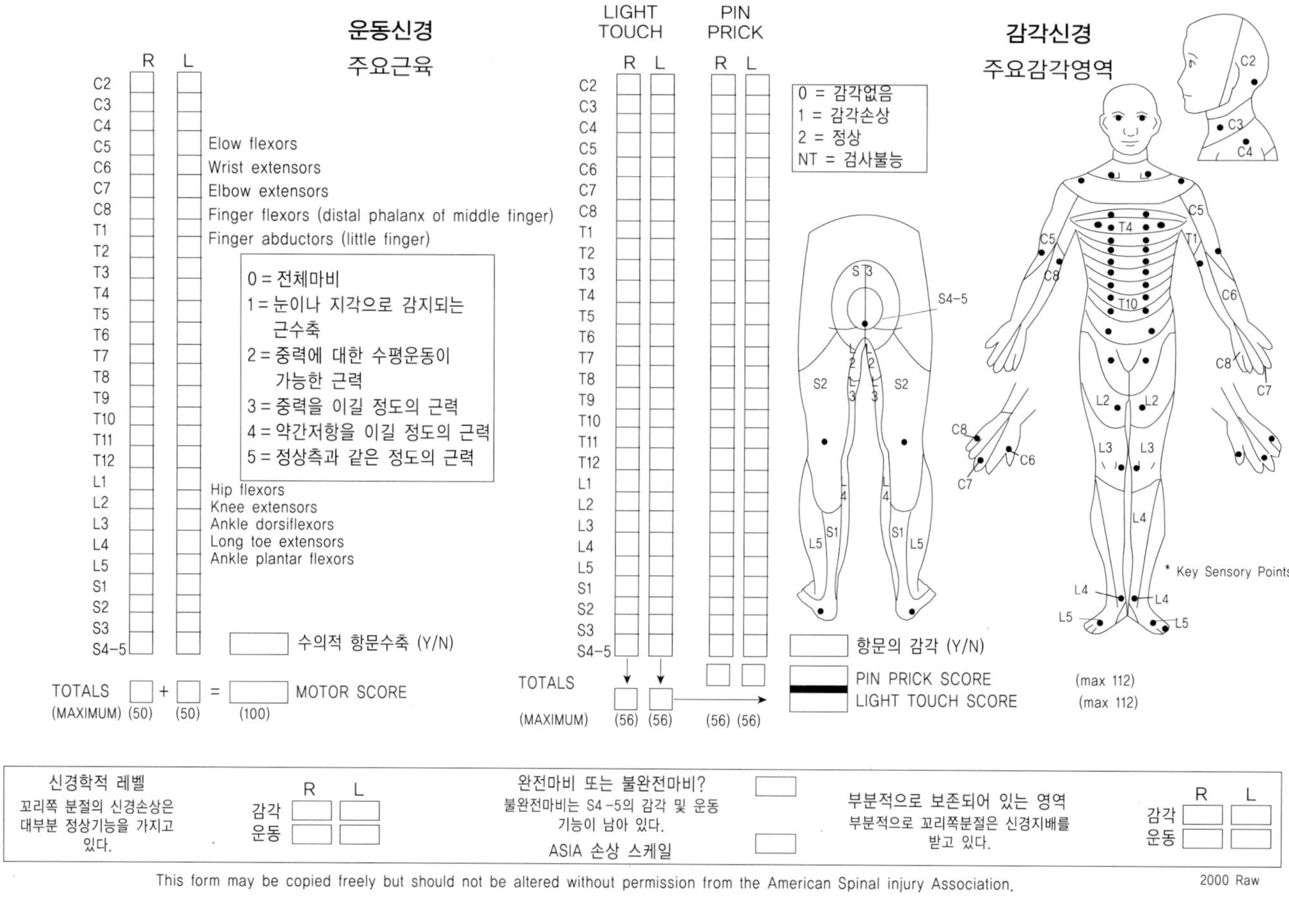

ASIA 척수신경손상 척도(ASIA IMPAIRMENT SCALE)

A = 완전마비 complete paralysis : S4-S5의 분절을 포함한 모든 운동신경과 감각신경의 기능이 완전히 마비되어 있다.

B = 불완전 incomplete : S4-S5의 분절에 포함되는 감각기능은 남아 있으나 운동기능은 남아 있지 않다.

C = 불완전 incomplete : 신경학적 레벨 이하의 운동기능은 남아 있으나 그 주동근의 절반이상은 3등급 이하의 근력을 유지하고 있다.

D = 불완전 incomplete : 신경학적 레벨 이하의 운동기능은 남아 있으나 그 주동근의 절반이상은 3등급 이상의 근력을 유지하고 있다.

E = 정상 : 운동신경과 감각신경 기능이 정상이다.

임상 증후군(Clinical syndromes)

중심척수증후군 Central cord syndrome
브라운 세카르 증후군 Brown-Sequard syndrome
전척수증후군 Anterior cord syndrome
척수원뿔증후군 Conus medullaris syndrome
말총증후군 Cauda equina syndrome

Ⅲ

하지의 근골격 해부

1. 골반과 하지의 골격

- 골반
- 우측 대퇴골 넙다리뼈
- 우측 경골 정강뼈, 비골 종아리뼈
- 우측 발
- 골반과 하지의 돌출된 뼈 만져보기 : 전면
- 골반과 하지의 돌출된 뼈 만져보기 : 후면

골 반
(Pelvis)

A. 장골 엉덩뼈 Ilium
1. 장골능 엉덩뼈능선 Iliac crest
2. 상(후)둔선 위(뒤)볼기근선 Superior (posterior) gluteal line
3. 중(전)둔선 중간(앞)볼기근선 Middle (anterior) gluteal line
4. 하둔선 아래볼기근선 Inferior gluteal line
5. 전상장골극 앞위엉덩뼈가시 Anterior superior iliac spine
6. 전하장골극 앞아래엉덩뼈가시 Anterior inferior iliac spine
7. 후상장골극 뒤위엉덩뼈가시 Posterior superior iliac spine
8. 후하장골극 뒤아래엉덩뼈가시 Posterior inferior iliac spine
9. 대좌골절흔 큰궁둥패임 Greater sciatic notch

B. 좌골 궁둥뼈 Ischium
10. 좌골조면 궁둥뼈거친면 Ischial tuberosity
11. 좌골극 궁둥뼈가시 Ischial spine
12. 소좌골절흔 작은궁둥패임 Lesser sciatic notch
13. 좌골지 궁둥뼈가지 Ramus of ischium

C. 치골 두덩뼈 Pubis
14. 치골결합 두덩결합 Pubis symphysis
15. 치골체 두덩뼈몸통 Body of pubis
16. 상치골지 두덩뼈위가지 Superior ramus of pubis
17. 하치골지 두덩뼈아래가지 Inferior ramus of pubis

D. 관골구 볼기뼈절구 Acetabulum

E. 폐쇄공 폐쇄구멍 Obturator foramen

F. 천골 엉치뼈 Sacrum

G. 미골 꼬리뼈 Coccyx

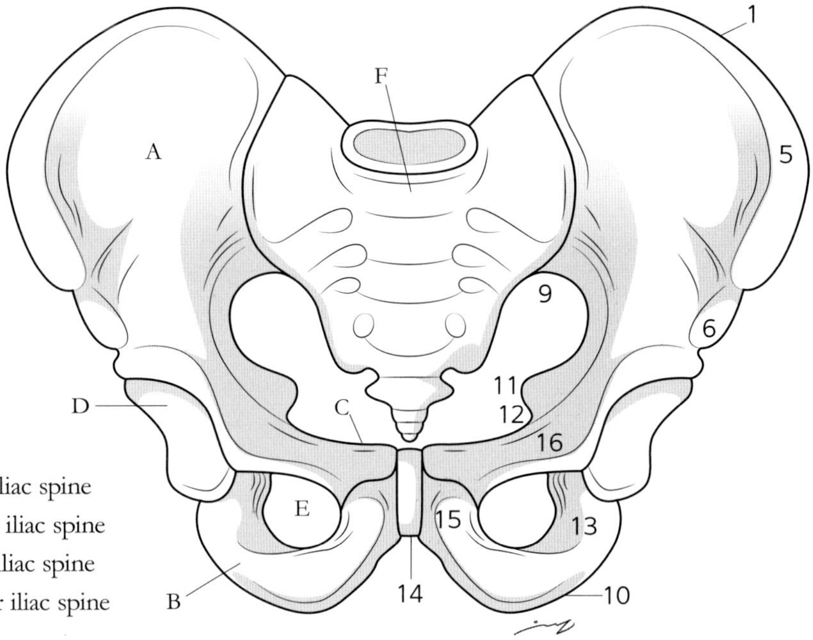

전면 Anterior

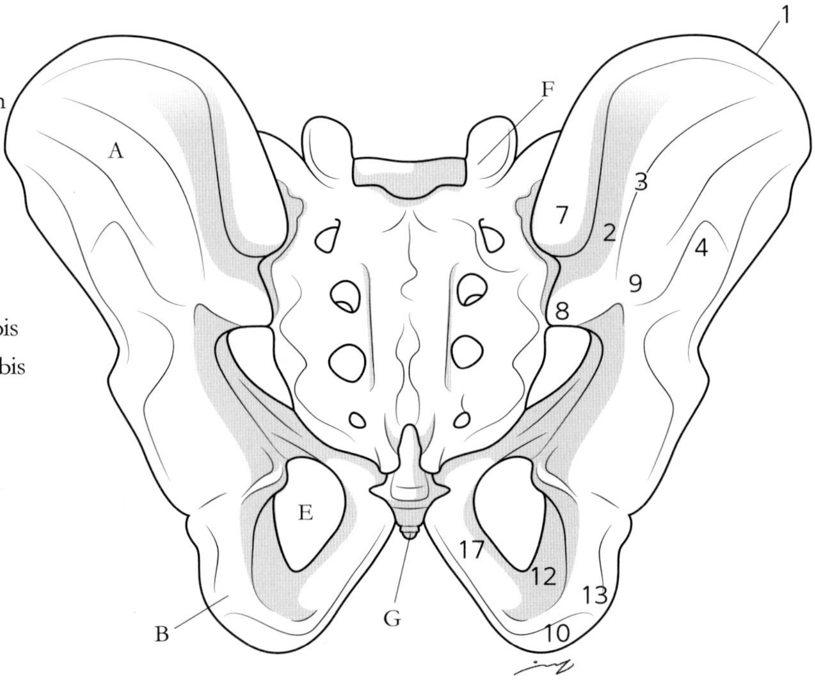

후면 Posterior

우측 대퇴골 넙다리뼈
(Right femur)

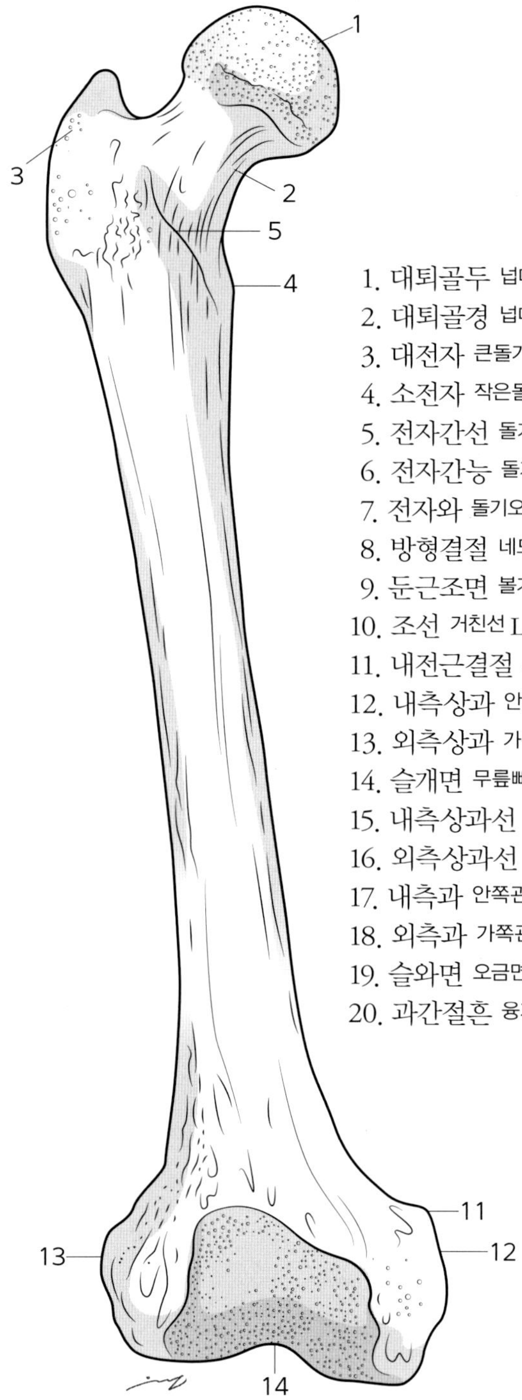

1. 대퇴골두 넙다리뼈머리 Femoral head
2. 대퇴골경 넙다리뼈목 Femoral neck
3. 대전자 큰돌기 Greater trochanter
4. 소전자 작은돌기 Lesser trochanter
5. 전자간선 돌기사이선 Intertrochanteric line
6. 전자간능 돌기사이능선 Intertrochanteric crest
7. 전자와 돌기오목 Trochanteric fossa
8. 방형결절 네모결절 Quadrate tubercle
9. 둔근조면 볼기근거친면 Gluteal tuberosity
10. 조선 거친선 Linea aspera
11. 내전근결절 모음근결절 Adductor tubercle
12. 내측상과 안쪽위관절융기 Medial epicondyle
13. 외측상과 가쪽위관절융기 Lateral epicondyle
14. 슬개면 무릎뼈면 Patellar surface
15. 내측상과선 안쪽관절융기위선 Medial supracondylar line
16. 외측상과선 가쪽관절융기위선 Lateral supracondylar line
17. 내측과 안쪽관절융기 Medial condyle
18. 외측과 가쪽관절융기 Lateral condyle
19. 슬와면 오금면 Popliteal surface
20. 과간절흔 융기사이패임 Intercondylar notch

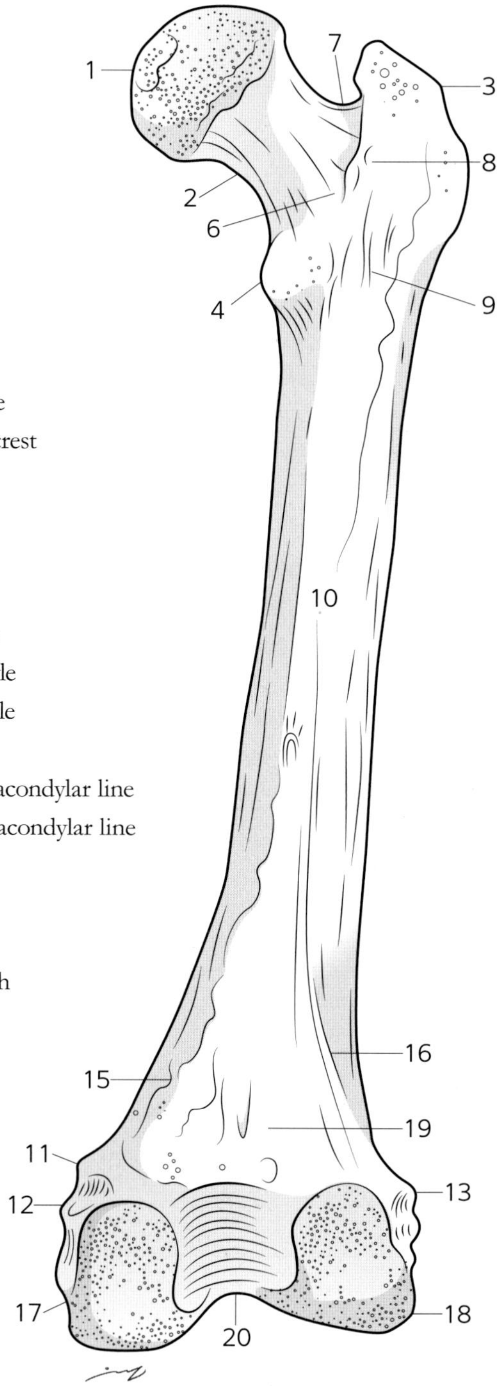

전면 Anterior

후면 Posterior

우측 경골 정강뼈, 비골 종아리뼈

(Right tibia and fibula)

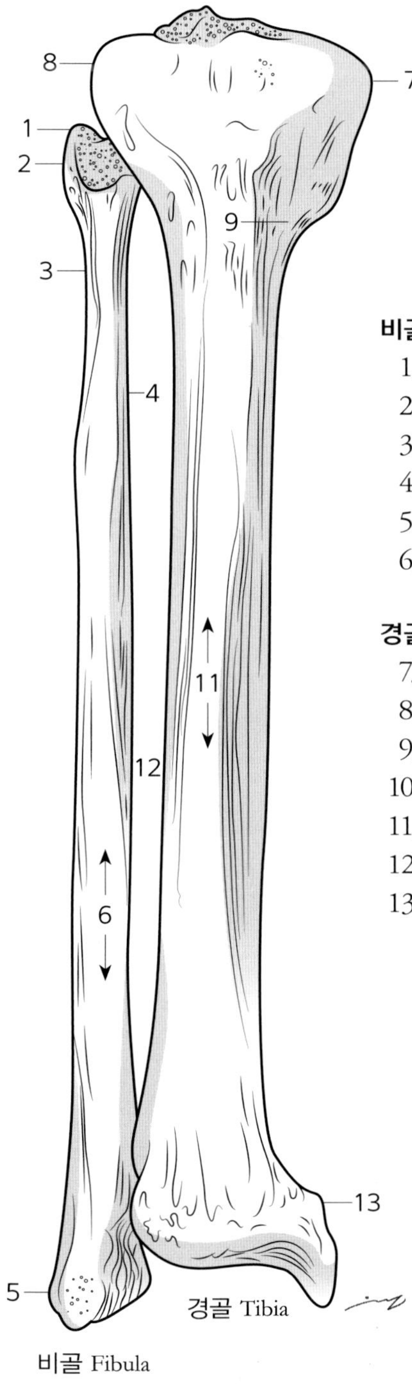

전면 Anterior

비골 종아리뼈 Fibula

1. 주상돌기(경상돌기) 붓돌기 Styloid process
2. 비골두 종아리뼈머리 Head
3. 비골경 종아리뼈목 Neck
4. 골간연 뼈사이모서리 Interosseous border
5. 외과 가쪽복사 Lateral malleolus
6. 비골간 종아리뼈줄기 Shaft

경골 정강뼈 Tibia

7. 내측과 안쪽관절융기 Medial condyle
8. 외측과 가쪽관절융기 Lateral condyle
9. 경골조면 정강뼈거친면 Tibial tuberosity
10. 넙치선 넙치근선, 가자미근선 Soleal line
11. 경골간 정강뼈줄기 Shaft
12. 골간연 뼈사이모서리 Interosseous border
13. 내과 안쪽복사 Medial malleolus

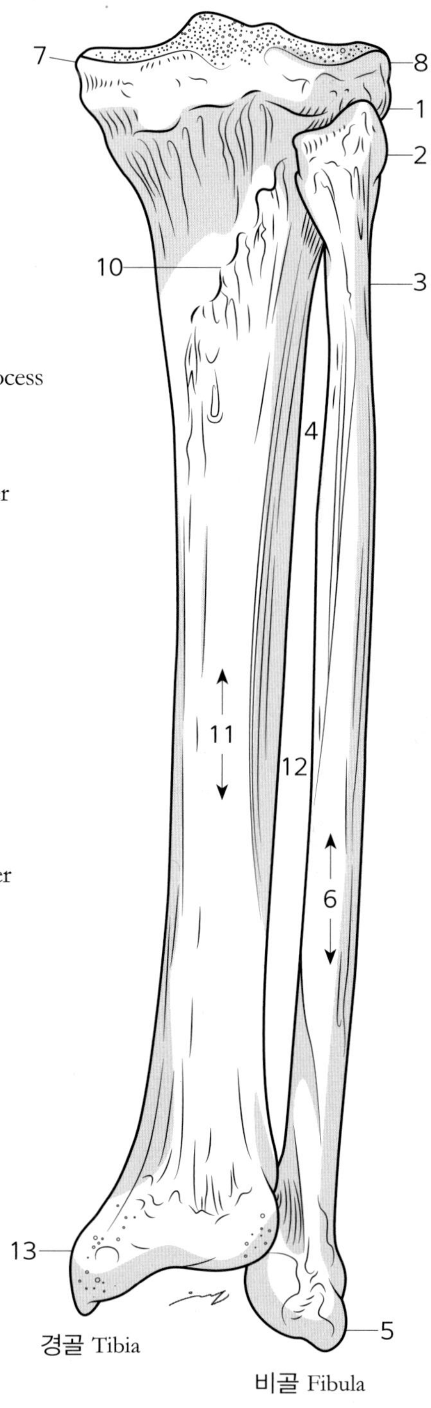

후면 Posterior

우측 발
(Right foot)

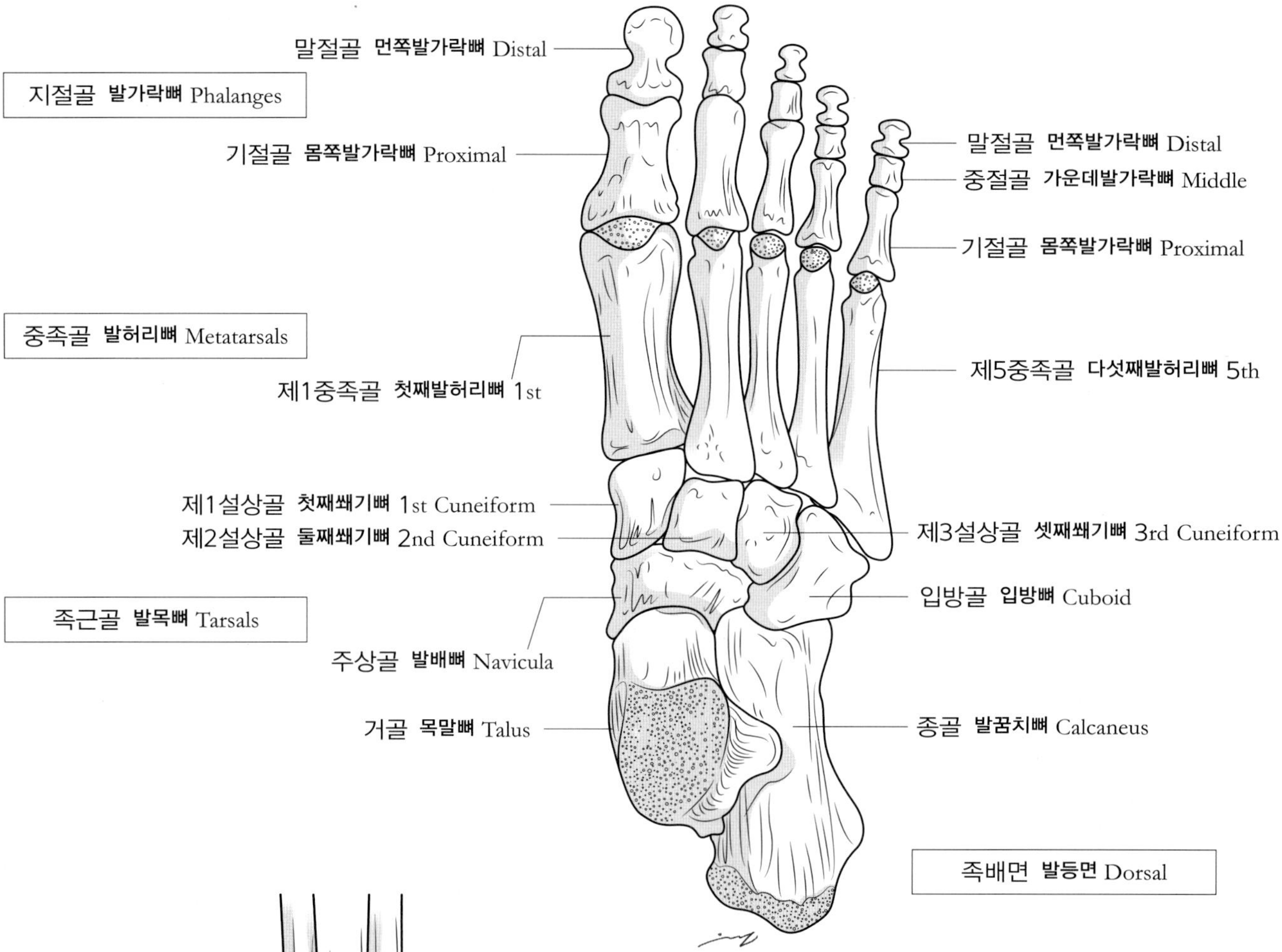

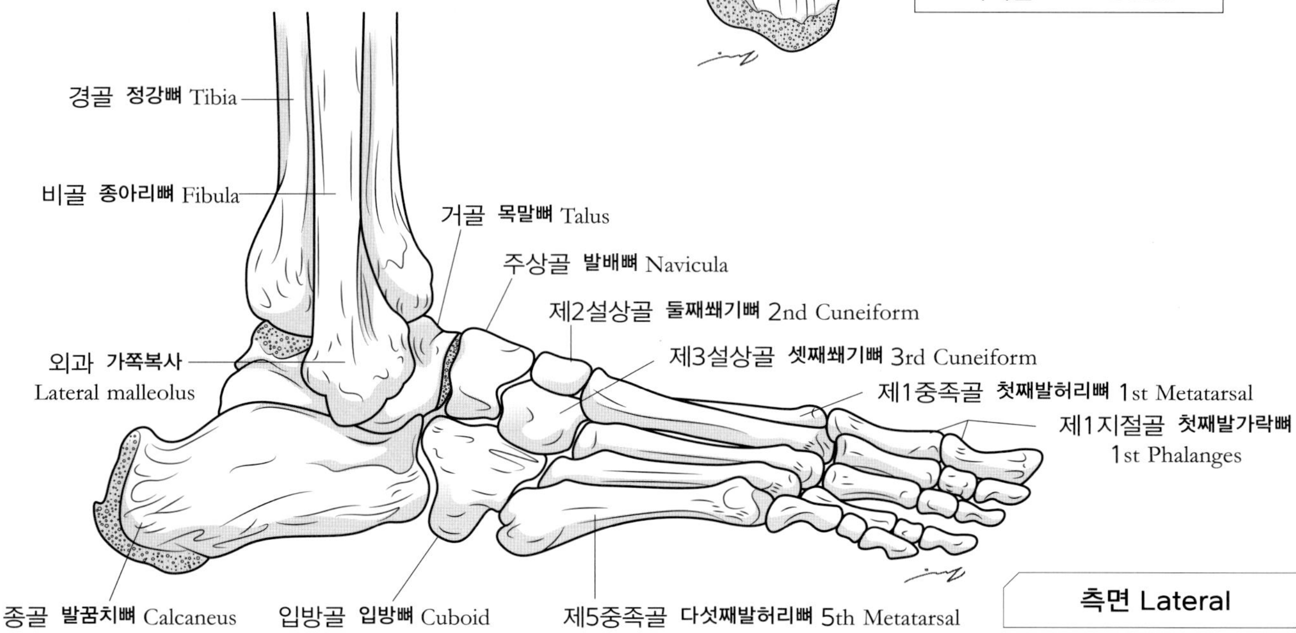

골반과 하지의 돌출된 뼈 만져보기:전면
(Palpation of bony landmarks-pelvis and lower extremity)

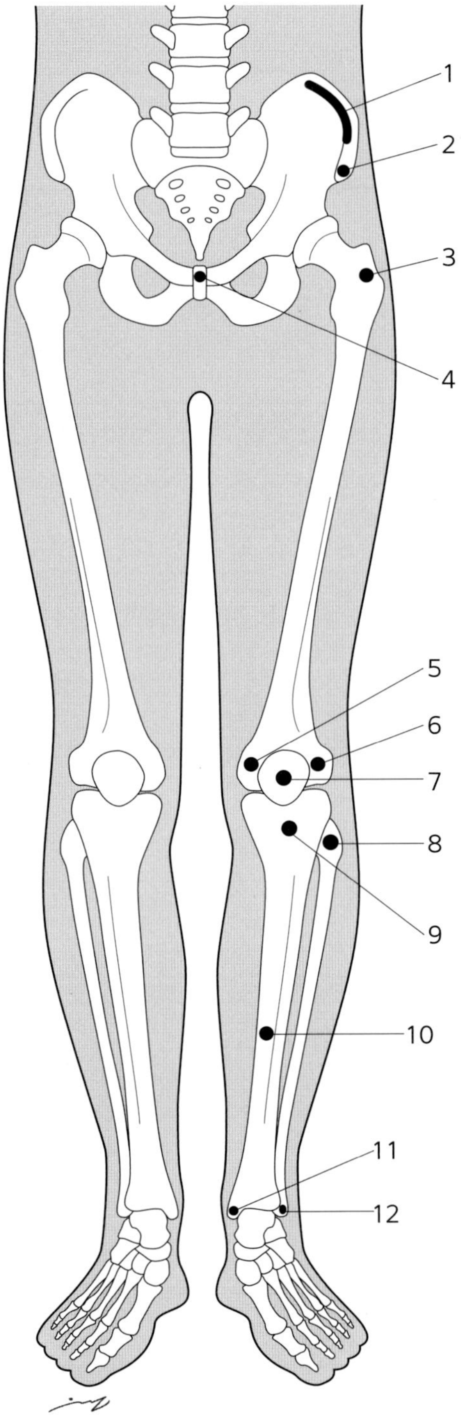

전면 Anterior

1. 장골능 엉덩뼈능선 Iliac crest
   - 관골 볼기뼈 Hip bone 전상장골극 앞위엉덩뼈가시 Anterior superior iliac spine에서 후상장골극 뒤위엉덩뼈가시 Posterior superior iliac spine까지
2. 전상장골극 앞위엉덩뼈가시 Anterior superior iliac spine
   - 장골능 엉덩뼈능선 Iliac crest 가장자리에서 앞쪽으로 돌출된 부위
3. 대퇴골 넙다리뼈 Femur의 대전자 큰돌기 Greater trochanter
   - 고관절 엉덩관절 Hip joint을 이루는 대퇴골의 외측근위부 가쪽몸쪽 Lateral proximal에 돌출된 뼈
4. 치골결합 두덩결합 Pubic symphysis
   - 골반대 다리이음뼈 Pelvic girdle의 전중관절 앞가운데관절 Anterior middle joint
5. 대퇴골의 내측상과 안쪽위관절융기 Medial epicondyle
   - 대퇴골 하부의 내측면의 팽대부 Enlargement
6. 대퇴골의 외측상과 가쪽위관절융기 Lateral epicondyle
   - 대퇴골 하부의 외측면의 팽대부
7. 슬개골 무릎뼈 Patella
   - 무릎 모자
8. 비골두 종아리뼈머리 Head of fibula
   - 비골 종아리뼈 Fibula 상단에 융기된 뼈. 대퇴골 외측상과 아래에 있다.
9. 경골조면 정강뼈거친면 Tibial tuberosity
   - 경골 정강뼈 Tibia 상부 전면에 큰 융기
10. 경골간 정강뼈줄기 Shaft of tibia의 전면 앞면
    - 정강뼈. 경골조면 정강뼈거친면 Tibial tuberosity 아래에 날카로운 가장자리, 뼈 전체의 길이를 만져 볼 수 있다.
11. 내과 안쪽복사 Medial malleolus
    - 내측 복사뼈 경골 하단 정강뼈 아래끝 Distal end of tibia에 위치
12. 외과 가쪽복사 Lateral malleolus
    - 외측 복사뼈 비골 하단의 뾰족한 곳

골반과 하지의 돌출된 뼈 만져보기:후면
(Palpation of bony landmarks-pelvis and lower extremity)

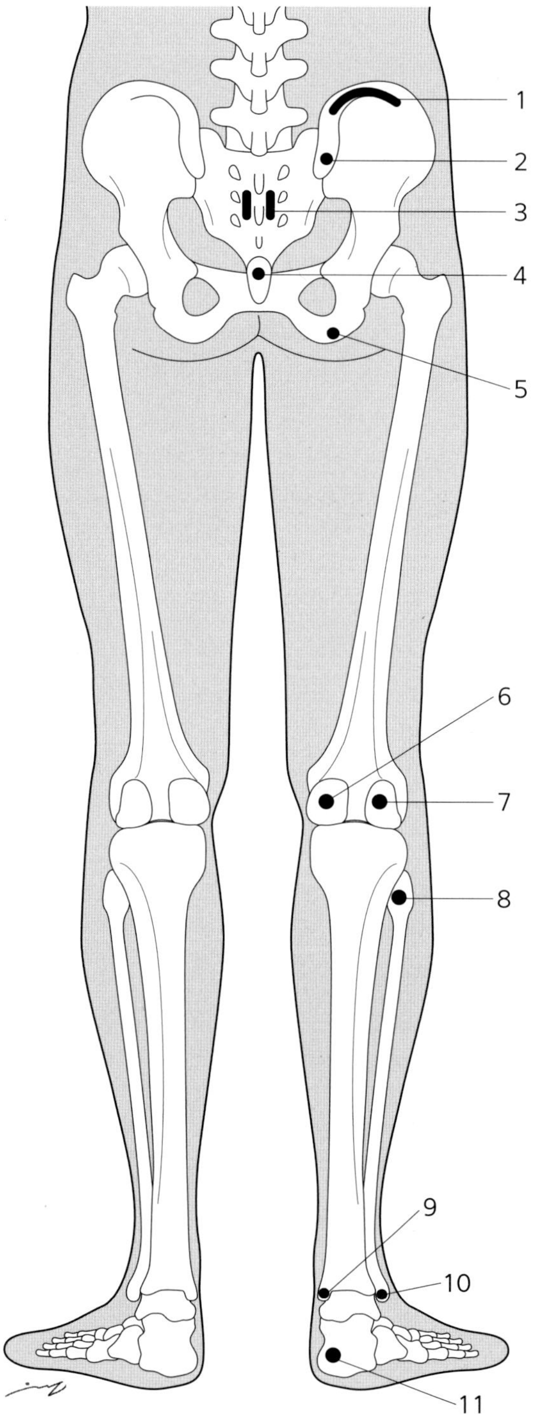

후면 Posterior

1. 장골능 엉덩뼈능선 Iliac crest
   - 관골 볼기뼈 Hip bone 전상장골극 앞위엉덩뼈가시 Anterior superior iliac spine에서 후상장골극 뒤위엉덩뼈가시 Posterior superior iliac spine까지
2. 후상장골극 뒤위엉덩뼈가시 Posterior superior iliac spine
   - 장골능 엉덩뼈능선 Iliac crest 후면 말단부에 융기된 뼈. 천장골관절 엉치엉덩뼈관절 Sacroiliac joint 경계면의 체표면에는 보조개같이 움푹 들어간 곳이 있는데 바로 그 윗부분이 후상장골극 뒤위엉덩뼈가시 Posterior superior iliac spine에 해당
3. 천골 엉치뼈 Sacrum
   - 요추 허리척추 Lumbar spine 아래에 구부러진 삼각형의 뼈(5개의 추골 척추뼈 Vertebrae로 유합)
4. 미골 꼬리뼈 Coccyx
   - 척추 미부 꼬리부위 Cauda의 끝. 양쪽 엉덩이 사이에 깊이 들어간 부분
5. 좌골조면 궁둥뼈거친면 Ischial tuberosity
   - 수직으로 앉았을 때 체중을 지탱해주는 돌출된 뼈
6. 대퇴골 넙다리뼈 Femur 내측상과 안쪽위관절융기 Medial epicondyle
   - 대퇴골 하부의 내측면 안쪽면의 팽대부
7. 대퇴골 외측상과 가쪽위관절융기 Lateral epicondyle
   - 대퇴골 하부의 외측면의 팽대부
8. 비골두 종아리뼈머리 Head of fibula
   - 비골 상단 종아리뼈 위끝 Superior end of fibula의 융기부. 대퇴골의 외측상과 밑에 있다.
9. 내과 안쪽복사 Medial malleolus
   - 내측 복사뼈. 경골 하단 정강뼈 아래끝 Distal end of tibia
10. 외과 가쪽복사 Lateral malleolus
    - 외측 복사뼈 비골 하단 종아리뼈 아래끝 Distal end of fibula의 뾰족한 부분
11. 종골 발꿈치뼈 Calcaneus
    - 발꿈치뼈

III

하지의 근골격 해부

2. 하지의 근육

- 대둔근 큰볼기근
- 중둔근 중간볼기근
- 소둔근 작은볼기근
- 대퇴근막장근 넙다리근막긴장근
- 심부에 있는 6개의 고관절 엉덩관절 외회전근 가쪽돌림근
- 대요근 큰허리근, 장골근 엉덩근
- 봉공근 넙다리빗근
- 대퇴사두근군 넙다리네갈래근군
- 사두근군 1 네갈래근군 1
- 사두근군 2 네갈래근군 2
- 치골근 두덩근
- 장내전근 긴모음근, 단내전근 짧은모음근
- 대내전근 큰모음근
- 박근 두덩정강근
- 슬건근 1 넙다리뒤근 1
- 슬건근 2 넙다리뒤근 2
- 비복근 장딴지근
- 넙치근 가자미근
- 족척근 장딴지빗근
- 슬와근 오금근
- 후경근 뒤정강근
- 장지굴근 긴발가락굽힘근
- 장무지굴근 긴엄지발가락굽힘근
- 전경근 앞정강근
- 장무지신근 긴엄지폄근
- 단지신근 짧은발가락폄근
- 장지신근 긴발가락폄근
- 제 3 비골근 셋째종아리근
- 단비골근 짧은종아리근
- 장비골근 긴종아리근
- 발의 제 1 근육층
- 발의 제 2 근육층
- 발의 제 3 근육층
- 발의 제 4 근육층

대둔근 큰볼기근
(Gluteus maximus)

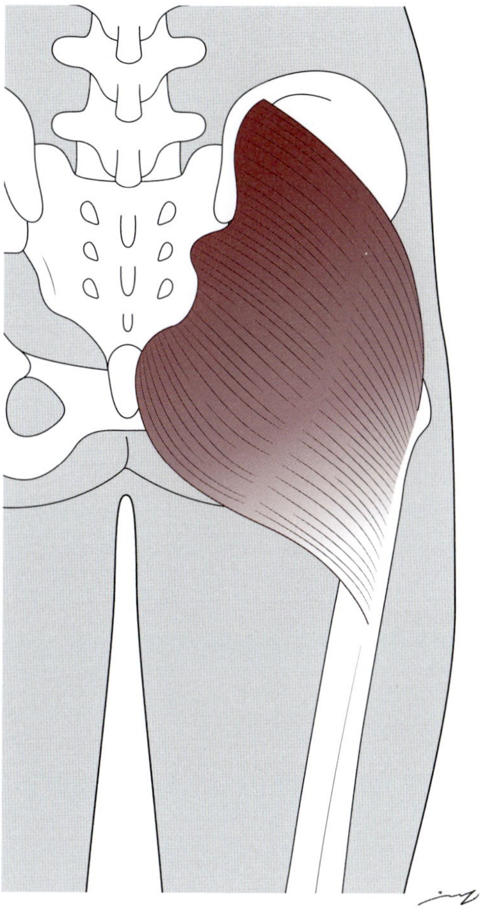

후면 Posterior

기시 이는곳

- 천골 후면 엉치뼈 뒷면
  Posterior sacrum
- 장골 엉덩뼈
  Ilium
- 장골 상둔선 엉덩뼈 위볼기근선
  Ilium superior gluteal line

정지 닿는곳

- 둔근조면 볼기근거친면
  Gluteal tuberosity
- 장경인대 엉덩정강근막띠
  Iliotibial tract
  (경골 외측과 정강뼈 가쪽관절융기 Tibia lateral condyle에 부착해서 상행한다)

작용

- 고관절 신전 엉덩관절 폄
  Hip extension
- 고관절 외회전 엉덩관절 가쪽돌림
  Hip lateral rotation

신경지배

하둔신경 아래볼기신경
Inferior gluteal nerve(L5,S1,2)

촉지

엉덩이 후면 뒷면에서 만져 볼 수 있다.

//////////////.

그리스어로 '엉덩이'라는 뜻의 둔근 Gluteus은 대부분 보행시보다는 달리거나 등산, 앉은자세에서 일어날 때, 계단을 오르내릴 때와 같은 동작에서 사용된다.

중둔근 중간볼기근
(Gluteus medius)

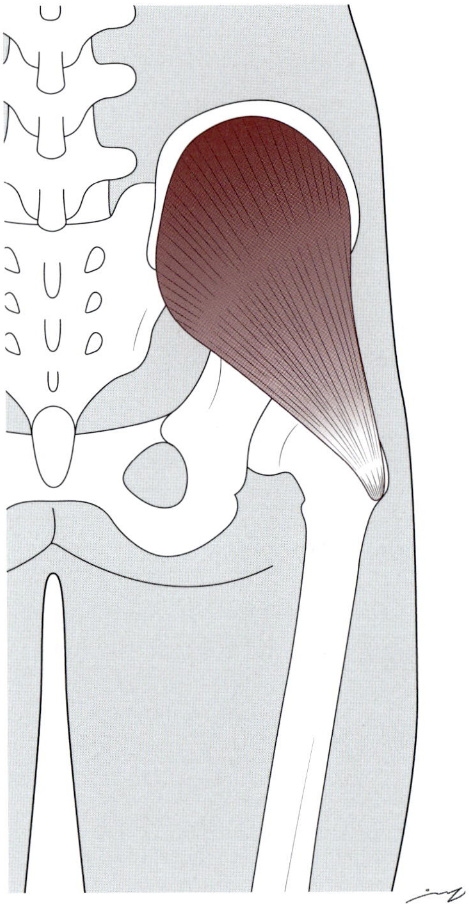

후면 Posterior

기시 이는곳
- 장골능 엉덩뼈능선
  Iliac crest
- 장골의 상둔선 위볼기근선, 중둔선 중간볼기근선 사이
  Ilium between superior and middle gluteal line

정지 닿는곳
대퇴골의 대전자 큰돌기
Greater trochanter of femur

작용
고관절 외전 엉덩관절 벌림과 내회전 안쪽돌림(전방섬유)
Hip abduction, medial rotation of hip(anterior fibers)

신경지배
상둔신경 위볼기신경
Superior gluteal nerve(L4,5,S1)

촉지
대전자 큰돌기 위, 고관절 엉덩관절 외측면
Lateral aspect of hip, above the greater trochanter

중둔근은 한쪽 발로 체중을 지지할 때 반대측으로 골반이 기울어지지 않도록 근수축을 유지한다.
이 근육은 보행을 할 때 좌, 우 교대로 수축하게 되는데 한쪽의 근육이 마비되면 중둔근 파행 중간볼기근절름 Gluteus medius limp을 초래한다(보행시 입각기에서 마비된 쪽으로 골반이 기울어지게 된다).

소둔근 작은볼기근
(Gluteus minimus)

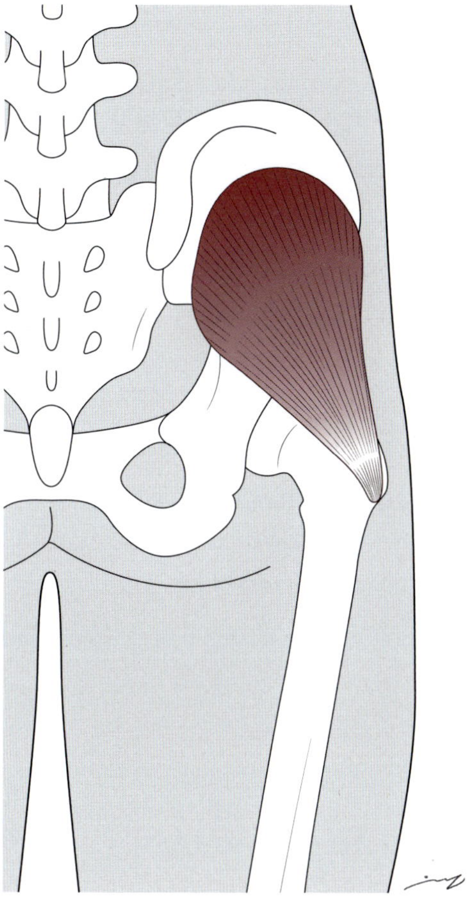

후면 Posterior

기시 이는곳

장골후부 - 중둔선 중간볼기선과 하둔선 아래볼기선 사이

Posterior ilium - between middle and inferior gluteal line

정지 닿는곳

대퇴골 넙다리뼈의 대전자 큰돌기 전면

Anterior surface of greater trochanter of femur

작용

고관절 엉덩관절 외전 벌림과 내회전 안쪽돌림

Abduction, medial rotation of hip

신경지배

상둔신경 위볼기신경

Superior gluteal nerve(L4,5,S1)

촉지

중둔근 중간볼기근을 만져 볼 때 함께 만져 볼 수 있다.

//////////////.

이 근육은 중둔근과 같은 작용을 한다.

대퇴근막장근 넙다리근막긴장근
(Tensor fasciae latae)

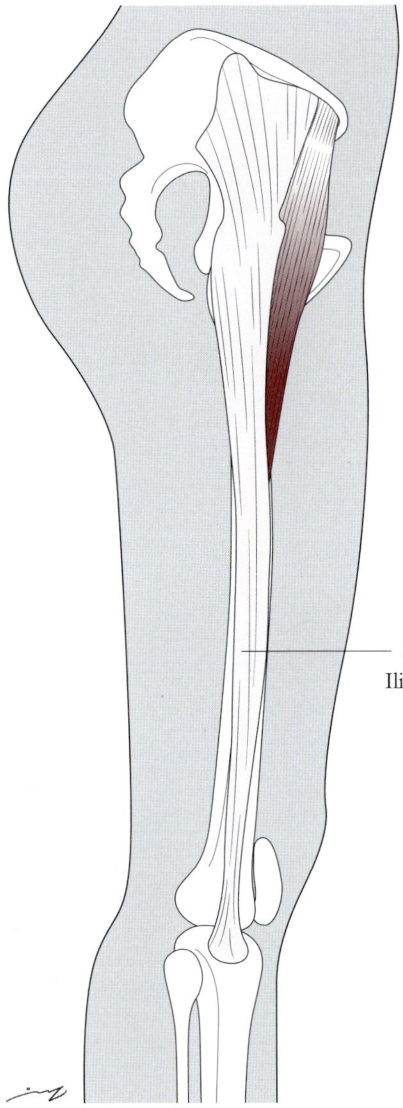

측면 Lateral

기시 이는곳

장골능 엉덩뼈능선 Iliac crest
(후상장골극 뒤위엉덩뼈가시 에서 전상장골극 앞위엉덩뼈가시 까지)
(Posterior to anterior superior iliac spine)

정지 닿는곳

장경인대 엉덩정강근막띠 Iliotibial tract
(경골 외측과 정강뼈 가쪽관절융기에서 기시하여 후외측으로 상행한다.)
(Which continues to attach to the lateal condyle of the tibia)

작용

보행시 신전된 슬관절 무릎관절이 무너지지 않도록 방지
고관절 외전 엉덩관절 벌림, 내회전 안쪽돌림, 굴곡 굽힘 보조
Assists abduction, medial rotation, flexion of hip
슬관절 신전 무릎관절 폄 Knee extension

신경지배

상둔신경 위볼기신경 Superior gluteal nerve(L4,5,S1)

촉지

골반 전면의 상장골극 위엉덩뼈가시 Superior iliac spine 아래에 있는 대전자 큰돌기 Greater trochanter 부근에서 만져 볼 수 있다.

//////////////

이 근육은 보행시 무릎을 버티어 주는 역할을 한다.

심부에 있는 6개의 고관절 엉덩관절 외회전근 가쪽돌림근
(Six deep lateral rotators of the hip)

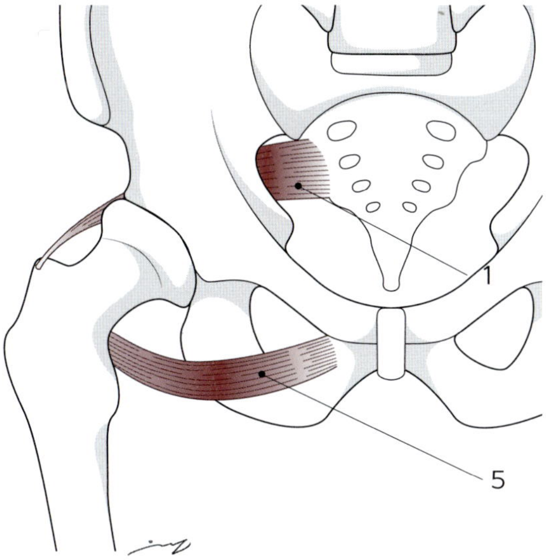

전면 Anterior

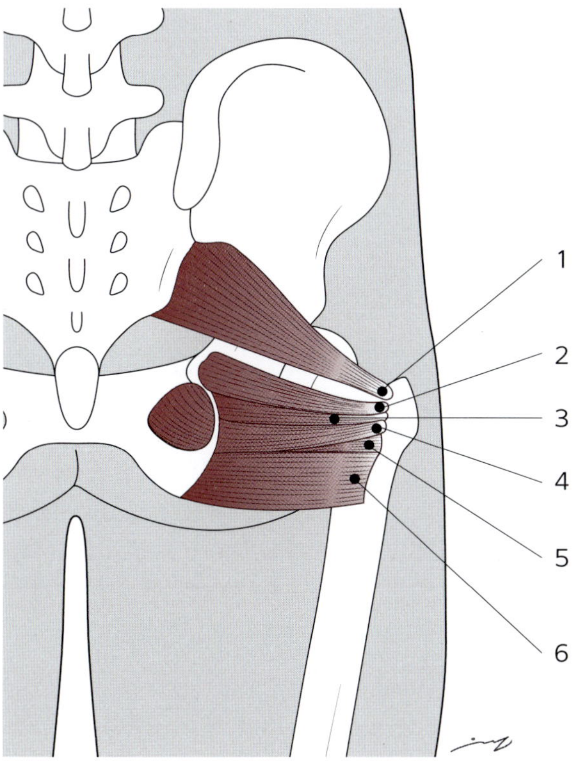

후면 Posterior

1. 이상근 궁둥구멍근 Piriformis
2. 상쌍자근 위쌍둥이근 Gemellus superior
3. 내폐쇄근 속폐쇄근 Obturator internus
4. 하쌍자근 아래쌍둥이근 Gemellus inferior
5. 외폐쇄근 바깥폐쇄근 Obturator externus
6. 대퇴방형근 넙다리네모근 Quadratus femoris

기시 이는곳

- 천골 전면 엉치뼈 앞면 Anterior sacrum
- 좌골 궁둥뼈 Ischium
- 폐쇄공 궁둥뼈 폐쇄구멍 Obturator foramen

정지 닿는곳

대퇴골 대전자 넙다리뼈 큰돌기
Greater trochanter of femur

작용

고관절 외회전 엉덩관절 가쪽돌림
Hip lateral rotation

신경지배

- 천골신경총 엉치신경얼기의 가지(L4,5,S1,2)
  Sacral plexus
- 외폐쇄근 바깥폐쇄근은 폐쇄신경이 지배
  Obturator externus–obturator nerve(L3,4)

촉지

만져 볼 수 없다.

//////////////

"천조각도 때로는 좋은 누비이불을 만든다"라고 하는 뜻인 영어의 "Piece Goods Often Go On Quilts"라는 문구의 단어 첫 머리 글자는 고관절 외회전근 6개의 이름을 위에서부터 아래로 순서대로 기억하기 쉽도록 나타내주고 있다.

대요근 큰허리근, 장골근 엉덩근
(Psoas major and iliacus)

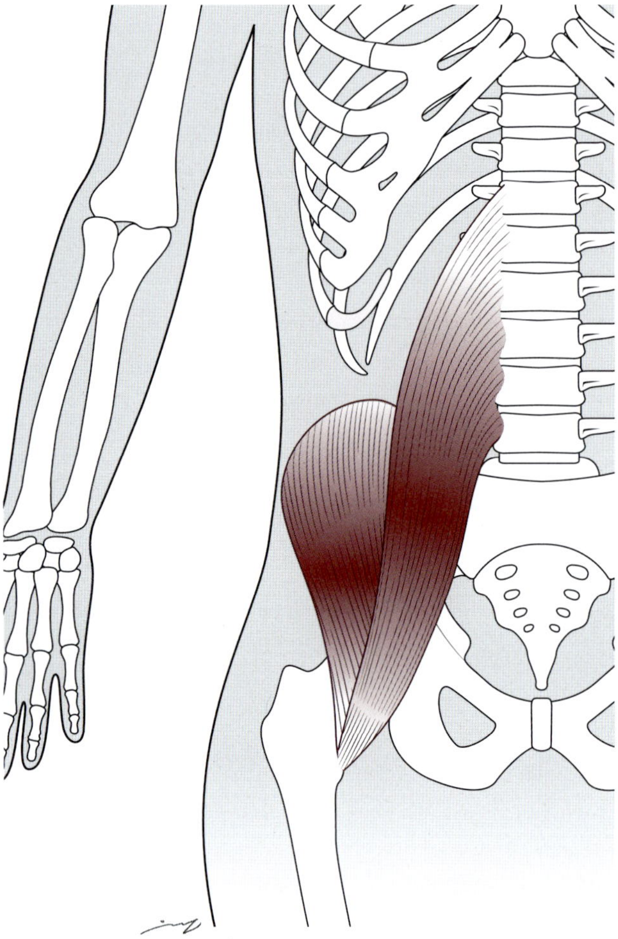

전면 Anterior

기시 이는곳

- 대요근 큰허리근 – 요추 허리뼈
  Psoas major : lumbar vertebrae
- 장골근 엉덩근 – 장골 엉덩뼈 내면
  Iliacus : inner surface of ilium

정지 닿는곳

대퇴골 넙다리뼈의 소전자 작은돌기
Lesser trochanter of femur

작용

고관절 엉덩관절 굴곡 굽힘, 외전 벌림, 외회전 가쪽돌림
Flexion, abduction and lateral rotation of hip

신경지배

- 장골근 엉덩근 – 대퇴신경 넙다리신경
  Iliacus – femoral nerve (L2,3,4)
- 대요근 큰허리근 – 제 2,3 요수신경
  Psoas major – L2,3

촉지

만져 볼 수 없다.

대요근 **큰허리근**과 장골근 **엉덩근**은 그들의 공통된 정지와 작용 때문에 일반적으로 '장요근 **엉덩허리근** Iliopsoas'이라고 말한다. 장요근은 고관절 굴곡근이다. 그림에 소요근 **작은 허리근** Psoas minor은 표시되어 있지 않다. 이 근육은 대요근 **큰허리근** Psoas major 앞에 '기다란 건의 형태'로 되어 있는 아주 작은 근육이다.
소요근의 기시는 제 12 흉추 **등뼈**이고 정지는 골반연 Pelvic brim이다. 신경지배는 제 1 요수신경 **허리신경**이다.

봉공근 넙다리빗근
(Sartorius)

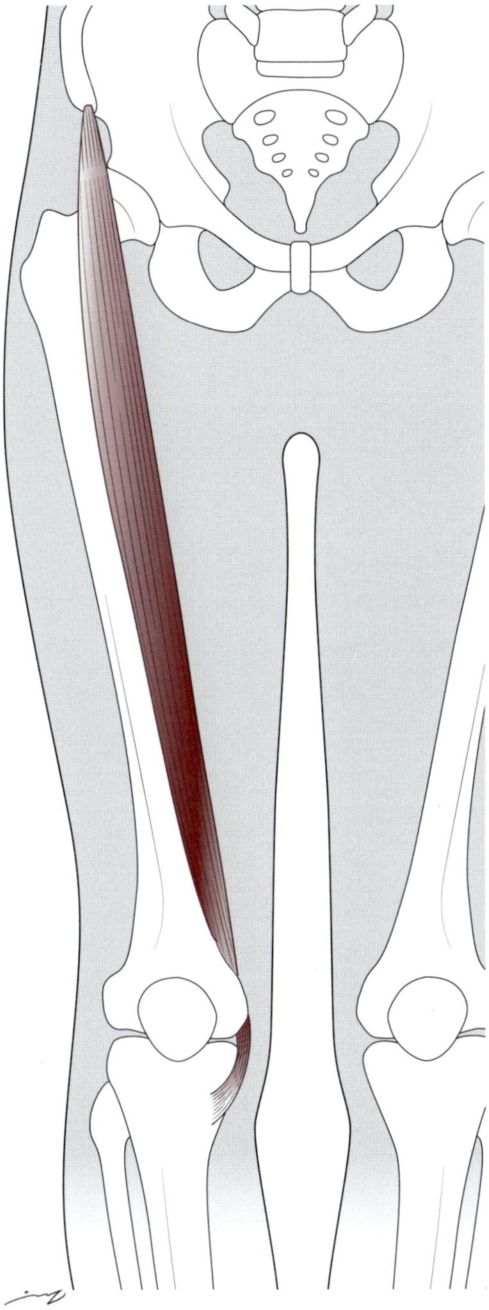

전면 Anterior

기시 이는곳

전상장골극 앞위엉덩뼈가시

Anterior superior iliac spine

정지 닿는곳

경골 정강뼈의 내측 상부

Upper medial shaft of tibia

작용

- 고관절 엉덩관절 굴곡 굽힘, 외전 벌림, 외회전 가쪽돌림 보조(재봉사 자세)
  Assists flexion,abduction,lateral rotation of hip("tailor position")
- 슬관절 무릎관절 굴곡 굽힘, 내회전 안쪽돌림 보조
  Assists flexion, medial rotation of knee

신경지배

대퇴신경 넙다리신경 Femoral nerve(L2,3,4)

촉지

기시부인 전상장골극 앞위엉덩뼈가시 Anterior superior iliac spine 바로 아래에서 골반과 대퇴 앞쪽을 비스듬히 가로질러 내려간다.

봉공근은 인체에서 가장 길고 표층에 있는 대퇴근육 **넙다리근육**이다. 대퇴삼각 **넙다리삼각** Femoral triangle의 외연을 이룬다.

봉공근 **넙다리빗근**의 봉공이라는 말은 '재봉사, 재단사'라는 라틴어에서 유래된 것으로서 재봉사들이 일반적으로 취하는 자세인 양반다리 모양을 취하기 때문에 붙여진 이름이다. 봉공근은 고관절 굴곡, 외전, 외회전의 작용을 하지만 보조할 뿐이지 강력하게 작용하는 근육은 아니다.

대퇴사두근군 넙다리네갈래근군
(Quadriceps femoris group)

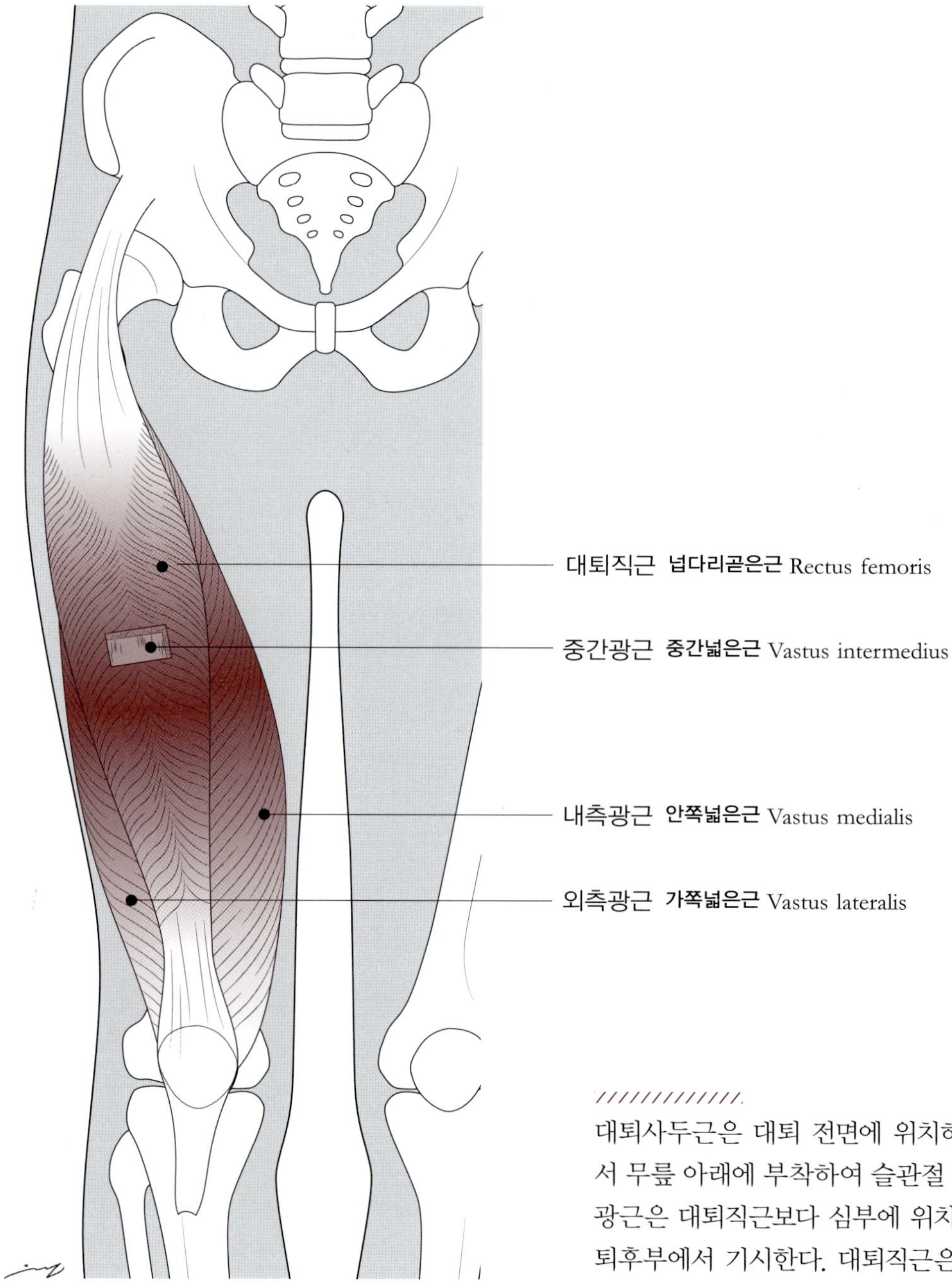

전면 Anterior

대퇴사두근은 대퇴 전면에 위치하는 4개의 큰 근육들로서 무릎 아래에 부착하여 슬관절 신전작용을 한다. 3개의 광근은 대퇴직근보다 심부에 위치해 있고, 그중 2개는 대퇴후부에서 기시한다. 대퇴직근은 골반에서 기시하고 있기 때문에 고관절 굴곡작용을 할 수 있다(개별적 설명은 다음 페이지 참고).

사두근군 | 네갈래근군 1
(Quadriceps group 1)

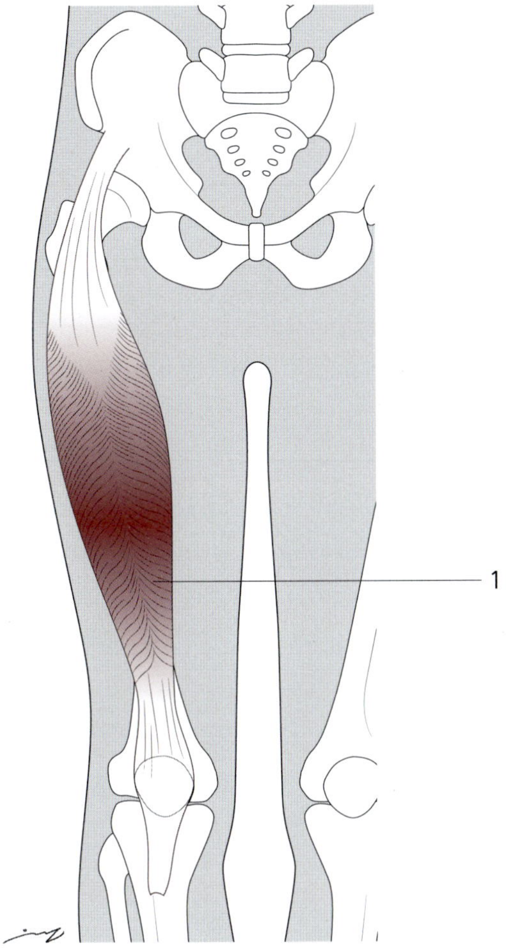

전면 Anterior

1. 대퇴직근 넙다리곧은근 Rectus femoris

기시 이는곳

- 전하장골극 앞아래엉덩뼈가시
  Anterior inferior iliac spine
- 관골구 상연 볼기뼈절구 위모서리
  Upper margin of acetabulum

정지 닿는곳

- 슬개골 무릎뼈
  Patella
- 슬개인대 무릎인대 Patellar ligament를 넘어 경골조면 정강뼈 거친면 Tibial tuberosity에 정지

작용

- 슬관절 신전 무릎관절 폄
  Extension of knee
- 고관절 굴곡 엉덩관절 굽힘
  Flexion of hip

신경지배

대퇴신경 넙다리신경
Femoral nerve(L2,3,4)

촉지

대퇴 전면 넙다리 앞면
Anterior surface of thigh

대퇴직근은 대퇴사두근 중에 유일하게 고관절을 경유하는 근육이다. 따라서 고관절 굴곡작용과 슬관절 신전작용에 강하게 작용하는 근육이다. 엎드려누운자세에서 무릎을 구부리면 엉덩이에 뒤꿈치가 닿는 최종지점에서 이 근육이 팽팽하게 당겨지는 느낌을 받게 될 것이다. 만약 이 근육이 단축되어 있으면 엉덩이에 뒤꿈치 닿기가 불가능해지고 이것을 보상하려고 고관절을 구부리게 될 것이다.

사두근군 2 네갈래근군 2
(Quadriceps group 2)

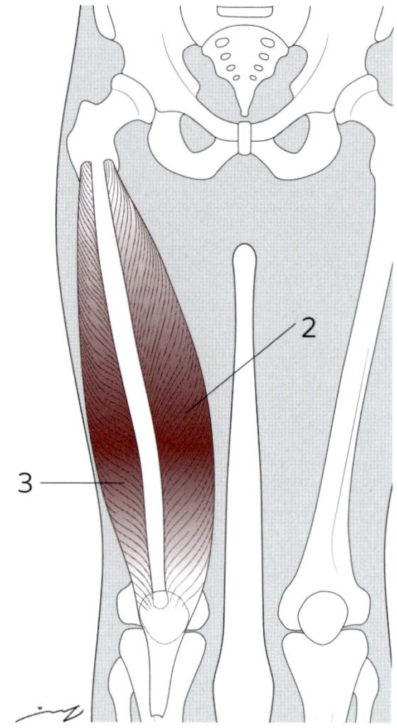

전면 Anterior

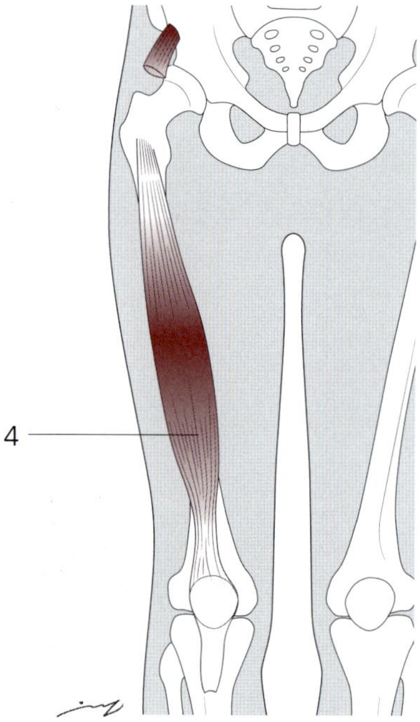

전면 Anterior

2. 내측광근 안쪽넓은근 Vastus medialis
3. 외측광근 가쪽넓은근 Vastus lateralis
4. 중간광근 중간넓은근 Vastus intermedius

기시 이는곳

- 내측광근 - 대퇴골 후면의 조선 넙다리뼈 뒷면의 거친선
  Vastus medialis : linea aspera on posterior femur
- 외측광근 - 대퇴골 후면의 조선
  Vastus lateralis : linea aspera on posterior femur
- 중간광근 - 대퇴골간의 전외측면 넙다리뼈사이의 앞가쪽면
  Vavstus intermedius : anterior and lateral femoral shaft

정지 닿는곳

- 슬개골 무릎뼈 Patella
- 슬개인대를 경유하여 경골조면 정강뼈거친면에 부착
  Via patellar ligament to tibial tuberosity

작용

슬관절 신전 Extension of knee

신경지배

대퇴신경 Femoral nerve (L2,3,4)

촉지

- 내측광근 - 대퇴하 1/3의 전내측면
  대퇴이두근 넙다리두갈래근 Biceps femoris 보다 내측에 위치한다.
- 외측광근 - 대퇴의 외측면
  대퇴이두근보다 외측에 위치한다.
- 중간광근 - 만져 볼 수 없다.

광근은 '광대함 Immense'이라는 라틴어로서 3개의 광근은 그 크기와 위치에 따라 각각 그 이름이 정해졌다.

치골근 두덩근
(Pectineus)

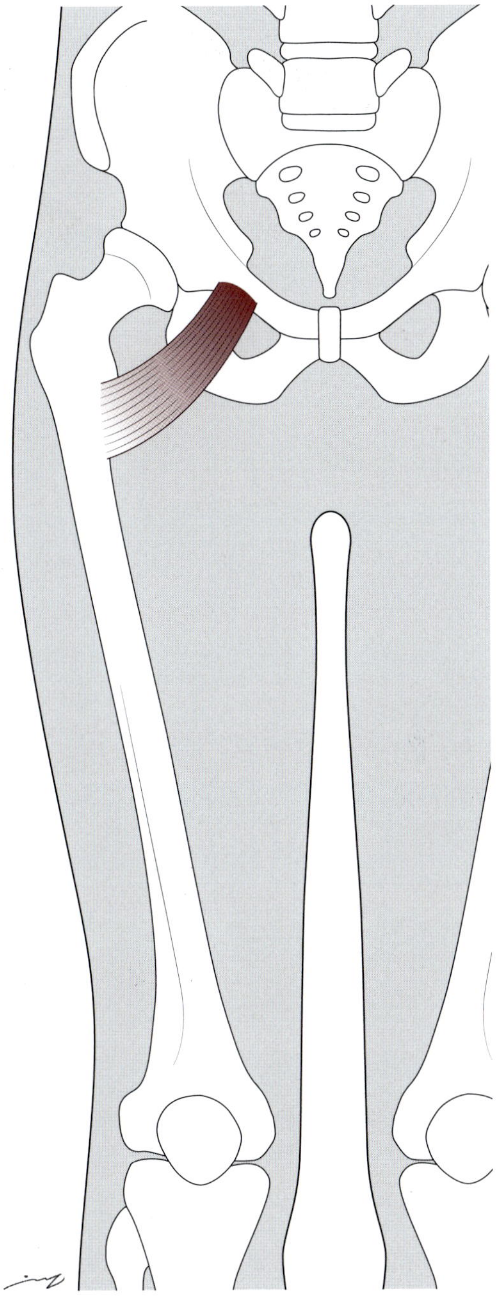

전면 Anterior

기시 이는곳

치골 전면 두덩뼈 앞면 Anterior pubis

정지 닿는곳

소전자 작은돌기 Lesser trochanter와 대퇴골 후면의 조선 사이

Between lesser trochanter and linea aspera of posterior femur

작용

- 고관절 굴곡 Flexion of hip
- 고관절 내전과 내회전 보조
  Assists adduction and medial rotation of hip

신경지배

대퇴신경 Femoral nerve (L2,3,4)

촉지

치골근은 치골 앞쪽에서 장내전근 긴모음근 Adductor longus 보다 약간 상외측면에서 만져 볼 수 있다(실제로 치골근과 장내전근과를 구별하여 만져 보기는 힘들다).

//////////////

내전근 중 치골근만 유일하게 대퇴신경지배를 받는다. 치골근은 대퇴내측근군 중 가장 위에 있는 근육이다.

장내전근 긴모음근, 단내전근 짧은모음근
(Adductor longus and adductor brevis)

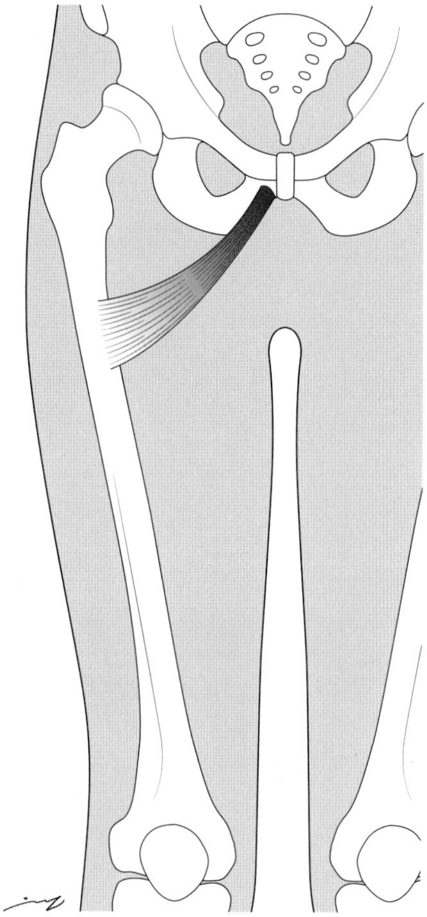

장내전근 Adductor longus

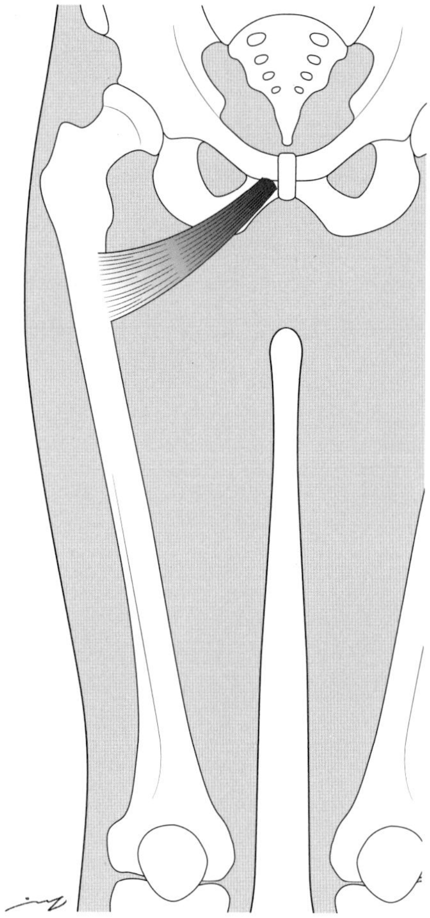

단내전근 Adductor brevis

전면 Anterior

기시 이는곳
치골 전면 Anterior pubis

정지 닿는곳
대퇴골 후면의 조선 Linea aspera on posterior femur

작용
- 고관절 내전 Adduction of hip
- 고관절 굴곡과 내회전 보조
  Assists flexion and medial rotation of the hip

신경지배
폐쇄신경(제 3,4 요신경) Obturator nerve(L3,4)

촉지
장내전근은 기시부에 가까운 서혜부 내측면 바로 밑, 근위부에서 코드처럼 만져 볼 수 있지만 단내전근은 만져 볼 수 없다.

장내전근은 대퇴삼각 Femoral triangle의 내연 Medial border을 구성한다.
단내전근은 장내전근보다 상부에 위치한다.

대내전근 큰모음근
(Adductor magnus)

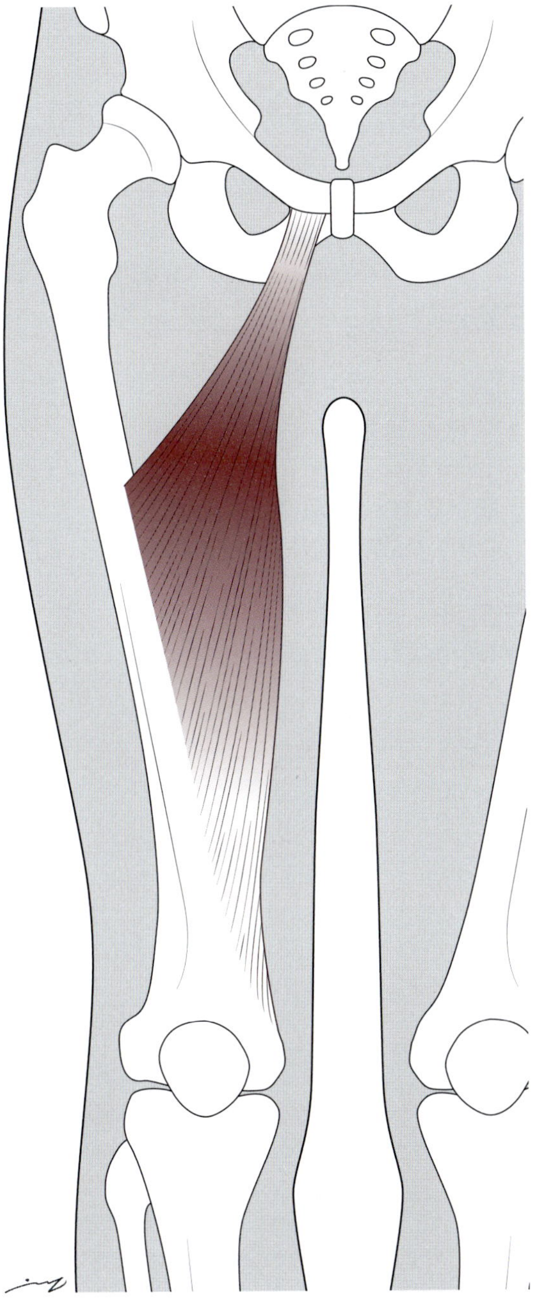

전면 Anterior

기시 이는곳
- 전부섬유 - 치골지 두덩뼈가지
  Anterior fibers - ramus of pubis
- 후부섬유 - 좌골조면 궁둥뼈거친면
  Poserior fiber - ischial tuberosity

정지 닿는곳
- 대퇴골 후면의 조선 거친선
  Linea aspera of posterior femur
- 대퇴골 내측의 내전근결절 모음근결절
  Adductor tubercle of medial femur

작용
- 고관절 내전 adduction of hip
- 전부섬유 - 고관절 굴곡 보조
  Anterior fibers - assist flexion of the hip
- 후부섬유 - 고관절 신전 보조
  Posterior fibers - assist extension of the hip

신경지배
- 전부섬유 - 폐쇄신경 Obturator nerve(L2,3,4)
- 후부섬유 - 좌골신경 Sciatic nerve(L4,5,S1,2,3)

촉지
대퇴의 내면에서 만져 볼 수 있다.
건 힘줄 Tendon은 내전근결절 Adductor tubercle에서 만져 볼 수 있다.

이 근육은 내전근 중에서 가장 크고 또 가장 심부에 위치한다.

박근 두덩정강근
(Gracilis)

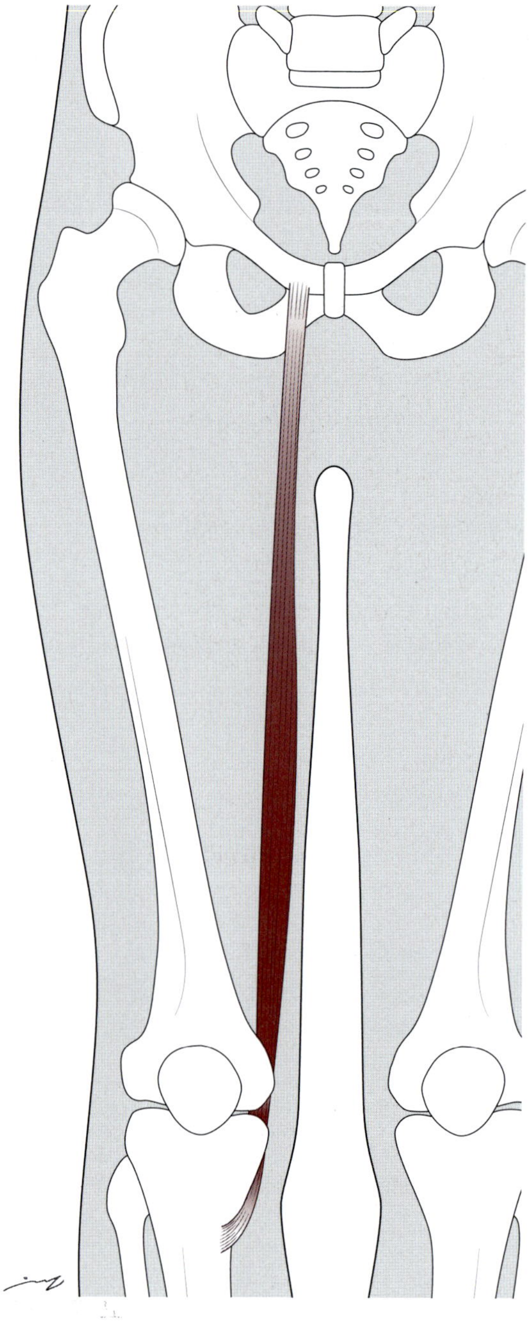

전부 Anterior

기시 이는곳
치골지 두덩뼈가지
Pubic ramus

정지 닿는곳
경골 내측 상부 정강뼈 안쪽의 위쪽
Medial proximal tibial shaft

작용
- 고관절 내전 엉덩관절 모음
  Hip adduction
- 슬관절 굴곡 보조 무릎관절 굽힘 보조
  Assists knee flexion
- 슬관절 굴곡 상태에서 내회전 보조
  Assists medial rotation of flexed knee

신경지배
폐쇄신경 Obturator nerve (L2,3,4)

촉지
대퇴내측의 치골 넙다리안쪽의 두덩뼈 약간 아래에서 만져 볼 수 있다.
건 힘줄 Tendon은 반건양근 반힘줄모양근 Semitendinosus 내측과 슬관절 후면 내측에서 만져 볼 수 있다.

//////////////

이 근육은 가장 표층 Superficial에 위치하며 고관절 내전근군의 안쪽에 있다.
대퇴골과 박근은 V자 모양을 이루고 있다.

슬건근 | 넙다리뒤근 1
(Hamstrings 1)

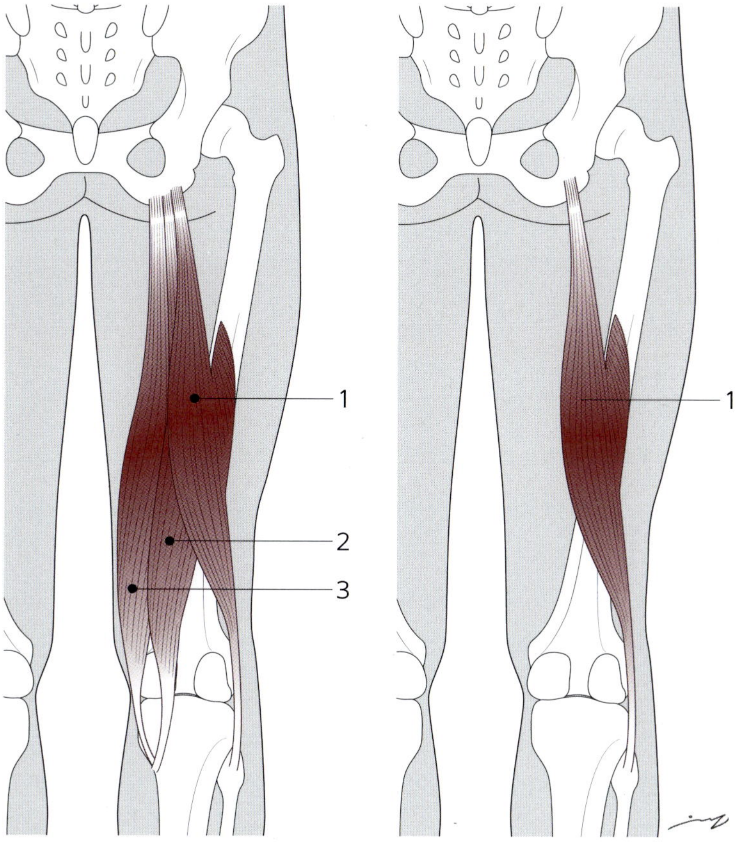

1. 대퇴이두근 넙다리두갈래근 Biceps femoris
2. 반건양근 반힘줄모양근 Semitendinosus
3. 반막양근 반막모양근 Semimembranosus

후면 Posterior

대퇴이두근 넙다리두갈래근 Biceps femoris

기시 이는곳

- 장두 - 좌골조면 궁둥뼈거친면 Long head : ischial tuberosity
- 단두 - 대퇴골조선 넙다리뼈거친선 Short head : linea aspera

정지 닿는곳

비골두 종아리뼈머리 Head of fibula

작용

- 장두 - 고관절 신전 엉덩관절 폄 Long head : extension of hip
- 단두 - 슬관절 굴곡 무릎관절 굽힘 Short head : flexion of knee

신경지배

- 장두 - 좌골신경 - 경골신경 정강신경
  Long head : sciatic nerve - tibial nerve (S1,2,3)
- 단두 - 좌골신경 - 비골신경 종아리신경
  Short head : sciatic nerve - peroneal nerve (L5,S1,2)

촉지

대퇴의 후외측면

Lateral posterior surface of thigh

건은 슬관절 후면의 외측면에서 촉지된다.

Tendon palpated on lateral aspect of posterior knee

3개의 슬건근은 고관절과 슬관절의 2개의 관절을 경유한다.

대퇴의 외측에서 내측으로 배열순서를 나타내면 대퇴이두근, 반건양근, 반막양근으로 되어 있다(반건양근, 반막양근에 대한 개별적인 설명은 다음 페이지를 참고하도록 한다).

슬건근이 단축되면 무릎을 편 상태에서 허리를 굽혀 발가락에 손을 대기가 힘들 것이다.

슬건근 2 넙다리뒤근 2
(Hamstrings 2)

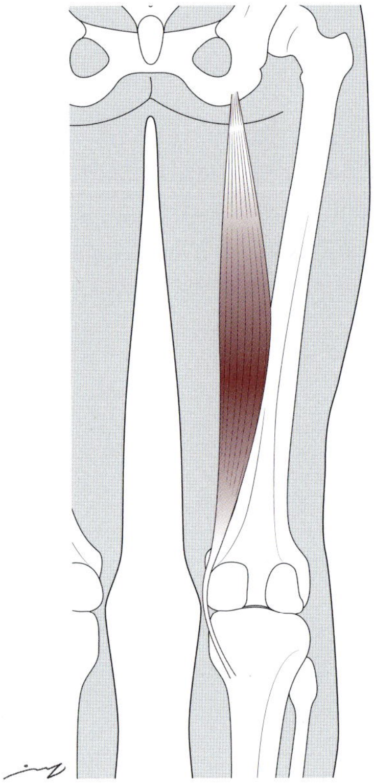

반막양근 **반막모양근** Semimembranosus

후면 Posterior

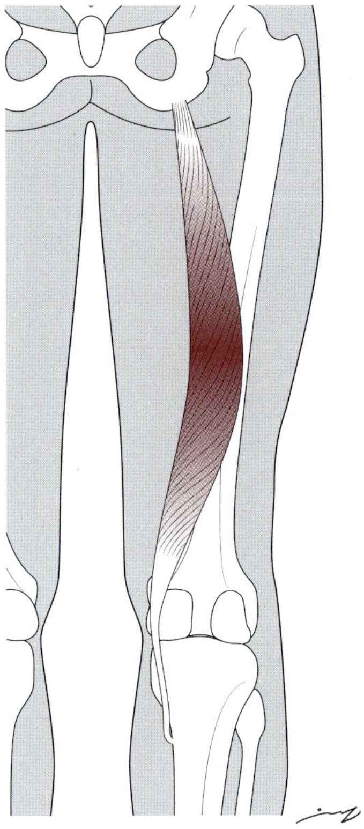

반건양근 **반힘줄모양근** Semitendinosus

기시 이는곳

좌골조면 궁둥뼈거친면 Ischial tuberosity

정지 닿는곳

- 반막양근 - 경골과의 후내측면 정강뼈관절융기 뒤안쪽면
  Semimembranosus : posterior medial tibial condyle
- 반건양근 - 경골의 전상부 정강뼈 앞위쪽 부분
  Semitendinosus : anterior proximal tibial shaft

작용

- 고관절 신전 엉덩관절 폄 Extension of hip
- 슬관절 굴곡 무릎관절 굽힘 Flexion of knee
- 슬관절 굴곡상태에서 내회전
  Medial rotation of flexed knee

신경지배

좌골신경 - 경골신경 정강신경 (L5,S1,2)

Sciatic nerve - tibial division

촉지

- 반막양근 - 건이 심부에 있기 때문에 만져보기 어렵다.
- 반건양근 - 건은 슬관절 후면의 내측면에서 만져 볼 수 있다(박근과 인접해 있으나 박근보다 외측에 위치하고 있다).

대퇴이두근은 슬관절 외측에 정지하는 반면 반막양근과 반건양근은 슬관절 내측에 정지한다.

비복근 장딴지근
(Gastrocnemius)

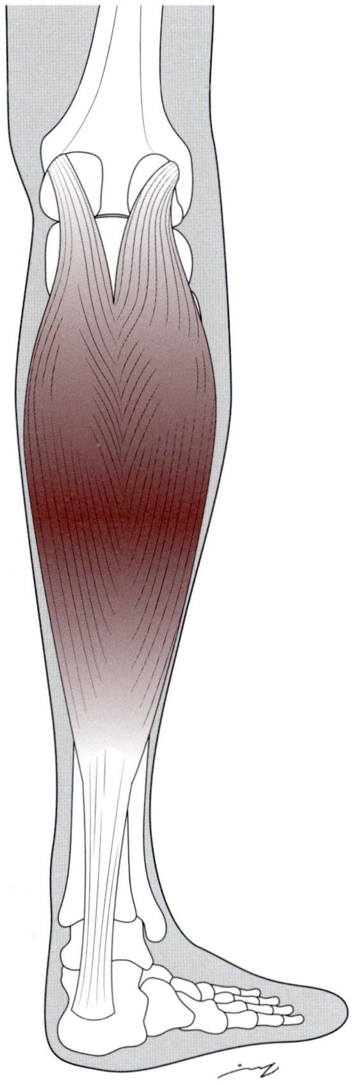

후면 Posterior

기시 이는곳

- 내측두 안쪽머리 – 대퇴골 내측상과 넙다리뼈 안쪽위관절융기
  Medial head – medial epicondyle of femur
- 외측두 가쪽머리 – 대퇴골 외측상과 가쪽위관절융기
  Lateral head – lateral epicondyle of femur

정지 닿는곳

아킬레스건으로 되어 종골에 부착
Calcaneus via tendo Achilles

작용

- 족관절 저측굴곡 발목관절 발바닥굽힘
  Plantar flexion of ankle
- 슬관절 굴곡 보조 무릎관절 굽힘 보조
  Assists flexion of knee

신경지배

1/2 경골신경 정강신경(S1,2)
1/2 Tibial nerve(S1,2)

촉지

종아리 후상부 1/2
건은 아킬레스건의 일부로서 만져 볼 수 있다.

//////////////

비복근은 복부 배를 뜻하는 그리스어로서 슬관절이나 족관절에 개별적으로 작용할 수 있으나 동시에 작용할 수는 없다.

넙치근 가자미근

(Soleus)

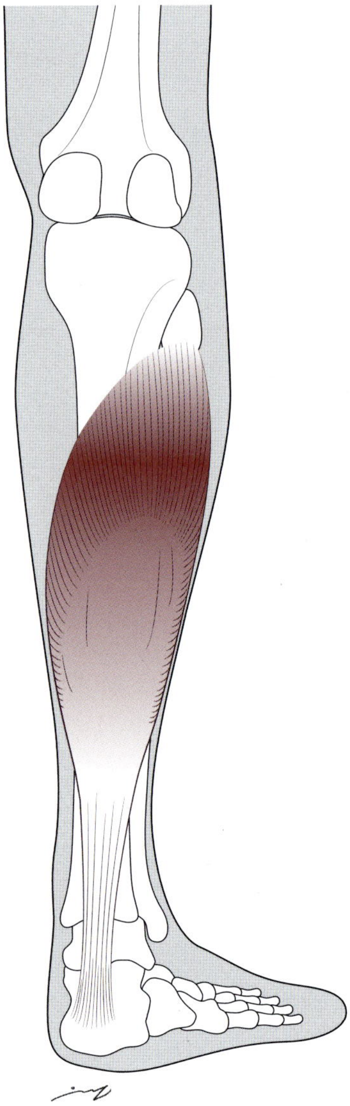

후면 Posterior

기시 이는곳

- 경골의 넙치선 정강뼈의 가자미선
  Soleal line of tibia
- 비골두 종아리뼈머리 후방과 비골체 종아리뼈몸통
  Posterior head and upper shaft of fibula

정지 닿는곳

아킬레스건 발꿈치힘줄이 되어 종골 발꿈치뼈에 부착
Calcaneus via tendo Achilles

작용

족관절 저측굴곡 발목관절 발바닥굽힘
Plantar flexion of ankle

신경지배

경골신경 정강신경
Tibial nerve (S1,2)

촉지

하지의 외측에서(비복근 장딴지근 Gastrocnemius의 아래에서) 만져 볼 수 있다.
건 힘줄 Tendon은 아킬레스건에서 만져 볼 수 있다.

넙치근은 가자미 같은 납작한 물고기라는 뜻의 라틴어로서 비복근 **장딴지근** Gastrocnemius 보다 심부에 위치하며, 강한 저측굴곡 Plantar flexion으로 작용한다.

족척근 장딴지빗근
(Plantaris)

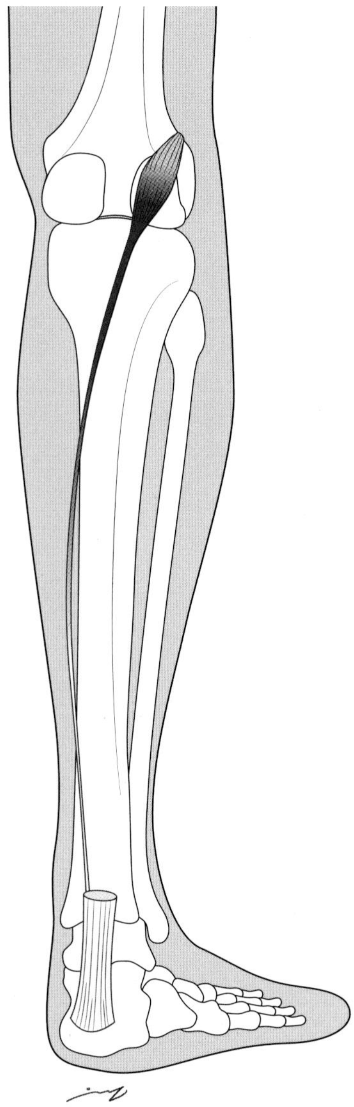

후면 Posterior

기시 이는곳

대퇴골 넙다리뼈의 외측상과 가쪽위관절융기
Lateral epicondyle of femur

정지 닿는곳

아킬레스건 발꿈치힘줄으로 종골 발꿈치뼈에 부착
Calcaneus via tendo Achilles

작용

- 족관절 저측굴곡 보조
  Assists plantar flexion of ankle
- 슬관절 굴곡 보조
  Assists flexion of knee

신경

경골신경 정강신경
Tibial nerve (L4,5,S1)

촉지

만져 볼 수 없다.

//////////////.

족척근 **장딴지빗근** Plantaris은 손의 장장근 **긴손바닥근** Palmaris longus에 대응되는 근육으로 넙치근 **가자미근** Soleus과 비복근 **장딴지근** Gastrocnemius 사이에 위치한다.
비복근, 넙치근, 족척근의 정지는 아킬레스건 **발꿈치힘줄** Calcaneal tendon으로 합쳐져 하나의 건으로 정지한다.

슬와근 오금근
(Popliteus)

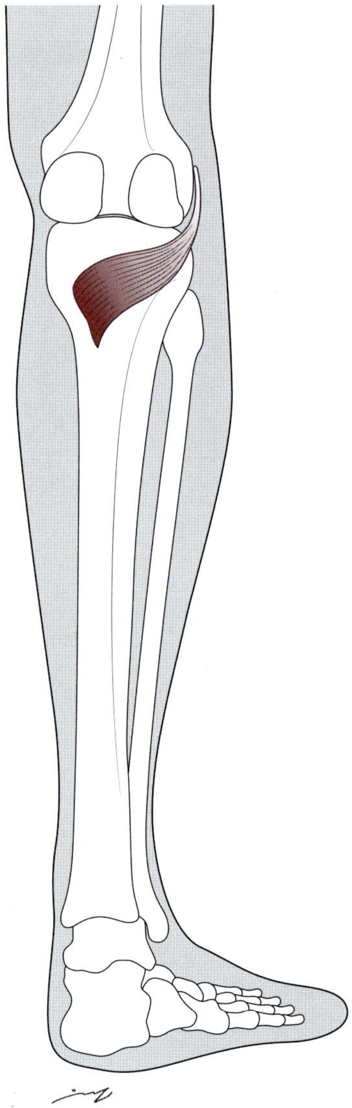

후면 Posterior

기시 이는곳
대퇴골 외측과
Lateral condyle of femur

정지 닿는곳
경골 정강뼈 의 후면 근위부
Posterior proximal tibial shaft

작용
신전 폄 Extension 된 슬관절을 풀기 위해 경골 정강뼈 Tibia을 내회전하여, 슬관절 굴곡을 시작하게 하는 작용

신경지배
경골신경 정강신경
Tibial nerve(L5,S1)

촉지
만져 볼 수 없다.

슬와근 **오금근** Popliteus은 그 작용으로 인해 '무릎을 푸는 열쇠'라고도 한다.
이 근육은 슬관절 **무릎관절** Knee joint 후면의 가장 깊은 곳에 있는 근육이다.

후경근 뒤정강근
(Tibialis posterior)

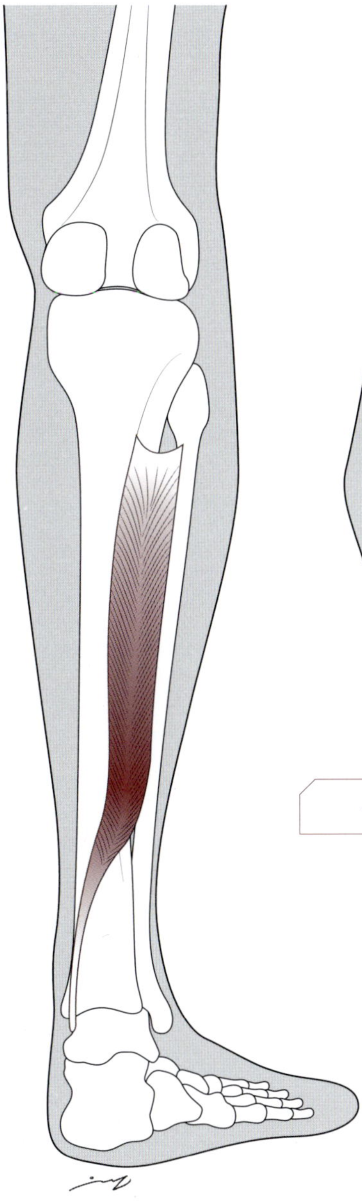

후면 Posterior

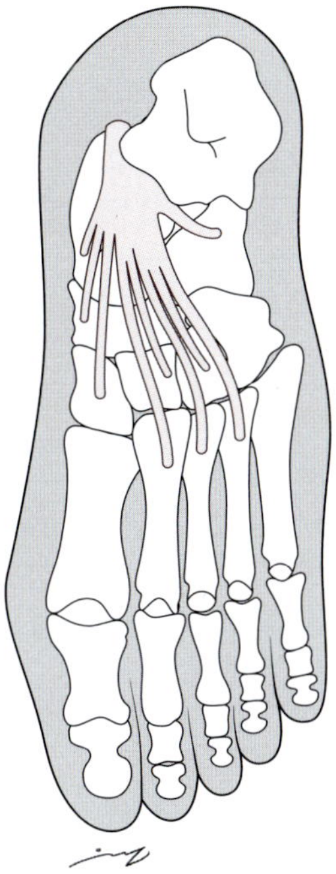

족저면 Plantar

기시 이는곳
- 경골 정강뼈과 비골 종아리뼈의 후면
  Posterior tibia, fibula
- 골간막 뼈사이막
  Interosseous membrane

정지 닿는곳
- 주상골 발배뼈
  Navicular bone
- 족근골 발목뼈 Tarsal bone에 인접한 중족골 발허리뼈 Metatarsal bone의 저측면

작용
- 족부 내번
  Inversion of foot
- 족관절 저측굴곡 보조
  Assists plantar flexion of ankle

신경지배
경골신경 정강신경
Tibial nerve(L5,S1)

촉지
건 힘줄 Tendon은 내과 안쪽복사뼈 Medial malleolus에서 만져 볼 수 있다.

후면의 심부 하퇴근 Deep posterior calf muscle은 3개가 있는데 내과 Medial malleolus 주위를 돌아 주행한다. 후경골근 **뒤정강근** Tibialis posterior이 가장 앞에, 천지굴근 **얕은발가락굽힘근** Flexor digitorum longus이 그 다음, 가장 뒤쪽은 장무지굴근 **긴엄지굽힘근** Flexor hallucis longus이 주행한다.
Tom Dick and Harry라는 이름의 첫 알파벳은 건 **힘줄** Tendon의 이름을 순서대로 나열해 놓은 것으로 후경골근 **뒤정강근** Tibialis posterior은 Tom에 해당된다. 후경골근은 세 근육 중에서 가장 심부에 있다.

장지굴근 긴발가락굽힘근
(Flexor digitorum longus)

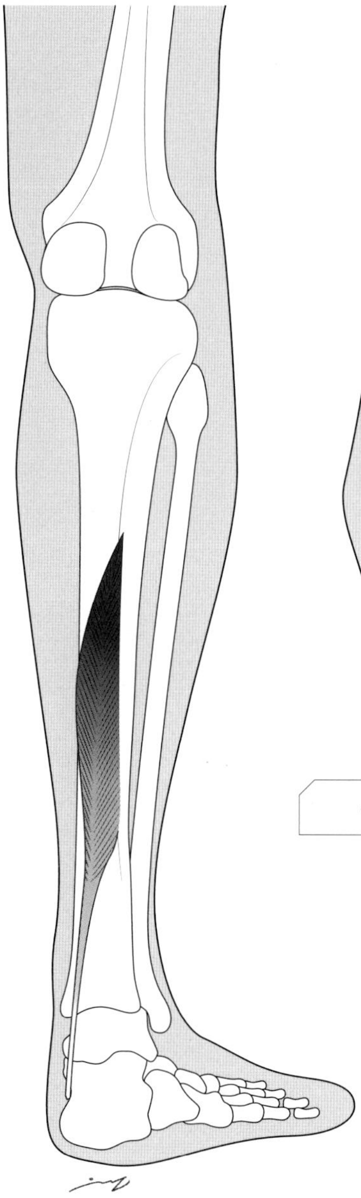

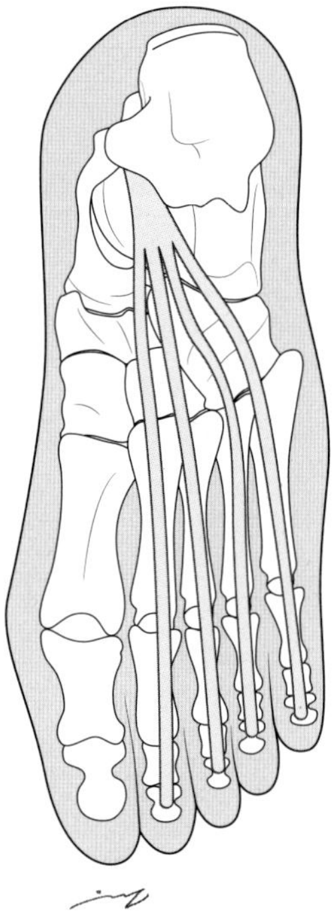

족저면 Plantar

후면 Posterior

기시 이는곳
경골 정강뼈 후면
Posterior tibia

정지 닿는곳
제 2-5 지 원위지절골 저측면 먼쪽발가락뼈 바닥면
Distal phalanges of 4 lateral toes on plantar surface

작용
- 제 2-5 지 원위지절간관절 굴곡 먼쪽발가락뼈사이관절 굽힘
  Flexion of 4 lateral toes at DIP joints
- 족관절 저측굴곡 보조
  Assists plantar flexion of ankle

신경지배
경골신경 정강신경
Tibial nerve (L5,S1)

촉지
원위 하퇴의 내측면
건 힘줄 Tendon은 후경골근건 바로 뒤쪽의 내과 안쪽복사뼈 Medial malleolus 주위 하퇴 하부의 내면에서 만져 볼 수 있다(다른 근육과 구별하기 위해 발가락 굴곡과 내번을 교대로 한다).

//////////////

이 근육은 앞의 Tom Dick and Harry에서 Dick에 해당된다. [후경골근 뒤정강근 Tibialis posterior, 장무지굴근 긴엄지굽힘근 Flexor hallucis longus 참조]. 장지굴근 긴발가락굽힘근 Flexor digitorum longus은 손의 심지굴근 깊은손가락굽힘근 Flexor digitorum profundus과 비교된다.

장무지굴근 긴엄지발가락굽힘근
(Flexor hallucis longus)

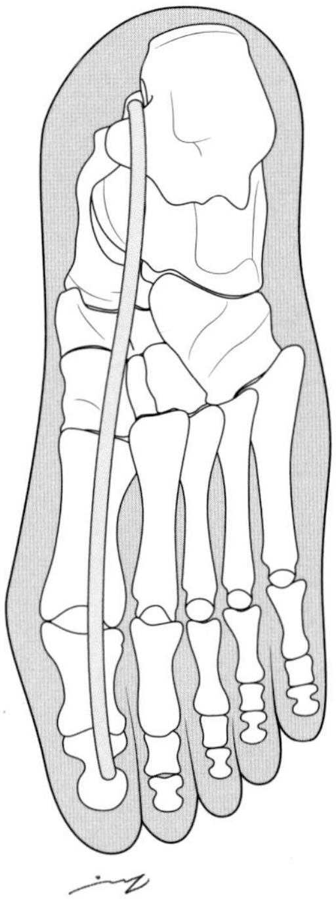

족저면 Plantar

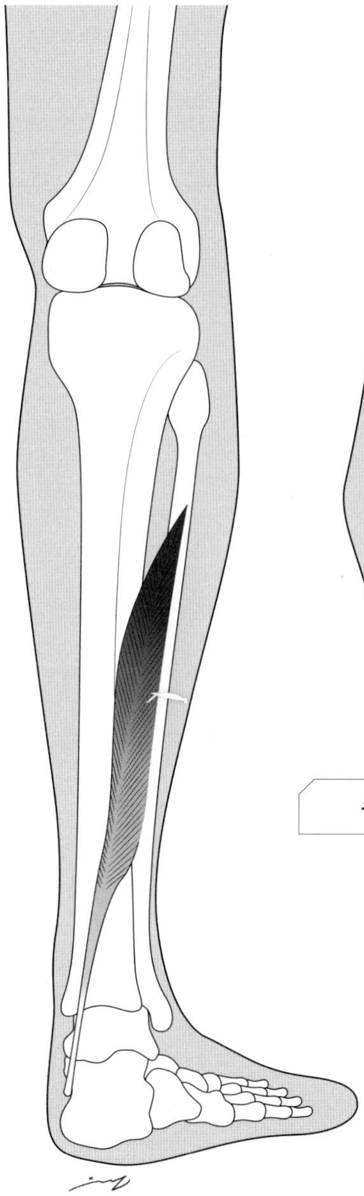

후면 Posterior

기시 이는곳

비골 종아리뼈 후면

Posterior fibula

정지 닿는곳

무지의 원위지절골 먼쪽발가락뼈(저측면)

Distal phalanx of great toe(plantar surface)

작용

- 무지 굴곡
  Flexion of great toes
- 족관절 저측굴곡 보조
  Assists plantar flexion of ankle

신경지배

경골신경 정강신경

Tibial nerve : L5, S1,2

촉지

장지굴근 긴발가락굽힘근 Flexor digitorum longus과 건 힘줄 Tendon을 구별하기는 쉽지 않지만 장지굴근건은 아킬레스건 발꿈치힘줄 Achilles tendon의 바로 내측 약간 깊은 곳에서 만져 볼 수 있다.

장무지굴근 긴엄지굽힘근 Flexor hallucis longus은 TOM, Dick and Harry에서 Harry에 해당된다(후경골근 **뒤정강근** Tibialis posterior, 장지굴근 **긴발가락굽힘근** Flexor digitorum longus 참조).

전경근 앞정강근
(Tibialis anterior)

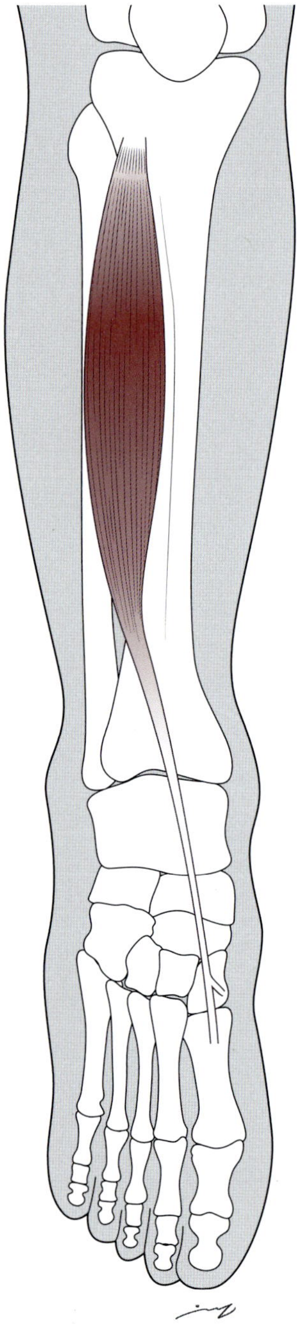

전면 Anterior

기시 이는곳

- 경골 정강뼈의 외측
  Lateral shaft of tibia
- 골간막 뼈사이막
  Interosseous membrane

정지 닿는곳

- 제 1 중족골 발허리뼈의 저부
  Base of 1st metatarsal
- 제 1 설상골 쐐기뼈
  First(medial)cuneiform

작용

- 족관절 배측굴곡 발목관절 발등굽힘
  Dorsiflexion of ankle
- 족부 내번 발 안쪽번짐
  Inversion of foot

신경지배

심비골신경 깊은종아리신경
Deep peroneal nerve(L4,5,S1)

촉지

- 근은 경골 정강뼈 Tibia의 전외측면 앞가쪽면에서 만져 볼 수 있다.
- 건 힘줄 Tendon은 발목의 전내측면 앞안쪽면 위에서 만져 볼 수 있다.

이 근육이 마비되면 하수족 **발처짐** Foot drop을 초래한다.

장무지신근 긴엄지폄근
(Extensor hallucis longus)

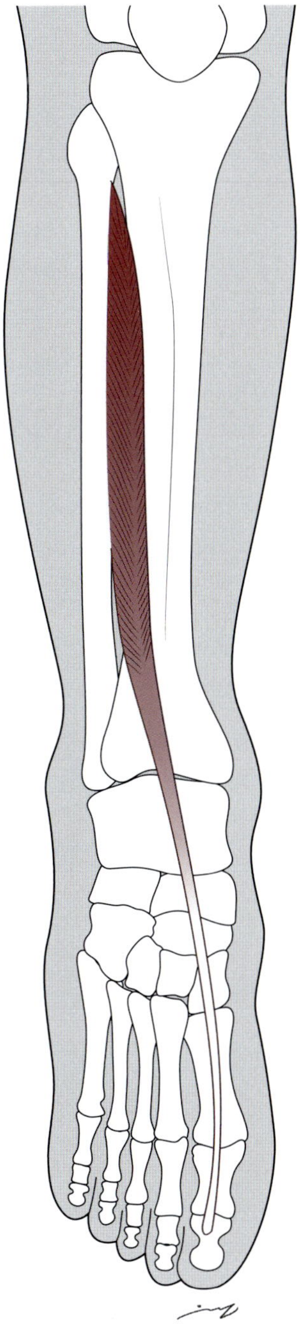

전면 Anterior

기시 이는곳

- 비골체 전면 종아리뼈몸체 앞면
  Anterior shaft of fibula
- 골간막 뼈사이막
  Interosseous membrane

정지 닿는곳

무지 원위지절골 저부 먼쪽발가락뼈 바닥
Base of distal phalanx of the great toe

작용

- 무지 신전 엄지발가락 폄
  Extension of greater toe
- 족관절 배측굴곡 보조 발목관절 발등굽힘 보조
  Assists dorsiflexion of ankle

신경

심비골신경 깊은종아리신경
Deep peroneal nerve(L4,5,S1)

촉지

건 힘줄 Tendon은 발목 전면의 전경근 앞정강근 Tibialis anterior 외측부에서 만져 볼 수 있으며, 엄지발가락에 인접한 발등에서도 만져 볼 수 있다.

이 근육은 손의 장무지신근 긴엄지폄근 Extensor pollicis longus과 비교되는 근육이다.

단지신근 짧은발가락폄근
(Extensor digitorum brevis)

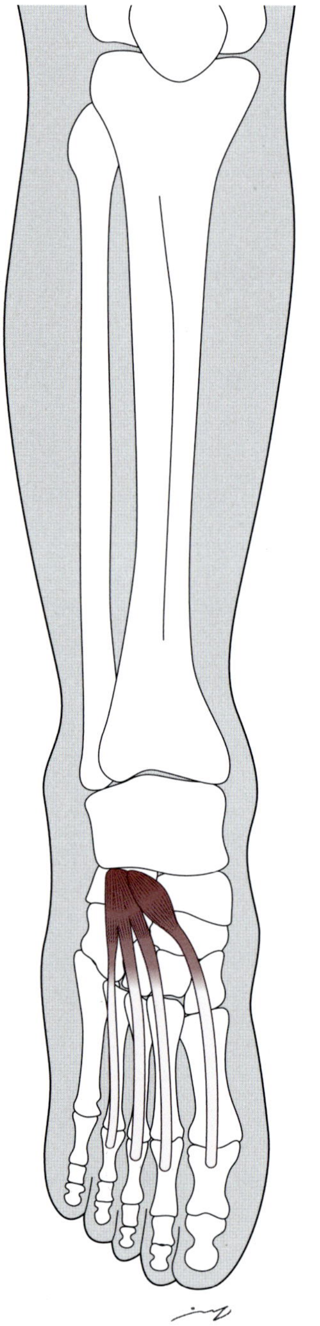

전면 Anterior

기시 이는곳

종골 전면 뒤꿈치뼈 앞면

Anterior calcaneus

정지 닿는곳

제 1-4 지 신근건막

Extensor expansion of 4 medial toes

작용

제 1-4 지 신전 보조

Assists extension of 4 medial toes

신경지배

심비골신경 깊은종아리신경

Deep peroneal nerve(L4,5,S1)

촉지

발목 앞쪽에서 외과 가쪽복사뼈 Lateral malleolus 방향의 약간 아래에서 만져 볼 수 있다.

//////////////

단지신근 **짧은발가락폄근** Extensor digitorum brevis 중 엄지발가락으로 가는 부분은 손의 단무지신근 **짧은엄지폄근** Extensor hallucis brevis과 비슷하다.

장지신근 긴발가락폄근
(Extensor digitorum longus)

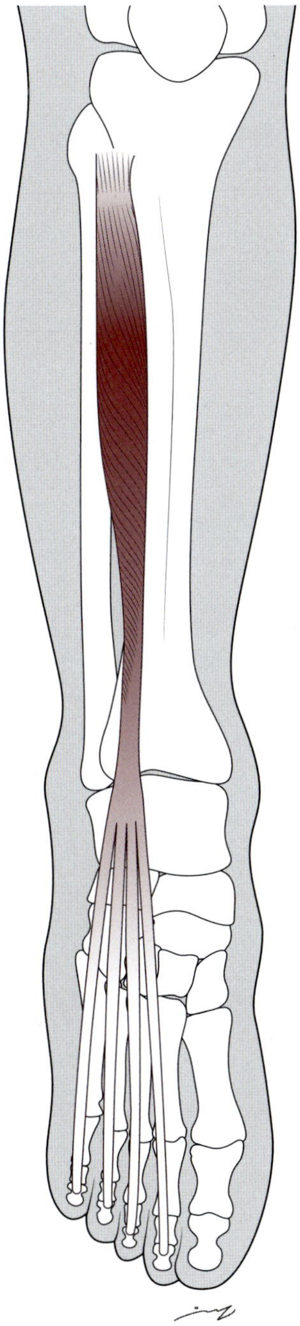

전면 Anterior

기시 이는곳

- 경골 정강뼈의 외측과 가쪽 관절융기
  Lateral condyle of tibia
- 비골 종아리뼈의 근위(몸쪽) 2/3
  Proximal 2/3 of anterior shaft of fibula

정지 닿는곳

- 제 2-5 지의 중위지절골 가운데발가락뼈
  2-5 Toe middle phalanges
- 제 2-5 지의 원위지절골 먼쪽발가락뼈
  2-5 Toe distal phalanges

작용

- 제 2-5 지 신전 폄
  2-5 Toe extension
- 족관절 배측굴곡 발목발등굽힘 보조
  Assists dorsiflexion of ankle

신경지배

심비골신경 깊은종아리신경
Deep peroneal nerve(L4,5,S1)

촉지

공통건 온힘줄 Common tendon은 발목 앞쪽에서 만져 볼 수 있으며, 장무지신근건 긴엄지폄근힘줄 Extensor hallucis longus tendon의 외측에 위치한다.
개별적인 건은 발등에서 만져 볼 수 있다.

//////////////.
발가락의 신전근은 손의 총지신근 Extensor digitorum communis과 비교되는 근육이다.

제 3 비골근 셋째종아리근
(Peroneus tertius)

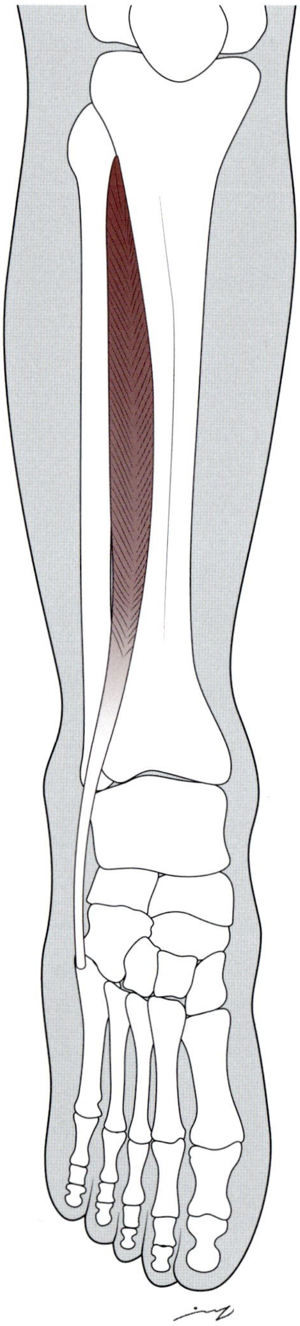

전면 Anterior

기시 이는곳

비골 종아리뼈 원위의 앞쪽면
Anterior distal fibula
(장지신근 긴발가락폄근 Extensor digitorum longus과 함께)

정지 닿는곳

제 5 중족골 발허리뼈 Base of 5th metatarsal 저부

작용

- 족부 외번 가쪽번짐
  Eversion of foot
- 배측굴곡 발등굽힘 보조
  Assists dorsiflexion

신경지배

심비골신경 깊은종아리신경
Deep peroneal nerve (L4,5,S1)

촉지

건은 제 5 중족골 발허리뼈 Metatarsal 저부에 해당되는 발등에서 만져 볼 수 있으며, 장지신근건 긴발가락폄근힘줄 Extensor digitorum longus tendon의 외측에 위치한다.

제 3 비골근은 발의 외측 가장자리를 들어서 발바닥이 지면에 편평하게 닿게 한다.

단비골근 짧은종아리근
(Peroneus brevis)

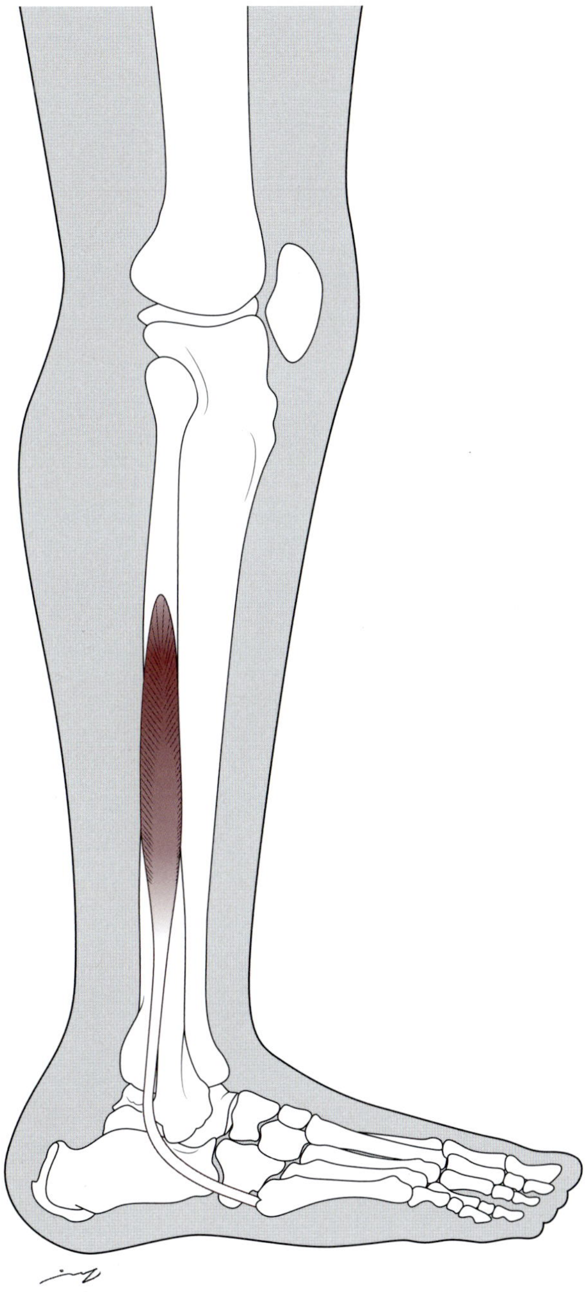

측면 Lateral

기시 이는곳
비골 종아리뼈 외측면(하 2/3)
Lateral shaft of fibula(lower 2/3)

정지 닿는곳
제 5 중족골 발허리뼈 저부
Base of 5th metatarsal

작용
- 족부 외번 가쪽번짐
  Eversion of foot
- 저측굴곡 발바닥굽힘 보조
  Assists plantar flexion of ankle

신경지배
천비골신경 얕은종아리신경
Superficial peroneal nerve(L4,5,S1)

촉지
건은 제 5 중족골 발허리뼈 Metatarsal의 근위단 몸쪽끝 Proximal end의 결절에 정지하는 발등외측에서 만져 볼 수 있다. 이것은 외과 Lateral malleolus에 가장 근접해 있으며 장비골근건 긴종아리근힘줄 Peroneus longus tendon보다 더 두드러져 있다.

울퉁불퉁한 길 평탄하지 않은 길에서 걷거나 뛸 때 내번근 Invertor과 외번근 Evertor이 작용하여 평형을 이루게 된다. 이 근육이 약해지면 발목을 삐기 쉽다.

장비골근 긴종아리근
(Peroneus longus)

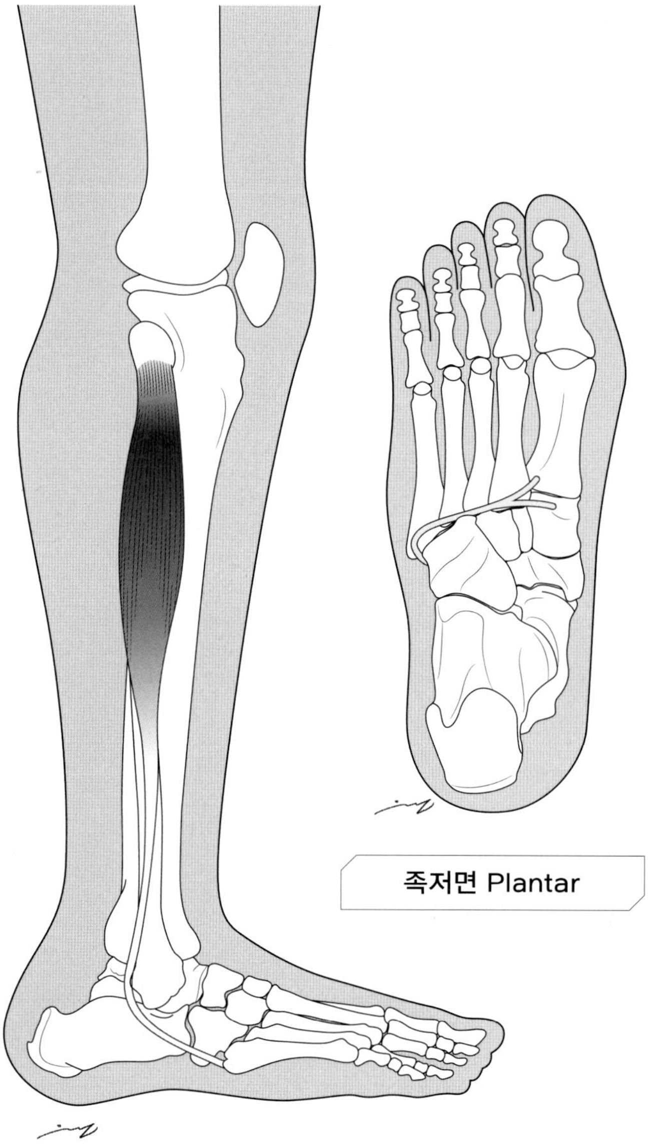

측면 Lateral

족저면 Plantar

기시 이는곳

비골 종아리뼈의 외측면(상 2/3)

Lateral shaft of fibula(lower 2/3)

정지 닿는곳

- 제 1 중족골 발허리뼈 저부
  Base of 1st metatarsal
- 제 1 설상골 쐐기뼈 저측면
  1st(medial) cuneiform(plantar surface)

작용

- 족부 외번 가쪽번짐
  Eversion of foot
- 족관절 저측굴곡 보조
  Assists plantar flexion of ankle

신경지배

천비골신경 얕은종아리신경

Superficial peroneal nerve(L4,5,S1)

촉지

하지의 외측면 상 1/2에서 만져 볼 수 있다.

건은 외과 가쪽복사뼈 Lateral malleolus 후부 바로 윗쪽에서 만져지며, 단비골근건 짧은종아리근힘줄 Peroneus brevis tendon의 약간 외측에 위치한다.

Peroneus라는 이름은 근육이 기시하는 뼈인 비골 Fibula의 그리스어이다. 장비골근은 발바닥을 가로질러 모지에 정지하는데 전경근건 **앞정강근힘줄** Tibialis anterior tendon과 만나서 하나가 된다.

발의 제 1 근육층
(Muscles of the foot layer 1)

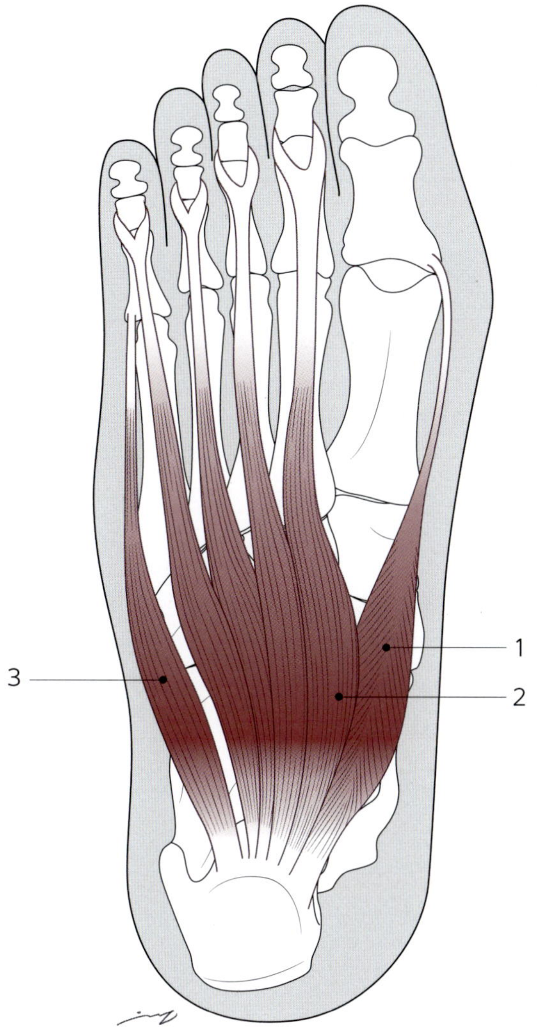

측면 Lateral

1. 무지외전근 엄지발가락벌림근 Abdductor hallucis
2. 단지굴근 짧은발가락굽힘근 Flexor digitorum brevis
3. 소지외전근 새끼발가락벌림근 Abductor digiti minimi

1. 무지외전근 엄지발가락벌림근 Abductor hallucis

기시 이는곳

종골 발꿈치뼈 Calcaneus

정지 닿는곳

무지 기절골 첫마디뼈 저부

Base of proximal phalanx of great toe

작용

무지 중족지절관절 엄지 발허리발가락관절 굴곡 굽힘, 외전 벌림

Flexion, abduction of great toe at MP joint

신경지배

내측족저신경 안쪽발바닥신경 Medial plantar nerve (L4,5)

촉지

만져 볼 수 없다.

손의 단무지외전근 짧은엄지벌림근 Abductor pollicis brevis과 비교된다.

2. 단지굴근 짧은발가락굽힘근 Flexor digitorum brevis

기시 이는곳

종골 발꿈치뼈 Calcaneus

정지 닿는곳

제 2-5 지 중위지절골 가운데발가락뼈 저부 Middle phalanges of 4 lateral toes

작용

제 2-5 지 근위지절간관절 몸쪽발가락뼈사이관절 굴곡 굽힘

Flexion of PIP joints of 4 lateral toes

신경지배

내측족저신경 안쪽발바닥신경 Medial plantar nerve (L4,5)

촉지

만져 볼 수 없다.

전완 앞팔 Forearm의 천지굴근 얕은발가락굽힘근 Flexor digitorum superficialis과 비교된다.

3. 소지외전근 새끼발가락벌림근 Abductor digiti minimi

기시 이는곳

종골 발꿈치뼈 Calcaneus

정지 닿는곳

소지 근위지절골 몸쪽발가락뼈 저부 Base of proximal phalanx of little toe

작용

소지 중위지절골 가운데발가락뼈 굴곡 굽힘, 외전 벌림

Flexion, abduction of little toe at MP joint

신경지배

외측족저신경 바깥쪽발바닥신경 Lateral plantar nerve (S1,2)

촉지

만져 볼 수 없다.

발의 제 2 근육층
(Muscles of the foot layer 2)

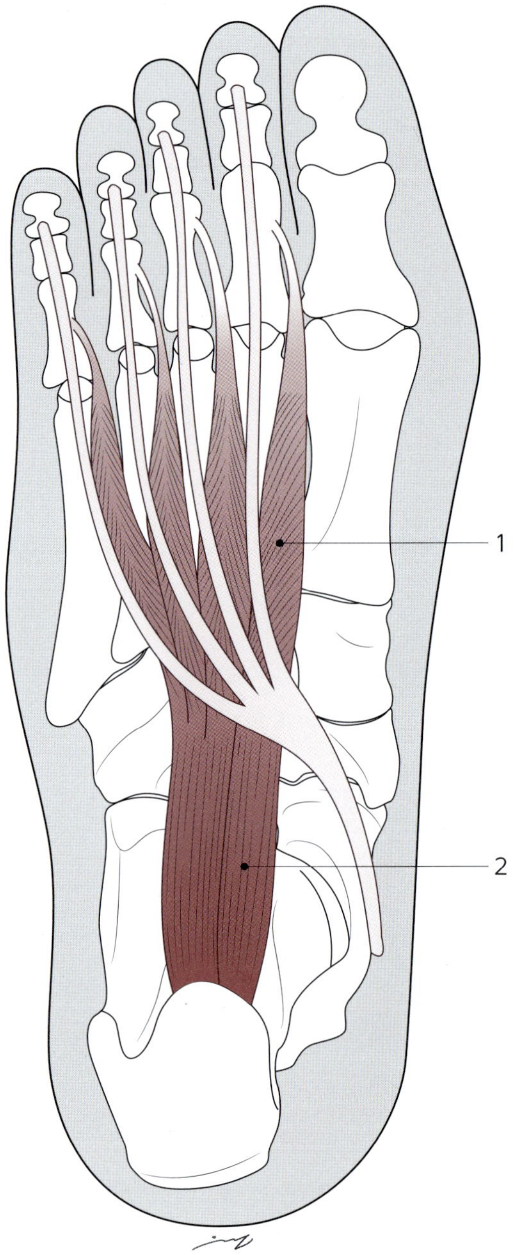

족저면 Planter

1. 충양근 벌레근 Lumbricals

기시 이는곳

장지굴근건 긴발가락굽힘근힘줄

Tendons of flexor digitorum longus

정지 닿는곳

제 2-5 지 신근건막 Extensor expansion to 4 lateral toes

작용

- 중족지절관절 발허리발가락 관절 굴곡 굽힘 Flexion of MP joints
- 근위지절간관절 몸쪽발가락뼈사이관절, 원위지절간관절 먼쪽발가락뼈사이관절 신전

  Extension of DIP and PIP joints

신경지배

- 제 1 충양근 벌레근 - 내측족저신경 안쪽발바닥신경

  1st : Medial plantar nerve (L4,5)
- 제 2,3,4 충양근 벌레근 - 외측족저신경 가쪽발바닥신경

  2nd, 3rd, 4th : lateral plantar nerve (S1,2)

2. 족저방형근 발바닥네모근 Quadratus plantae

기시 이는곳

종골 발꿈치뼈 Calcaneus

정지

장지굴근건 긴발가락굽힘근힘줄 Tendons of flexor digitorum longus

작용

원위지절간관절에서 장지굴근 긴발가락굽힘근 굴곡 굽힘 보조

Assists flexor digitorum longus in flexion of DIP joints

신경지배

외측족저신경 가쪽발바닥신경 Lateral plantar nerve (S1,2)

//////////////

이 근육은 손에 있는 근육 중 닮은 것이 없다.

발의 제 3 근육층
(Muscles of the foot layer 3)

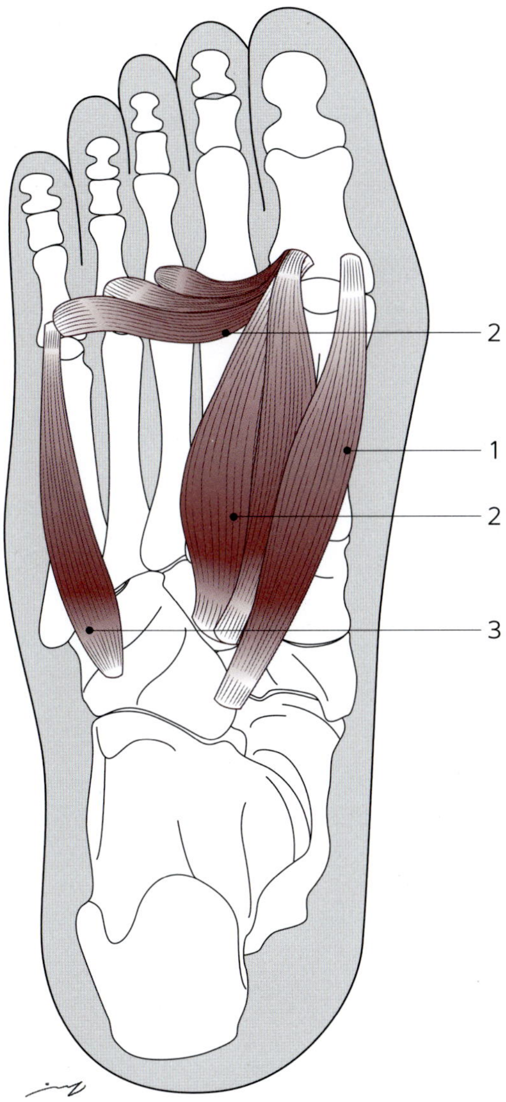

족저면 Plantar

1. 단무지굴근 짧은엄지발가락굽힘근 Flexor hallucis brevis

기시 이는곳
무지 중족골 저부
Base of metatarsal of great toe

정지 닿는곳
무지 기절골 저부
Base of proximal phalanx of great toe

작용
무지의 중족지절관절 굴곡 Flexion of MP joint(great toe)

신경지배
내측족저신경(제 4,5 요수신경, 제 1 천수신경)
Medial plantar nerve(L4,5,S1)

//////////////
이 근육은 2개의 머리를 가지고 있다. 손의 단무지굴근과 비교

2. 무지내전근 엄지모음근 Adductor hallucis

기시 이는곳
- 사두 - 제 2,3 중족골 저부
  Oblique : Base of 2nd, 3rd metatarsals
- 횡두 - 제 3-5 중족지절관절낭
  Transverse : 3rd, 4th, 5th MP joint capsules

정지 닿는곳
무지 근위지절골 저부 Base of proximal phalanx of great toe

작용
무지 내전, 굴곡 Adduction, flexion of great toe

신경지배
외측족저신경(제 1,2 천수신경) Lateral plantar nerve(S1,2)

//////////////
손의 무지내전근 Adductor pollicis과 비교

3. 단소지굴근 짧은새끼발가락굽힘근 Flexor digiti minimi brevis

기시 이는곳
입방골, 제 5 지 중족골 저부 Cuboid and base 5th metatarsal

정지 닿는곳
제 5 지 기절골 저부 Base of proximal phalanx of 5th toe

작용
중족지절관절 굴곡 Flexion of MP joint

신경지배
외측족저신경 Lateral plantar nerve(S1,2)

발의 제 4 근육층
(Muscles of the foot layer 4)

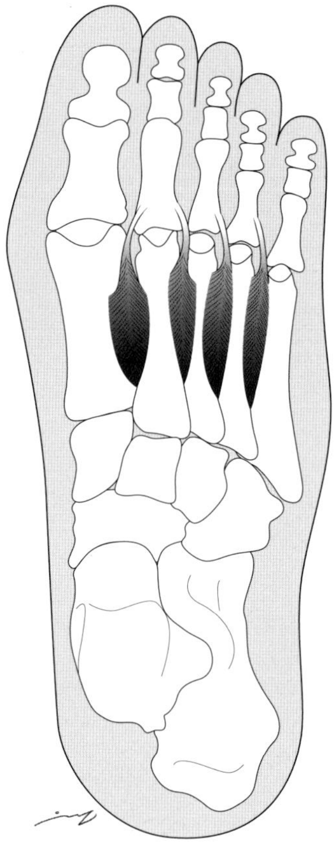

1

족배면 Dorsal

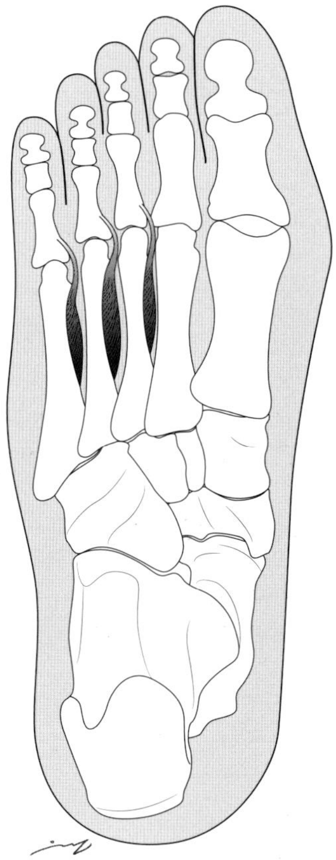

2

족저면 Plantar

1. 4개의 배측골간근 발등쪽발가락뼈사이근
Dorsal interossei(4)

기시 이는곳
중족골들의 마주 보는 면 Adjacent metatarsals

정지 닿는곳
제 2-4 족지 신근건막
Extensor expansion of 2nd, 3rd, 4th toes

작용
제 2-4 족지 외전 벌림
Abduction of 2nd, 3rd, 4th toes

신경지배
외측족저신경(제 1,2 천수신경)
Lateral plantar nerve(S1,2)

2. 3개의 저측골간근 발바닥쪽뼈사이근
Plantar interossei(3)

기시 이는곳
제 3-5 족지 중족골의 내측면
Medial side of 3rd, 4th, 5th metatarsal

정지 닿는곳
제 3-5 족지 신근건막
Extensor expansion to 3 lateral toes

작용
제 3-5 족지 내전 모음

신경지배
외측족저신경(제 1,2 천수신경)
Lateral plantar nerve(S1,2)

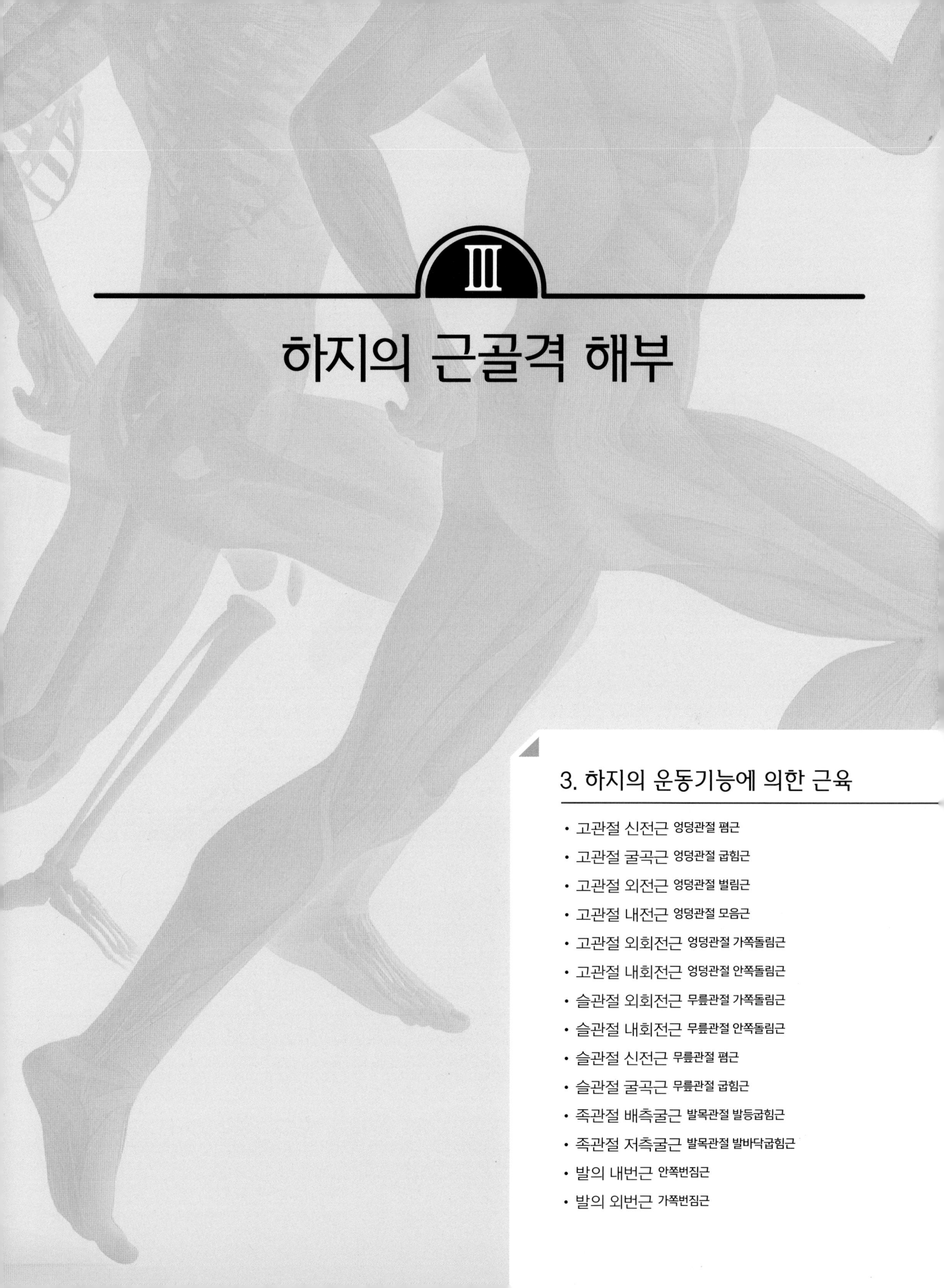

Ⅲ

하지의 근골격 해부

3. 하지의 운동기능에 의한 근육

- 고관절 신전근 엉덩관절 폄근
- 고관절 굴곡근 엉덩관절 굽힘근
- 고관절 외전근 엉덩관절 벌림근
- 고관절 내전근 엉덩관절 모음근
- 고관절 외회전근 엉덩관절 가쪽돌림근
- 고관절 내회전근 엉덩관절 안쪽돌림근
- 슬관절 외회전근 무릎관절 가쪽돌림근
- 슬관절 내회전근 무릎관절 안쪽돌림근
- 슬관절 신전근 무릎관절 폄근
- 슬관절 굴곡근 무릎관절 굽힘근
- 족관절 배측굴근 발목관절 발등굽힘근
- 족관절 저측굴근 발목관절 발바닥굽힘근
- 발의 내번근 안쪽번짐근
- 발의 외번근 가쪽번짐근

고관절 신전근 엉덩관절 폄근
(Extensors of the hip)

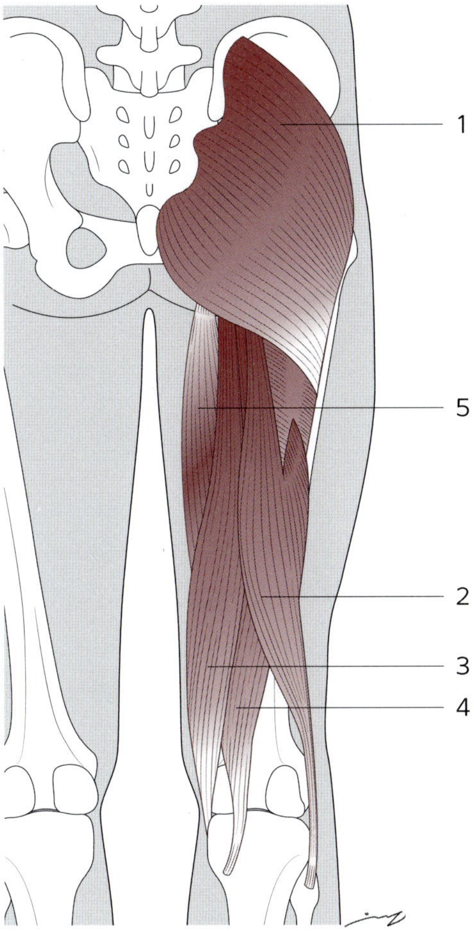

1. 대둔근 큰볼기근 Gluteus maximus
2. 대퇴이두근 넙다리두갈래근 Biceps femoris
3. 반건양근 반힘줄모양근 Semitendinosus
4. 반막양근 반막모양근 Semimembranosus
5. 대내전근 큰모음근 Adductor magnus

후면 Posterior

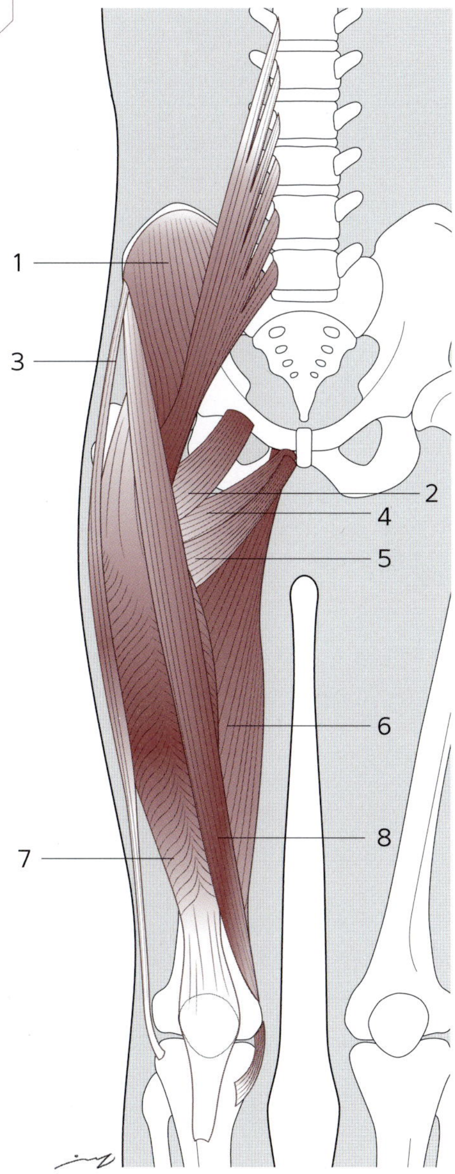

전면 Anterior

고관절 굴곡근 엉덩관절 굽힘근
(Flexors of the hip)

1. 장요근 엉덩허리근 Iliopsoas
2. 치골근 두덩근 Pectineus
3. 대퇴근막장근 넙다리근막긴장근 Tensor fascia latae
4. 단내전근 짧은모음근 Adductor brevis
5. 장내전근 긴모음근 Adductor longus
6. 대내전근 큰모음근 Adductor magnus
7. 대퇴직근 넙다리곧은근 Rectus femoris
8. 봉공근 넙다리빗근 Sartorius

고관절 외전근 엉덩관절 벌림근
(Abductors of the hip)

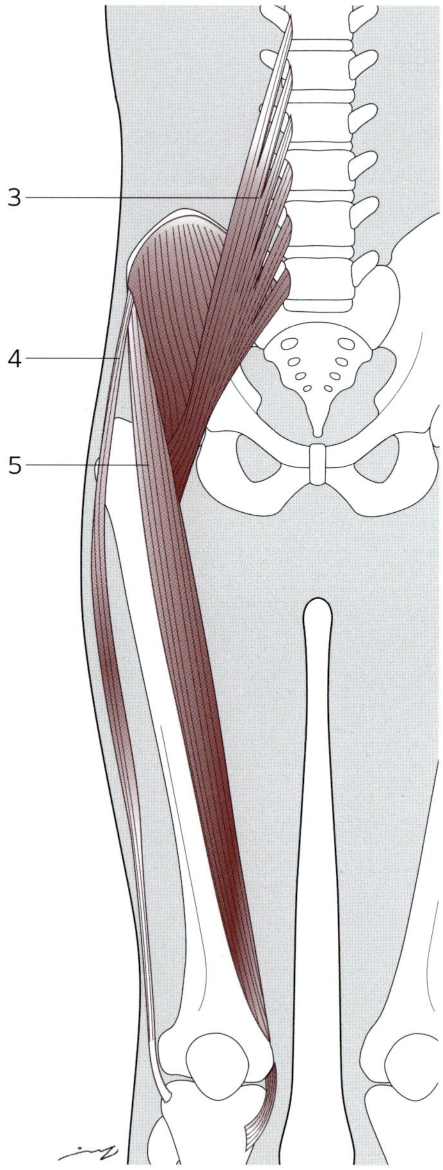

전면 Anterior

1. 중둔근 중간볼기근 Gluteus medius
2. 소둔근 작은볼기근 Gluteus minimus
3. 장요근 엉덩허리근 Iliopsoas
4. 대퇴근막장근 넙다리근막긴장근 Tensor fascia latae
5. 봉공근 넙다리빗근 Sartorius

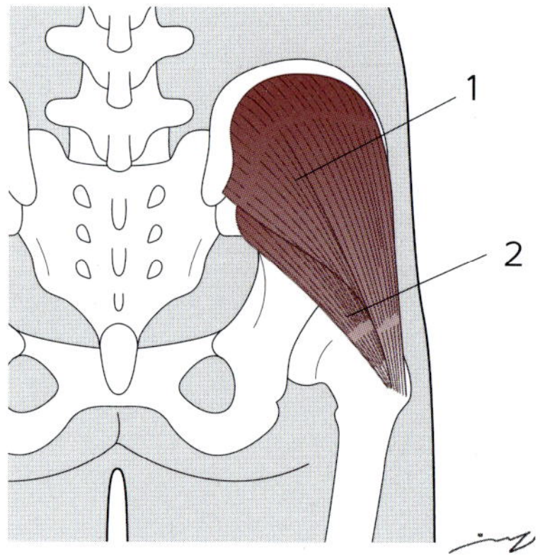

후면 Posterior

고관절 내전근 엉덩관절 모음근
(Adductors of the hip)

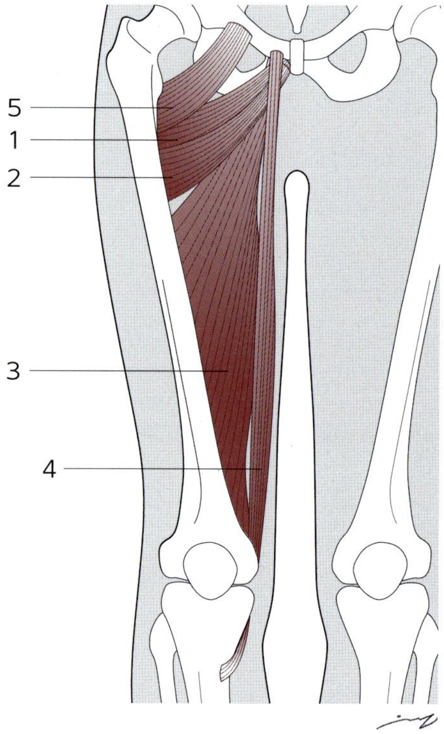

전면 Anterior

1. 단내전근 짧은모음근 Adductor brevis
2. 장내전근 긴모음근 Adductor longus
3. 대내전근 큰모음근 Adductor magnus
4. 박근 두덩정강근 Gracilis
5. 치골근 두덩근 Pectineus

고관절 외회전근 엉덩관절 가쪽돌림근
(Lateral(external) rotators of the hip)

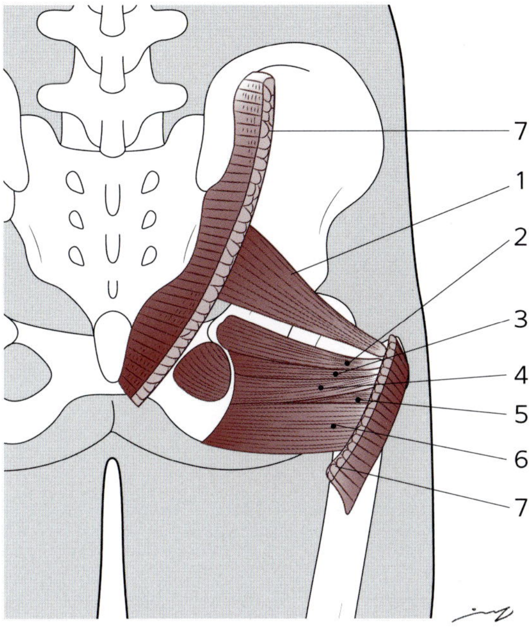

후면 Posterior

1. 이상근 엉덩구멍근 Piriformis
2. 상쌍자근 위쌍둥이근 Gemellus superior
3. 내폐쇄근 속폐쇄근 Obturator internus
4. 하쌍자근 아래쌍둥이근 Gemellus inferior
5. 외폐쇄근 바깥폐쇄근 Obturator externus
6. 대퇴방형근 넙다리네모근 Quadratus femoris
7. 대둔근 큰볼기근 Gluteus maximus
8. 장요근 엉덩허리근 Iliopsoas
   (표시하지 않았다.)

고관절 내회전근 엉덩관절 안쪽돌림근
(Medial(internal) rotators of the hip)

1. 중둔근 중간볼기근 Gluteus medius
2. 소둔근 작은볼기근 Gluteus minimus
3. 대퇴근막장근 넙다리근막긴장근 Tensor fascia latae
4. 치골근 두덩근 Pectineus
5. 장내전근 긴모음근 Adductor longus
6. 단내전근 짧은모음근 Adductor brevis
7. 대내전근 큰모음근 Adductor magnus

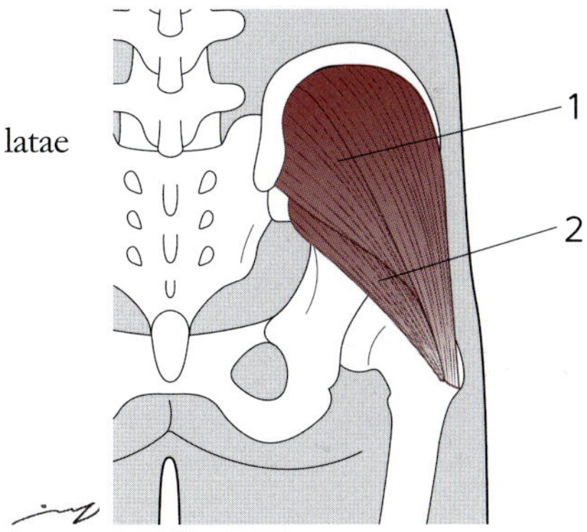

후면 Posterior

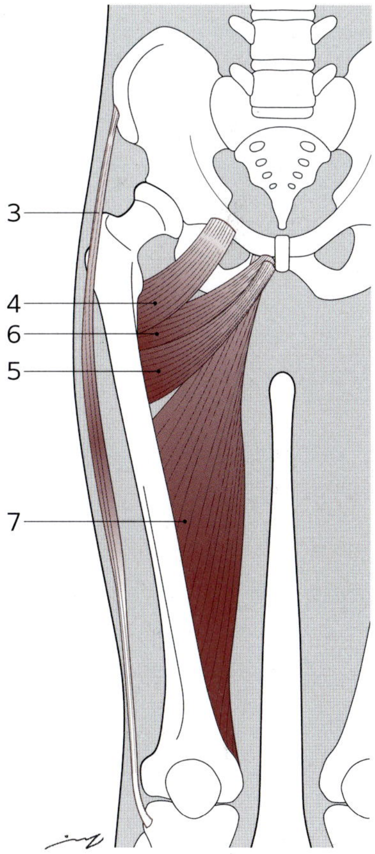

전면 Anterior

슬관절 외회전근 무릎관절 가쪽돌림근

(Lateral(external) rotators of the knee)

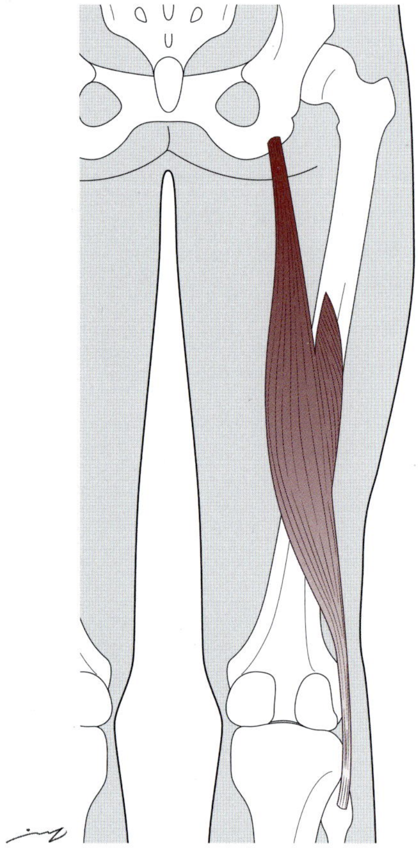

대퇴이두근 넙다리두갈래근 Biceps femoris

후면 Posterior

슬관절 내회전근 무릎관절 안쪽돌림근

(Medial(internal) rotators of the knee)

1. 반건양근 반힘줄모양근 Semitendinosus
2. 반막양근 반막모양근 Semimembranosus
3. 슬와근 오금근 Popliteus
4. 박근 두덩정강근 Gracilis
5. 봉공근 넙다리빗근 Sartorius

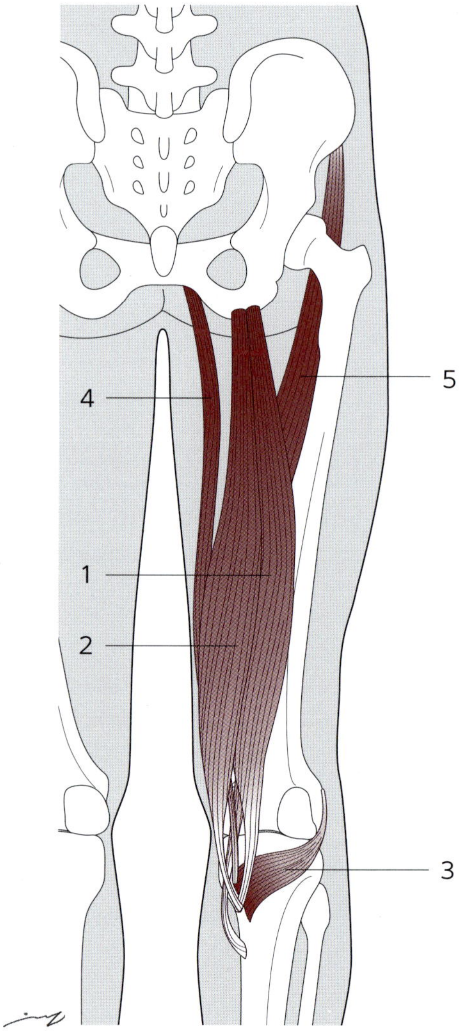

후면 Posterior

슬관절 신전근 무릎관절 폄근
(Extensors of the knee)

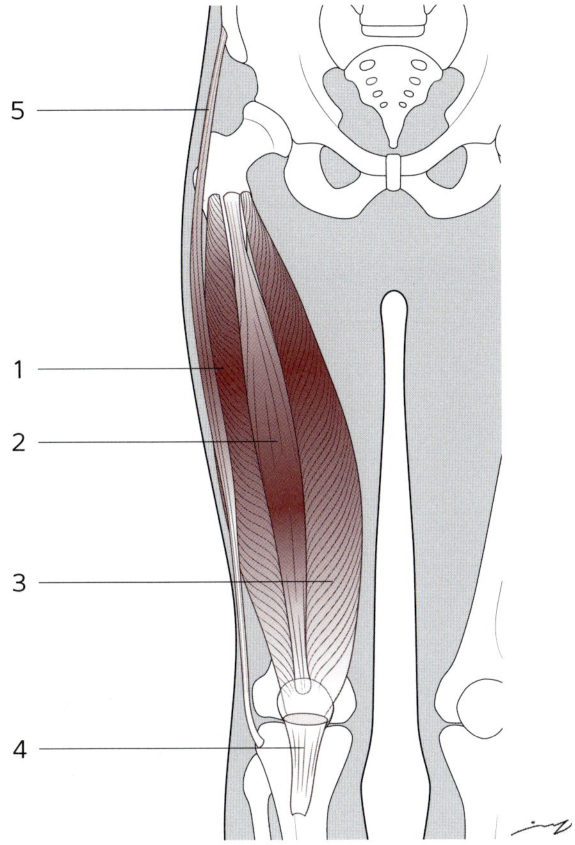

전면 Anterior

1. 외측광근 가쪽넓은근 Vastus lateralis
2. 중간광근 중간넓은근 Vastus intermedius
3. 내측광근 안쪽넓은근 Vastus medialis
4. 대퇴직근 넙다리곧은근 Rectus femoris
5. 대퇴근막장근 넙다리근막긴장근 Tensor fascia latae

슬관절 굴곡근 무릎관절 굽힘근
(Flexors of the knee)

1. 대퇴이두근 넙다리두갈래근 Biceps femoris
2. 반건양근 반힘줄모양근 Semitendinosus
3. 반막양근 반막모양근 Semimembranosus
4. 봉공근 넙다리빗근 Sartorius
5. 박근 두덩정강근 Gracilis
6. 비복근 장딴지근 Gastrocnemius
7. 족척근 장딴지빗근 Plantaris
8. 슬와근 오금근 Popliteus
(150쪽 그림)

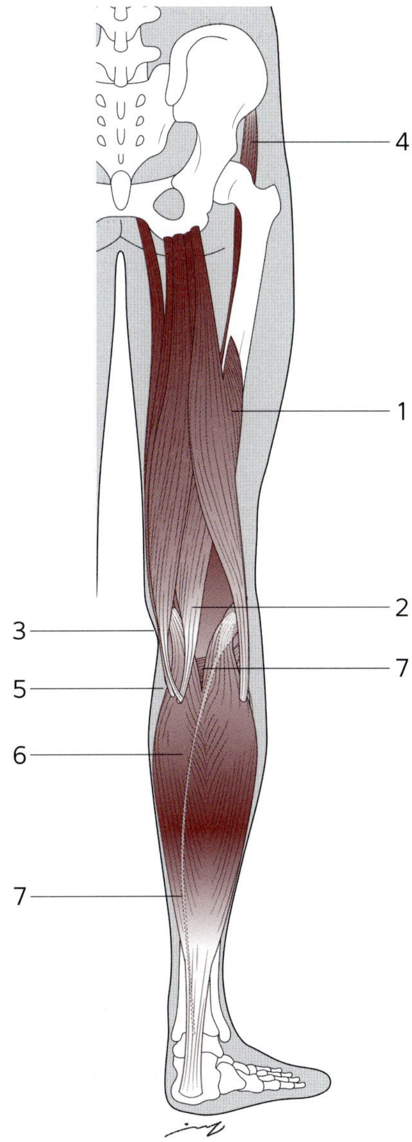

후면 Posterior

족관절 배측굴근 발목관절 발등굽힘근
(Dorsiflexors of the ankle)

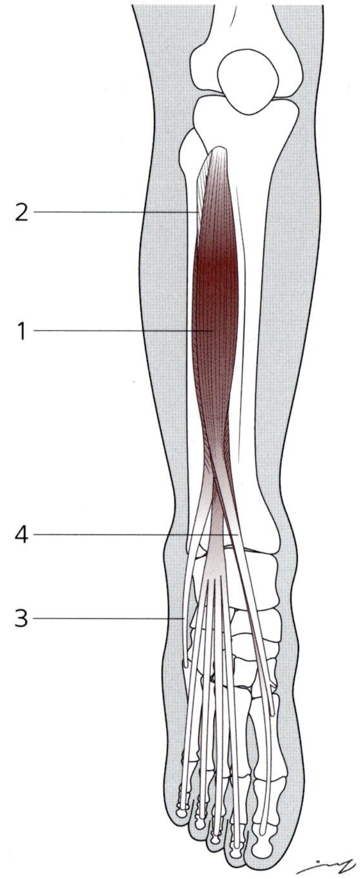

1. 전경골근 앞정강근 Tibialis anterior
2. 장지신근 긴발가락폄근 Extensor digitorum longus
3. 제 3 비골근 셋째종아리근 Peroneus tertius
4. 장무지신근 긴엄지폄근 Extensor hallucis longus

전면 Anterior

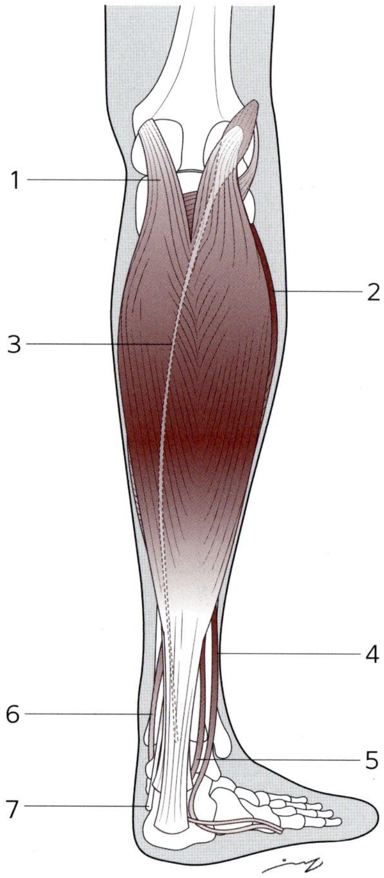

후면 Posterior

족관절 저측굴근 발목관절 발바닥굽힘근
(Plantar flexors of the ankle)

1. 비복근 장딴지근 Gastrocnemius
2. 넙치근 가자미근 Soleus
3. 족척근 장딴지빗근 Plantaris
4. 장비골근 긴종아리근 Peroneus longus
5. 단비골근 짧은종아리근 Peroneus brevis
6. 후경골근 뒤정강근 Tibialis posterior
7. 장무지굴근 긴엄지굽힘근 Flexor hallucis longus
8. 장지굴근 긴발가락굽힘근 Flexor digitorum longus (152쪽 그림)

발의 내번근 안쪽번짐근
(Invertors of the foot)

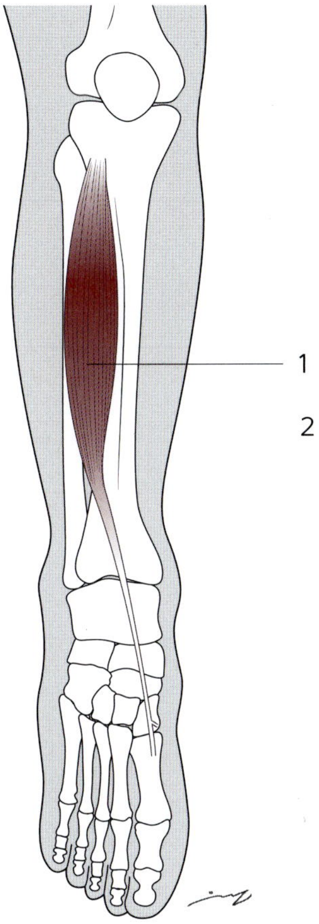

전면 Anterior

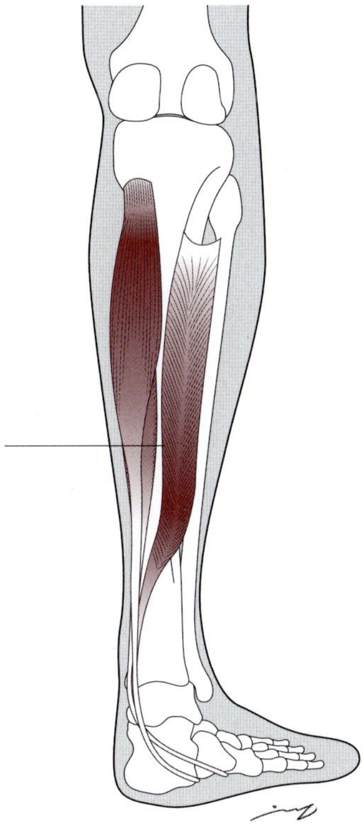

후면 Posterior

1. 전경근 앞정강근 Tibialis anterior
2. 후경근 뒤정강근 Tibialis posterior

발의 외번근 가쪽번짐근
(Evertors of the foot)

1. 제 3 비골근 셋째종아리근 Peroneus tertius
2. 장비골근 긴종아리근 Peroneus longus
3. 단비골근 짧은종아리근 Peroneus brevis

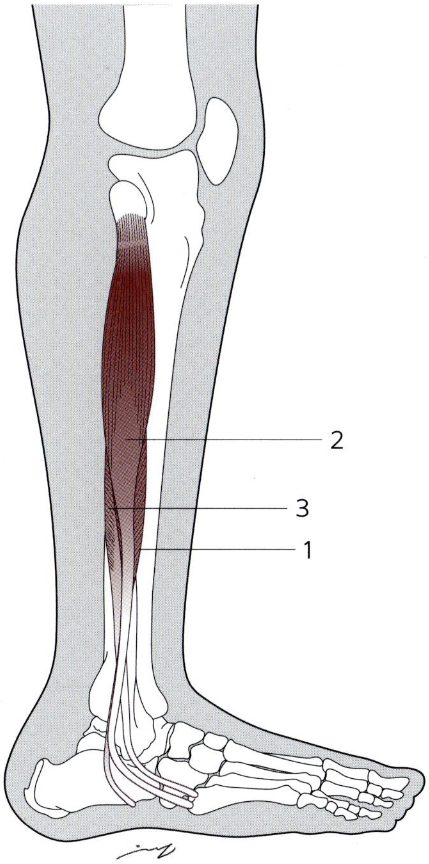

후면 Posterior

Ⅲ

하지의 근골격 해부

4. 하지를 지배하는 신경

- 요천신경총 허리엉치신경얼기
- 폐쇄신경
- 대퇴신경 넙다리신경
- 좌골신경 궁둥신경
- 총비골신경 온종아리신경
  천비골신경 얕은종아리신경
  심비골신경 깊은종아리신경
- 경골신경 정강신경
- 하지의 피부지배영역

요천신경총 허리엉치신경얼기
(Lumbosacral plexus)

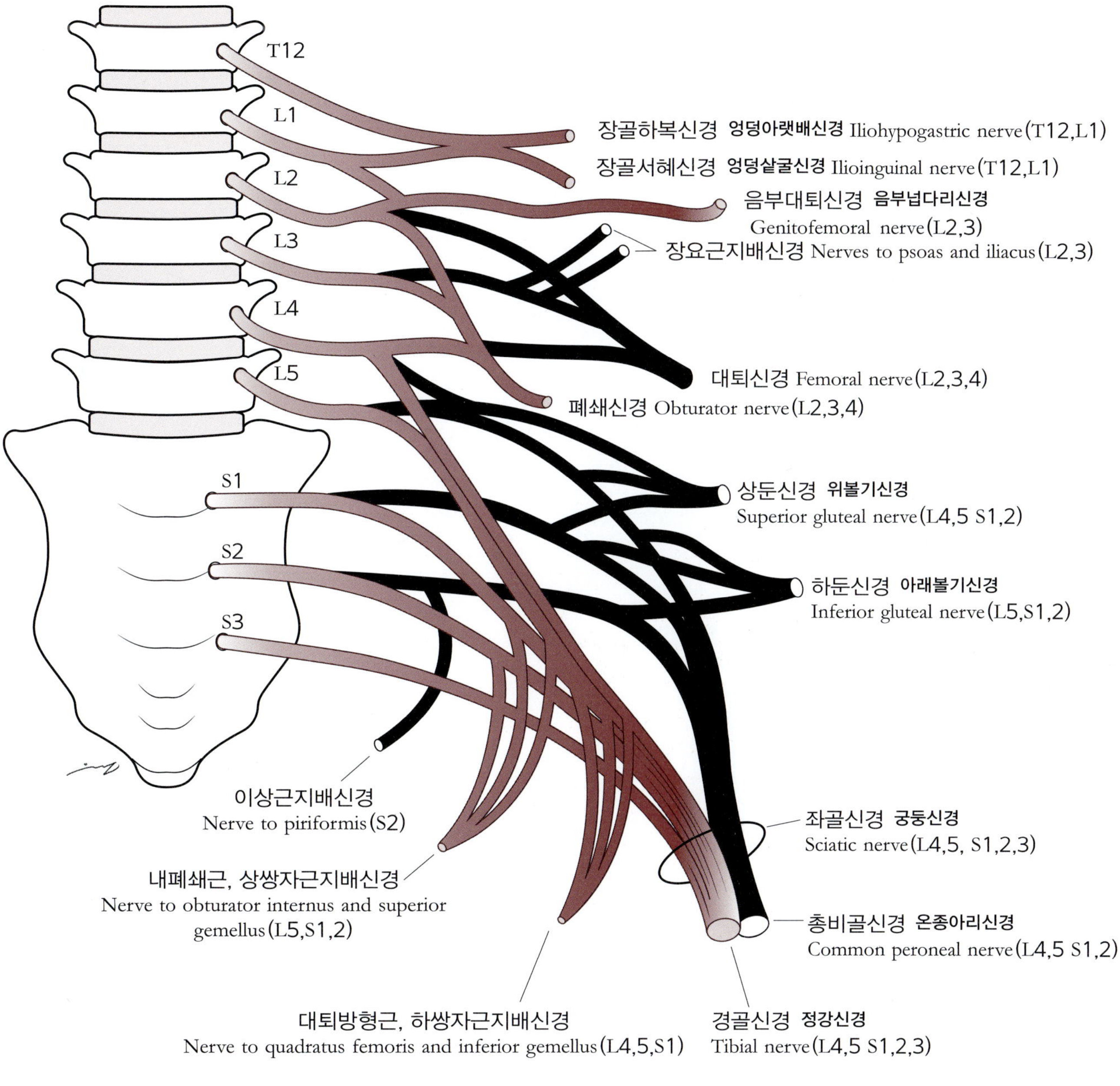

전면 Anterior

폐쇄신경
(Obturator nerve)

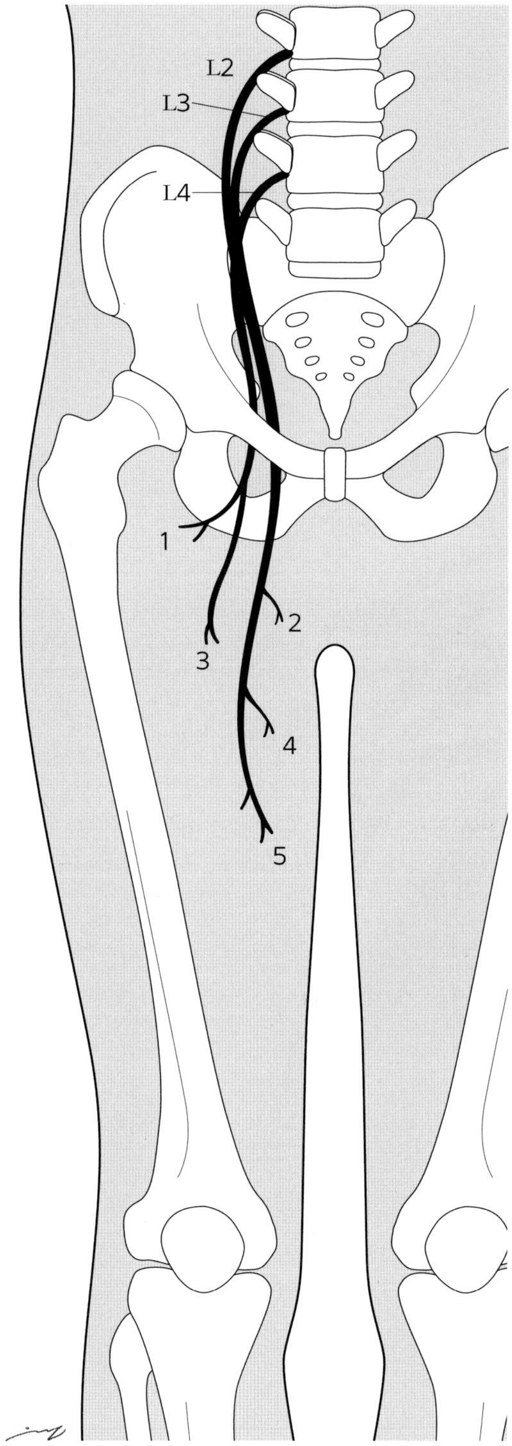

1. 외폐쇄근 바깥폐쇄근 Obturator externus
2. 단내전근 짧은모음근 Adductor brevis
3. 대내전근 큰모음근 Adductor magnus
4. 장내전근 긴모음근 Adductor longus
5. 박근 두덩정강근 Gracilis

전면 Anterior

대퇴신경 넙다리신경
(Femoral nerve)

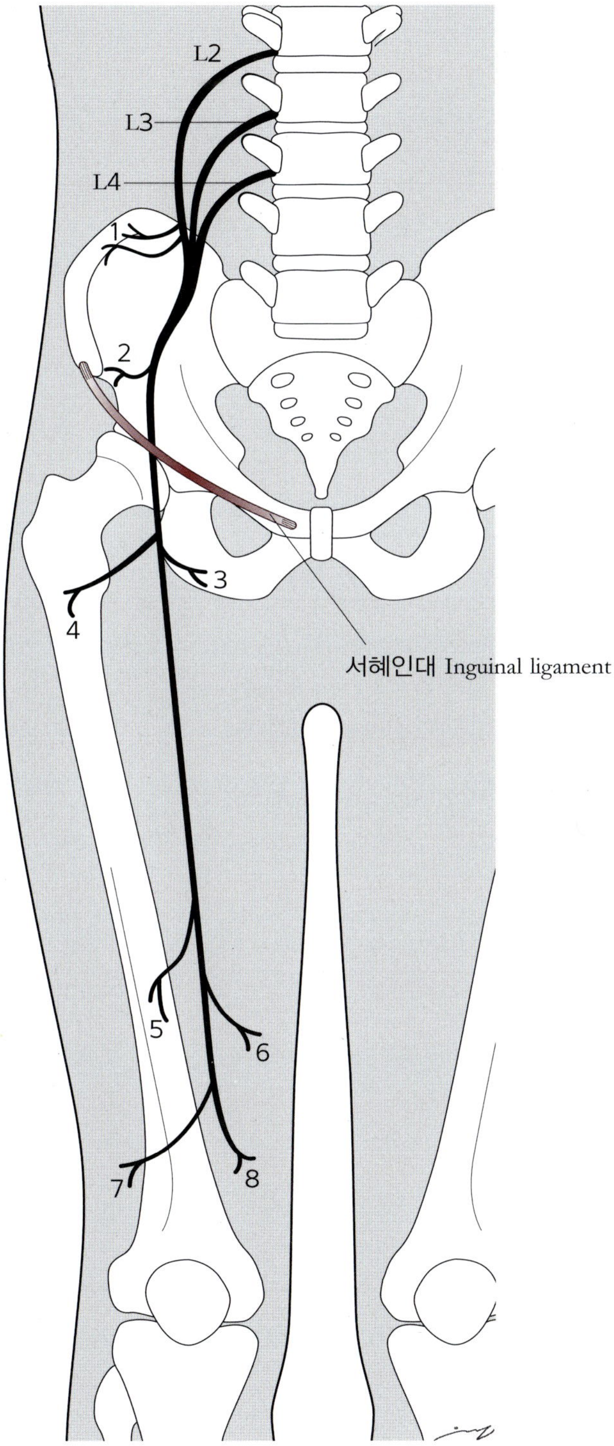

1. 요근 허리근 Psoas
2. 장골근 엉덩근 Iliacus
3. 치골근 두덩근 Pectineus
4. 봉공근 넙다리빗근 Sartorius
5. 대퇴직근 넙다리곧은근 Rectus femoris
6. 내측광근 안쪽넓은근 Vastus medialis
7. 외측광근 가쪽넓은근 Vastus lateralis
8. 중간광근 중간넓은근 Vastus intermedius

전면 Anterior

좌골신경 궁둥신경
(Sciatic nerve)

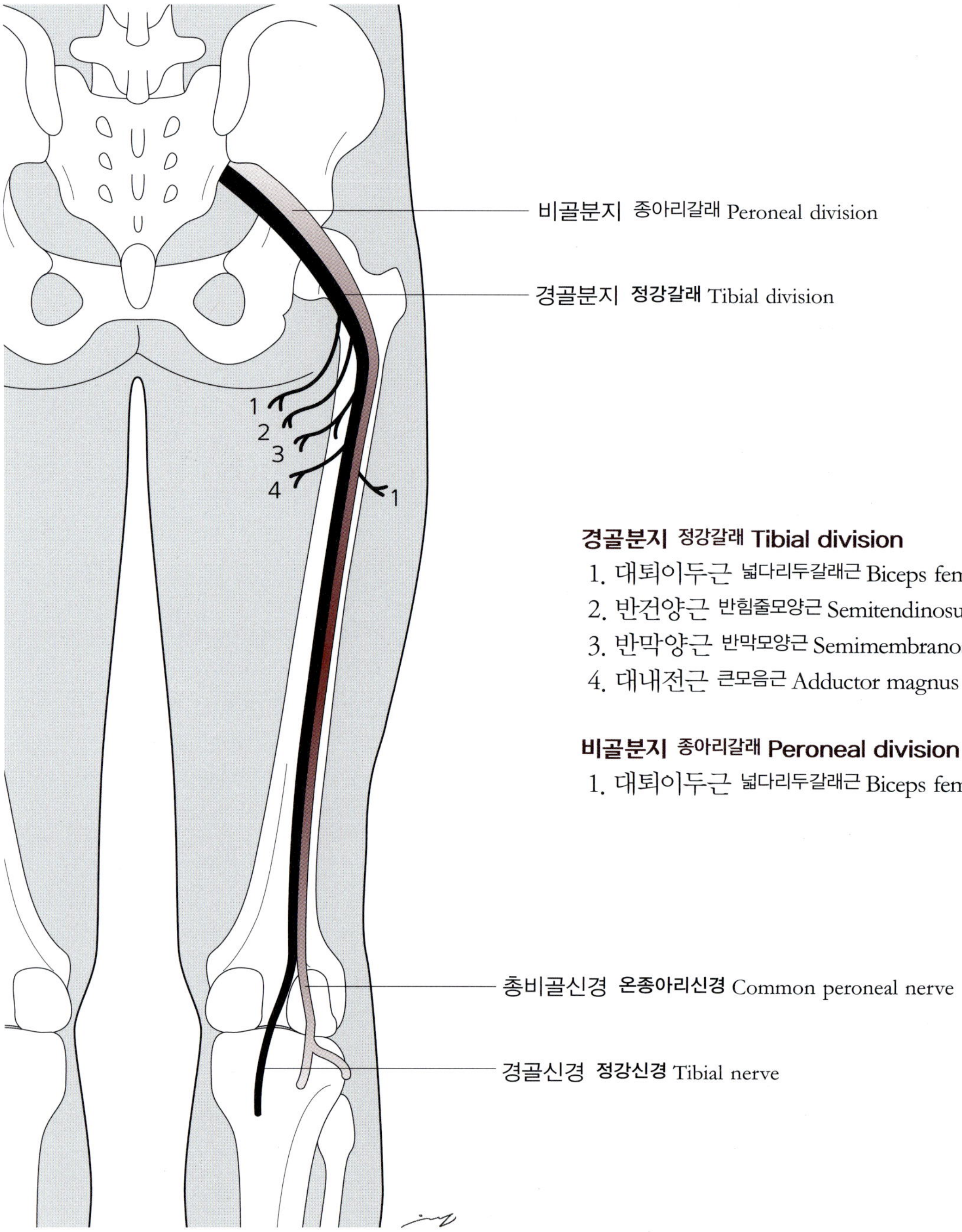

경골분지 정강갈래 **Tibial division**

1. 대퇴이두근 넓다리두갈래근 Biceps femoris (long head)
2. 반건양근 반힘줄모양근 Semitendinosus
3. 반막양근 반막모양근 Semimembranosus
4. 대내전근 큰모음근 Adductor magnus

비골분지 종아리갈래 **Peroneal division**

1. 대퇴이두근 넓다리두갈래근 Biceps femoris (short head)

후면 Posterior

총비골신경 온종아리신경 : 천비골신경 얕은종아리신경 , 심비골신경 깊은종아리신경
(Common peroneal nerve : superficial, deep)

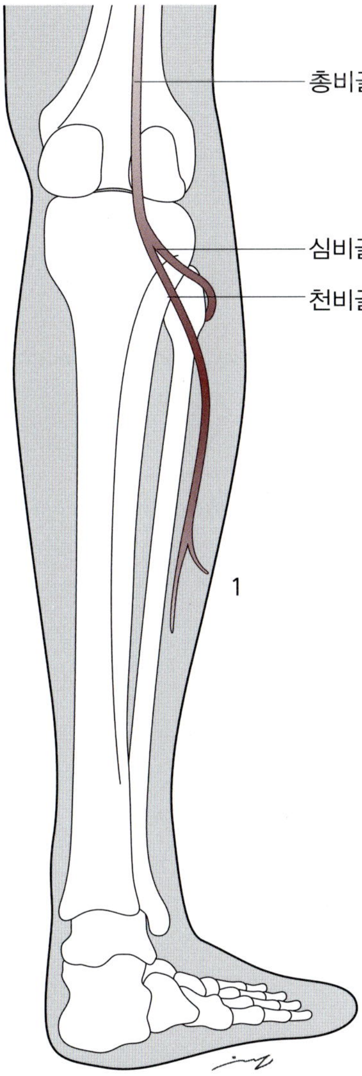

후면 Posterior

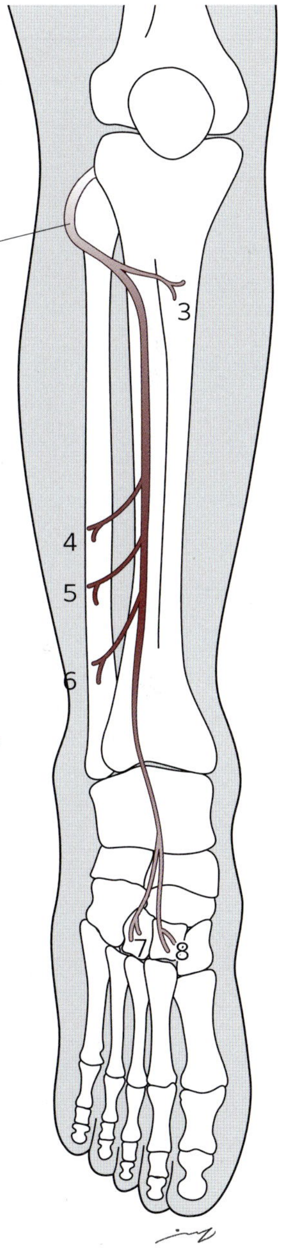

전면 Anterior

천비골신경 얕은종아리신경 Superficial peroneal nerve

1. 장비골근 긴종아리근 Peroneus longus
2. 단비골근 짧은종아리근 Peroneus brevis

심비골신경 깊은종아리신경 Deep peroneal nerve

3. 전경근 앞정강근 Tibialis anterior
4. 장지신근 긴발가락폄근 Extensor digitorum longus
5. 장무지신근 긴엄지폄근 Extensor hallucis longus
6. 제 3 비골근 셋째종아리근 Peroneus tertius
7. 단무지신근 짧은엄지폄근 Extensor hallucis brevis
8. 단지신근 짧은발가락폄근 Extensor digitorum brevis

경골신경 정강신경
(Tibial nerve)

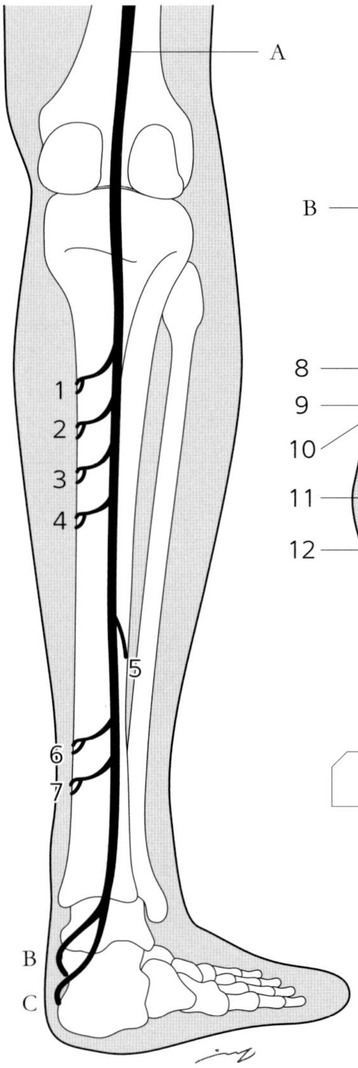

후면 Posterior

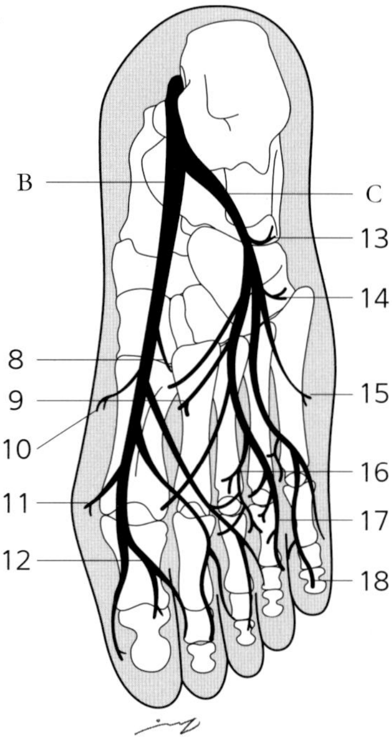

족저면 Plantar

A. 경골신경 정강신경 Tibial nerve

1. 족척근 장딴지빗근 Plantaris
2. 슬와근 오금근 Popliteus
3. 비복근 장딴지근 Gastrocnemius
4. 넙치근 가자미근 Soleus
5. 장지굴근 긴발가락굽힘근 Flexor digitorum longus
6. 장무지굴근 긴엄지굽힘근 Flexor hallucis longus
7. 후경근 뒤정강근 Tibialis posterior

B. 내측 족저신경 안쪽발바닥신경 Medial plantar nerve

8. 단지굴근 짧은발가락굽힘근 Flexor digitorum brevis
9. 무지외전근 엄지벌림근 Abductor hallucis
10. 단무지굴근 짧은엄지굽힘근 Flexor hallucis brevis
11. 제 1 충양근 첫째벌레근 1st lumbricals

C. 외측족저신경 가쪽발바닥신경 Lateral plantar nerve

12. 무지내전근 엄지모음근 Adductor hallucis
13. 족저방형근 발바닥네모근 Quadratus plantae
14. 소지외전근 새끼벌림근 Abductor digiti minimi
15. 소지굴근 새끼굽힘근 Flexor digiti minimi
16. 척측골간근 발바닥뼈사이근 Plantar interosseous
17. 배측골간근 등쪽뼈사이근 Dorsal interosseous
18. 충양근 벌레근 Lumbricals (lateral 3)

경골신경은 발바닥에 이르면 내측 및 외측 족저신경으로 구분된다.
슬관절 아래 후면의 모든 근육은 경골신경지배를 받는다.

하지의 피부지배영역
(Cutaneous innervation of the lower limb)

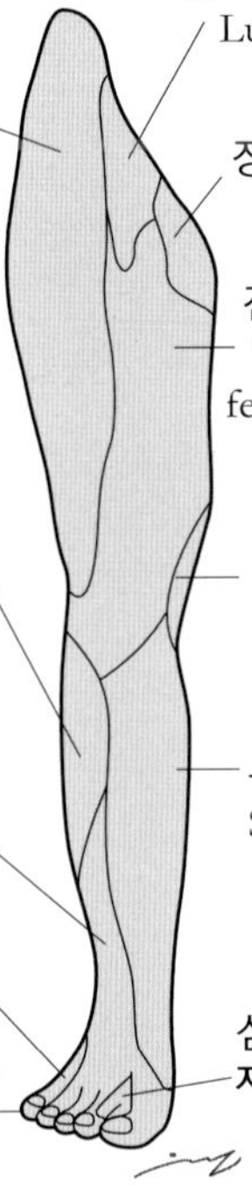

전면 Anterior

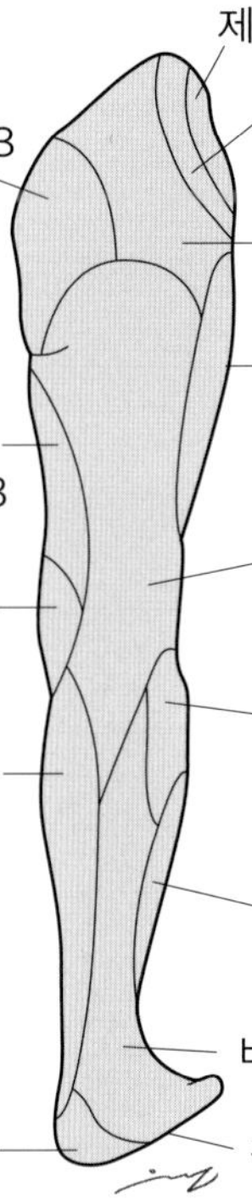

후면 Posterior

신경(척수분절) Nerve (spinal segments)

제 1 흉신경 First thoracic(T1)
제 1 - 3 요추후부 뒤허리 Posterior divisions of L1,2,3
제 1 - 3 천골후부 뒤엉치 Posterior divisions of s1,2,3
장골하복신경 엉덩아랫배신경 Iliohypogastric L1
장골서혜신경 엉덩샅고랑신경 Ilioinguinal L1
요골서혜신경 허리샅고랑신경 Lumboinguinal L1,2
외측대퇴피신경 가쪽넙다리피부신경
Lateral femoral cutaneous L2,3
전측대퇴피신경 앞넙다리피부신경
Anterior femoral cutaneous L2,3
폐쇄신경 패쇄신경 Obturator L2,3,4
복재신경 두렁신경 Saphenous L2,3,4
외측비복피신경 가쪽장딴지피부신경
Lateral sural cutaneous L5,S1,2
천비골신경 얕은장딴지신경 Superficial peroneal L4,5 S1
심비골신경 깊은장딴지신경 Peroneus profundus L4,5,S1
후측대퇴피신경 뒤쪽넙다리피부신경
Posterior femoral cutaneous S1,2,3
내측비복피신경 안쪽장딴지피부신경
Medial sural cutaneous S1,2
비복신경 장딴지신경 Sural S1,2
경골신경 정강신경 Tibial nerve
외측족저신경 가쪽발바닥신경 Lateral plantar S1,2
제 1 흉추 첫째등뼈 T1
제 1 - 3 요추 첫째~셋째허리뼈 L1,2,3
제 1 - 3 천추 첫째~셋째엉덩뼈 S1,2,3
요신경총 허리신경얼기 Lumbar plexus
음부대퇴신경 음부넙다리신경 Genitofemoral nerve
대퇴신경 넙다리신경 Femoral nerve
폐쇄신경의 종말지 Terminal branches of obturator nerve
폐쇄신경 집(초)속에서는 대퇴신경과 같이 통과한다.
Obturator but travels in sheath with femoral nerve
총비골신경 온장딴지신경 Common peroneal nerve
경골신경 종아리신경 Tibial nerve
외측문합과 내측비복피신경 안쪽장딴지피부신경
Anastosmoses of lateral and medial sural cutaneous nerves
경골신경의 종말지 Terminal branches of tibial nerve
경골신경 정강신경 Tibial nerve

Ⅳ

척추의 근골격 해부 및 복부 근육

- 척추
- 흉쇄유돌근 목빗근
- 사각근 목갈비근
- 상후거근 위뒤톱니근, 하후거근 아래뒤톱니근
- 요방형근 허리네모근
- 두판상근 머리널판근, 경판상근 목널판근
- 척추기립근 척주세움근
- 횡돌극근–반극근, 다열근 가로돌기가시근 - 반가시근, 뭇갈래근
- 횡돌극근–회전근, 극간근 가로돌기가시근 - 돌림근, 가시사이근
- 횡돌간근 가로돌기사이근
- 복직근 배곧은근
- 외복사근 배바깥빗근
- 내복사근 배속빗근
- 복횡근 배가로근
- 늑간근 갈비사이근
- 횡격막 가로막

척주

(Vertebral column)

1. 극돌기 가시돌기 Spinous process
2. 추궁판 척추뼈고리판 Lamina
3. 횡돌기 가로돌기 Transverse process
4. 추궁근 척추뼈고리뿌리 Pedicle
5. 추체 척추뼈몸통 Body
6. 추공 척추뼈구멍 Vertebral foramen(canal)
7. 상관절면 위관절면 Superior articular facet
8. 하관절면 아래관절면 Inferior articular facet
9. 추간판 척추사이원반 Intervertebral disc

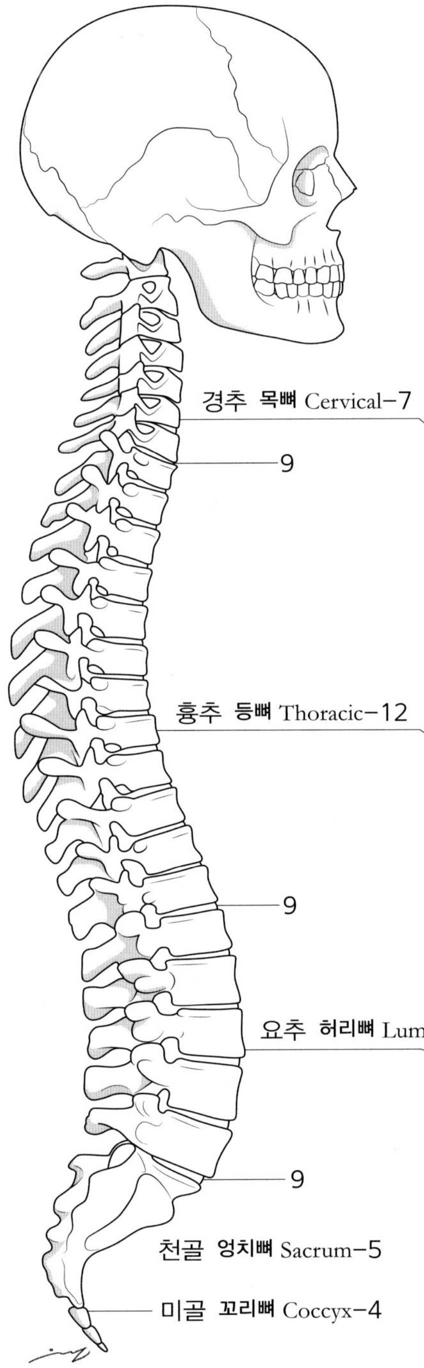

척주 측면
Vertebral column lateral

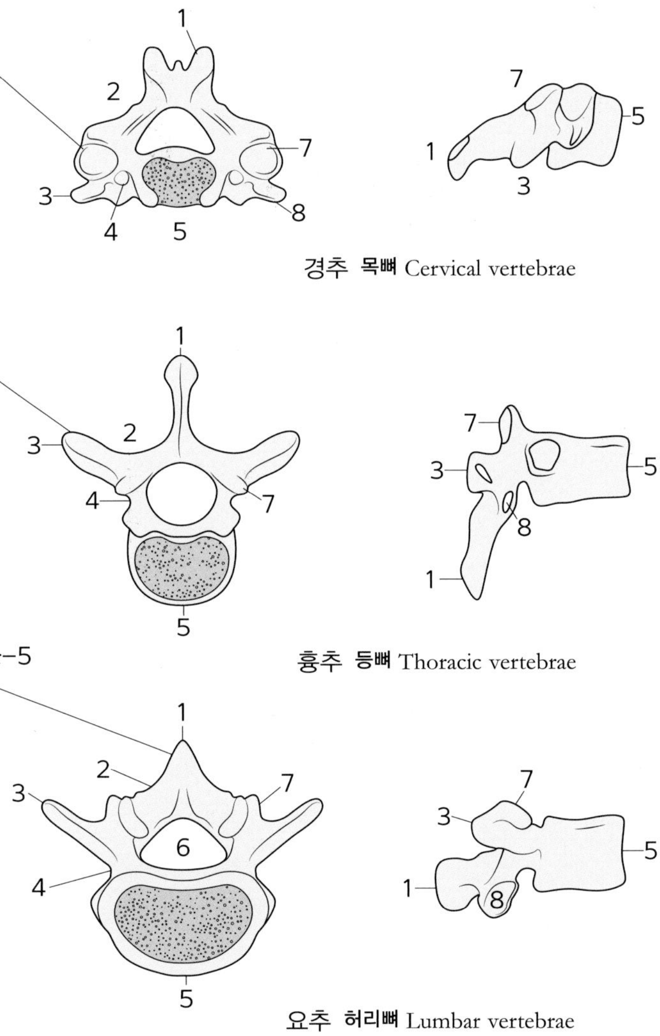

상면 Superior

측면 Lateral

흉쇄유돌근 목빗근
(Sternocleidomastoid)

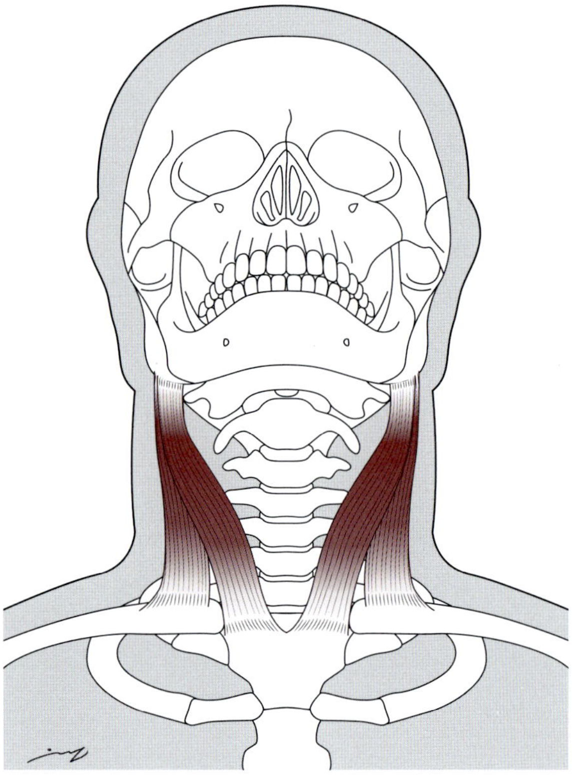

전면 Anterior

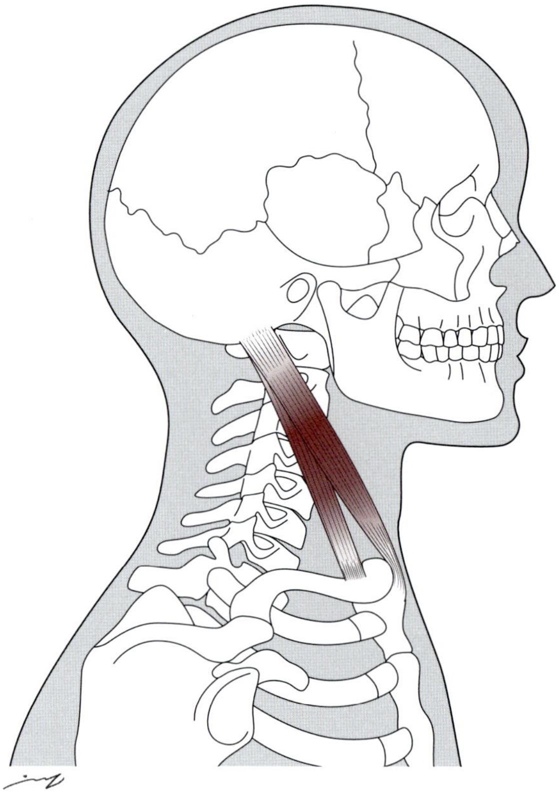

측면 Lateral

기시 이는곳
- 흉골병 복장뼈자루 Manubrium of sternum
- 쇄골 내측 빗장뼈 안쪽 Medial clavicle

정지 닿는곳
유양돌기 꼭지돌기 Mastoid process

작용
- 양측 모두 작용 - 목 굴곡 굽힘 Flexion of neck
- 한쪽만 작용 - 외측 굴곡 Lateral flexion과 반대방향으로 회전

신경지배
부신경 더부신경 (제 11 뇌신경)
Accessory nerve (cranial nerve XI)(C2,3)

촉지
목의 양쪽 옆에서 앞쪽으로 기시와 정지 사이에서 비스듬한 근으로 만져 볼 수 있다.

//////////////

흉쇄유돌근은 근이 부착되는 부위인 흉골, 쇄골, 유양돌기의 명칭에 의해 유래된 이름이다.

사각근(전, 중, 후) 목갈비근(앞, 가운데, 뒤)

(Scalenes(anterior, medius, posterior))

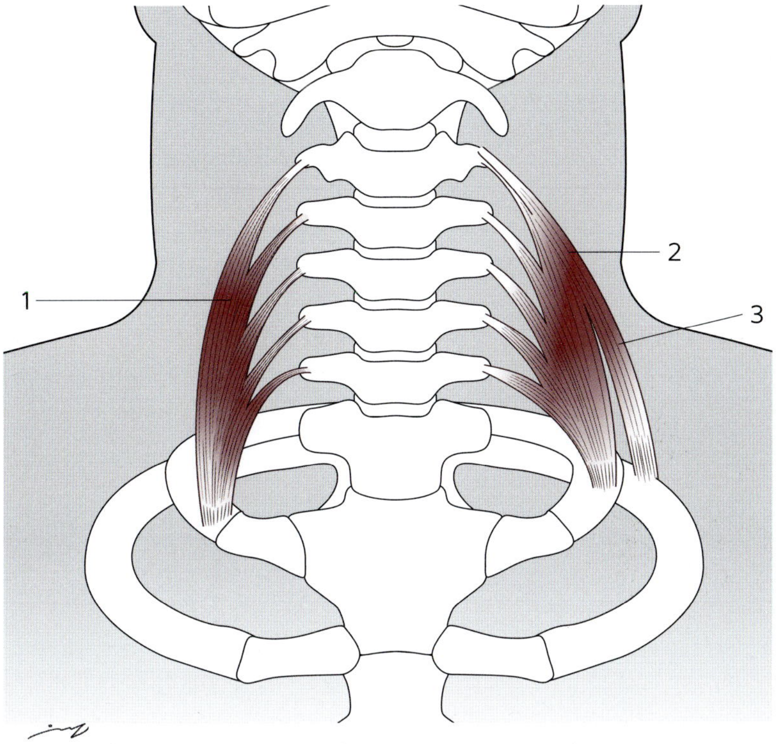

전면 Anterior

1. 전사각근 앞목갈비근 Scalenus anterior
2. 중사각근 가운데목갈비근 Scalenus medius
3. 후사각근 뒤목갈비근 Scalenus posterior

기시 이는곳

경추 횡돌기 목뼈 가로돌기

Transverse processes of cervical vertebrae

정지 닿는곳

- 제 1 늑골 갈비뼈의 전내측 앞안쪽(전, 중사각근)
  First rib(anterior and medial scalenus)
- 제 2 늑골의 후측(후사각근)
  Posterior to 2nd rib(posterior scalenus)

작용

- 양쪽 근육의 작용:숨을 들이쉬는 동안 제 1,2 늑골 들어올리기, 목 굴곡 보조
- 한쪽 근육만 작용:같은 쪽의 외측굴곡 보조

신경지배

C6,7,8 신경가지 Branches of C6,7,8

촉지

만져 볼 수 없다.

상후거근, 하후거근 위뒤톱니근, 아래뒤톱니근
(Serratus posterior superior, serratus posterior inferior)

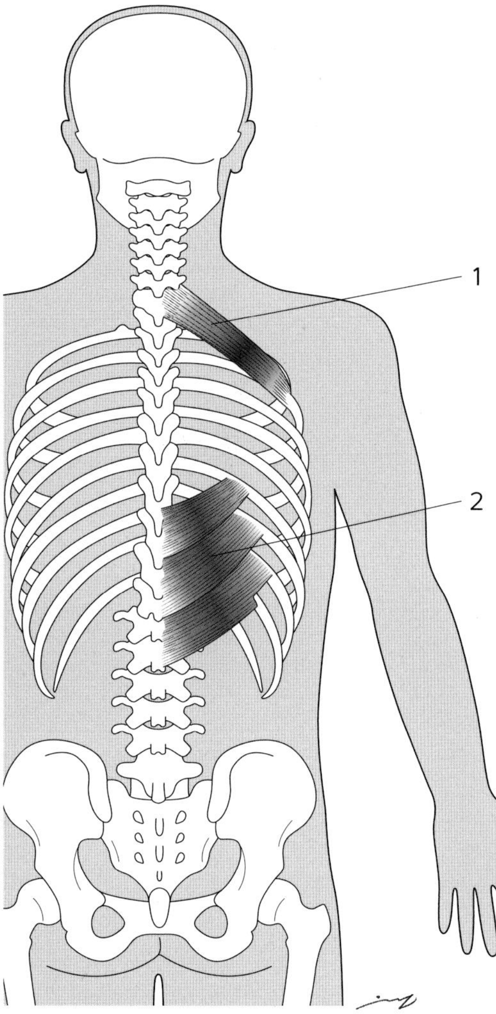

후면 Posterior

//////////////

흉곽 후면의 얇은 근육인 상후거근, 하후거근은 호흡근에 속한다. 상후거근은 견갑거근 Levator scapula과 승모근 Trapezius 상부 바로 밑에 위치하고 하후거근은 광배근 Latissimus dorsi 밑에 있다.

1. 상후거근 위뒤톱니근 Serratus posterior superior

기시 이는곳

- 항인대의 미부 목덜미인대의 꼬리쪽
  Caudal ligamentum nuchae
- 제 7 경추 극돌기 - 제 2 흉추 극돌기 목뼈 가시돌기
  Spinous processes of C7 - T2
- 극상인대 가시끝인대 Supraspinal ligament

정지 닿는곳

제 2 - 5 늑골의 두개연 갈비뼈의 머리쪽모서리
Cranial borders of 2,3,4,5 ribs

작용

늑골을 올려 흉강의 크기를 증가(갈비뼈를 올려 흉곽 내의 크기를 늘린다)

신경지배

제 1 - 4 늑골신경 갈비뼈신경 1 - 4 intercostal nerves

촉지

만져 볼 수 없다.

2. 하후거근 아래뒤톱니근 Serratus posterior inferior

기시 이는곳

- 제 11,12 흉추 극돌기 등뼈 가시돌기
  Spinous processes of T11,12
- 제 1 - 3 요추 극상인대 허리뼈 가시끝인대
  L1 - 3 supraspinal ligaments

정지 닿는곳

제 9 - 12 늑골 하연 갈비뼈 아래모서리
Inferior borders of last 4 ribs

작용

하부 늑골 아래 갈비뼈 을 아래로 끌어내려 횡격막 가로막이 위로 올라갈 때 늑골이 따라 올라가지 않도록 한다.

신경지배

제 9 - 12 늑간신경 갈비사이신경
9 - 12 intercostal nerves

요방형근 허리네모근
(Quadratus lumborum)

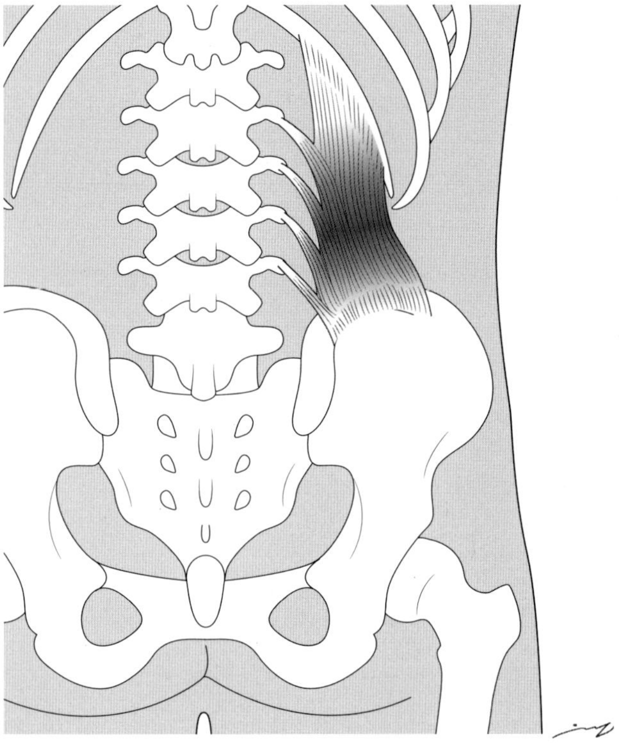

후면 Posterior

기시 이는곳
장골능 후면 엉덩뼈능선 뒷면
Posterior iliac crest

정지 닿는곳
제 12 늑골, 요추 횡돌기 갈비뼈, 허리뼈 가로돌기
12th rib, transverse processes of lumbar vertebrae

작용
- 체간 외측굴곡 몸통 가쪽굽힘
  Lateral flexion of trunk
- 골반거상 골반 올리기
  Elevation of pelvis

신경지배
제 12 흉신경 가슴신경 제 1 요수신경 허리신경가지
Branches of T12,L1 nerve

촉지
만져 볼 수 없다.

//////////////.
이 근육은 골반을 측방으로 치켜 올리는 작용을 한다.

두판상근, 경판상근 머리널판근, 목널판근
(Splenius capitis, splenius cervicis)

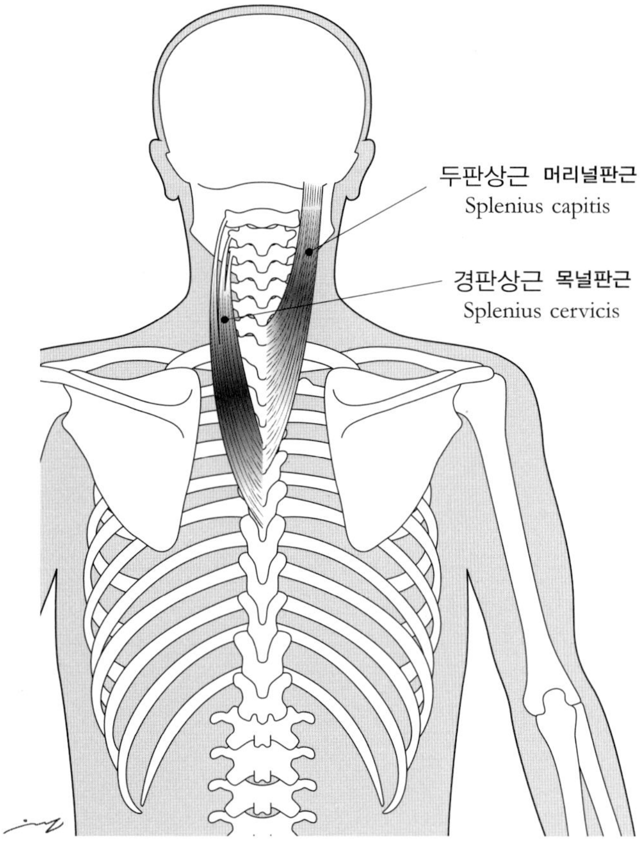

후면 Posterior

기시 이는곳

- 두판상근 머리널판근 Splenius capitis
  - 항인대 목덜미인대 Ligamentum nuchae
  - 제 7 경추 목뼈 Lower cervical vertebra (C7)
  - 제 1 - 3 흉추 등뼈 Upper thoracic vertebrae (T1,2,3)
- 경판상근 목널판근 Splenius cervicis
  - 제 3 - 6 흉추 등뼈 Upper thoracic vertebrae (T3 - 6)

정지 닿는곳

- 두판상근 머리널판근 Splenius capitis
  - 후두골과 유양돌기 뒤통수뼈와 꼭지돌기 Mastoid process and occipital bone
- 경판상근 목널판근 Splenius cervicis
  - 제 1 - 3 경추횡돌기 목뼈 가로돌기 Upper cervical vertebrae (transverse process of C1,2,3)

작용

- 양쪽 모두 작용 - 목 신전 목 폄 Extension of neck
- 한쪽만 작용 - 같은 방향으로 머리회전 머리돌림 Rotation of head to same side

신경지배

경신경의 후지 목신경의 뒤가지
Posterior branches of cervical nerve

촉지

목 후면의 흉쇄유돌근 목빗근과 승모근 등세모근 사이에서 간신히 만져 볼 수 있다.

판상근육 Splenius muscle은 라틴어로 '붕대 Bandage'라는 의미를 내포하고 있으며 심부근육을 둘러싸고 있는 형태로 되어 있다.

척추기립근 척주세움근
(Erector spinae)

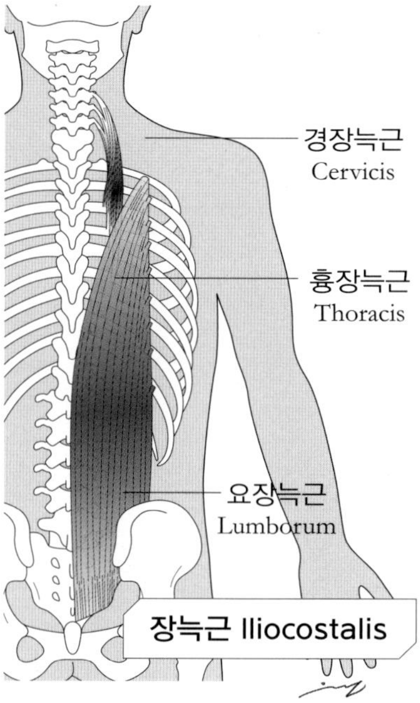

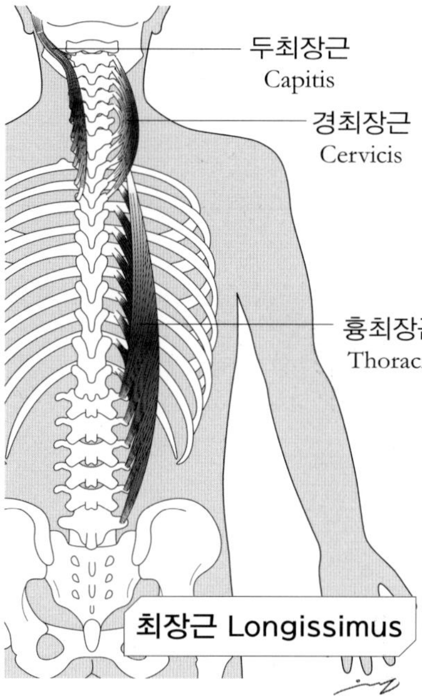

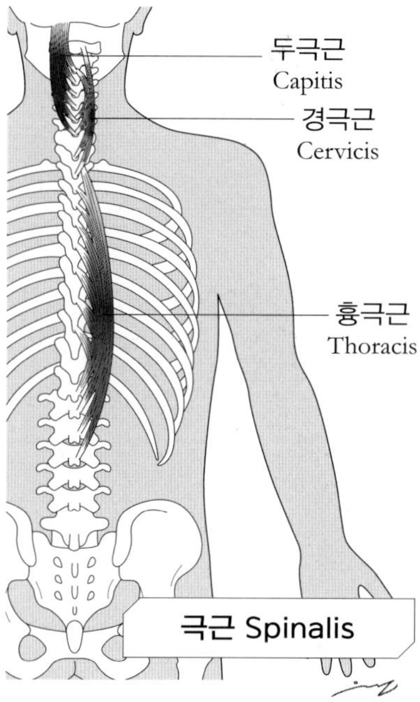

기시 이는곳

- 장늑근 엉덩갈비근 Iliocostalis
  - 흉요부건막 등허리널힘줄 Thoracolumbar aponeurosis
  - 늑골후부 갈비뼈뒤부분 Posterior ribs
- 최장근 가장긴근 Longissimus
  - 흉요부건막 등허리널힘줄 Thoracolumbar aponeurosis
  - 요추, 흉추 횡돌기 허리뼈, 등뼈 가로돌기 Lumbar and thoracic transverse processes
- 극근 가시근 Spinalis
  - 항인대 목덜미인대 Ligamentum nuchae
  - 경추, 흉추의 극돌기 목뼈, 등뼈의 가시돌기 Cervical and thoracic spinous processes

정지 닿는곳

- 장늑근 엉덩갈비근 Iliocostalis
  - 늑골후부 갈비뼈뒤부분 Posterior ribs 경추횡돌기 목뼈가로돌기 Cervical transverse process
- 최장근 가장긴근 Longissimus
  - 경추, 흉추 횡돌기 목뼈, 등뼈 가로돌기 Cervical and thoracic transverse processes
  - 유양돌기꼭지돌기 Mastoid process
- 극근 가시근 Spinalis
  - 경추, 흉추 극돌기 목뼈, 등뼈 가시돌기 Cervical and thoracic spinous processes
  - 후두골 뒤통수뼈 Occipital bone

작용

- 양쪽 모두 작용 - 척추 신전
- 한쪽만 작용 - 척추 외측굴곡

신경지배

척수신경의 후지 척수신경 뒷가지
Posterior branches of spinal nerve

촉지

촉지할 수 없다.

/////////////.

척추기립근은 흉요부막 Thoracolumbar fascia과 항근막 Nuchael fascia에 덮여 있고, 횡돌간근보다는 표층에 있다. 외측에 있는 장늑근 Iliocostails은 늑골 전체에 걸쳐서 연결된 근인 반면, 내측부인 극근과 중간부의 최장근 Longissimus은 두개부, 경추, 흉추와 연결된다. 최장근의 정지부는 두판상근 Splenius capitis의 심부에서 볼 수 있다. 사실상 두극근은 하나로 분리된 근이 아니고 다음장에 설명할 두반극근의 내측부에 불과하다.

횡돌극근 가로돌기가시근 - 반극근 반가시근, 다열근 뭇갈래근
(Transversospinalis-semispinalis, multifidus)

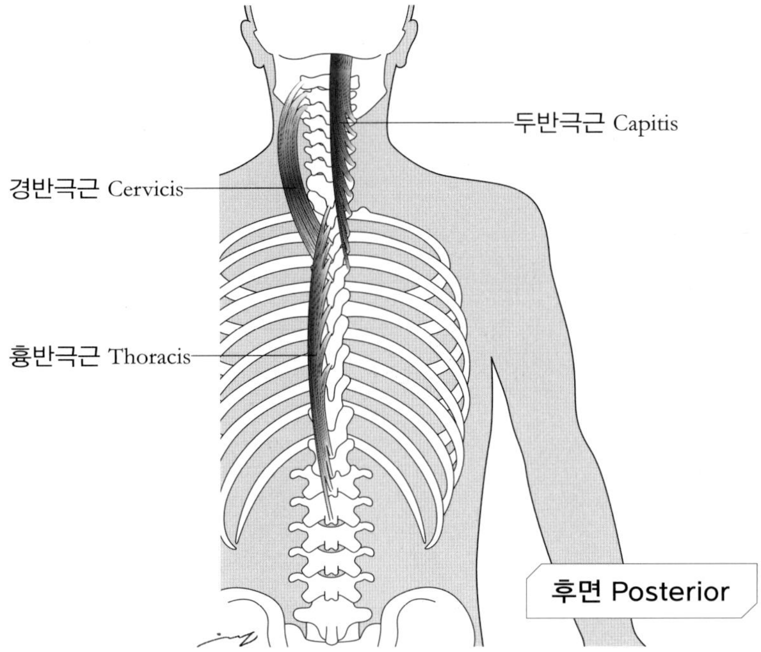

반극근 Semispinalis

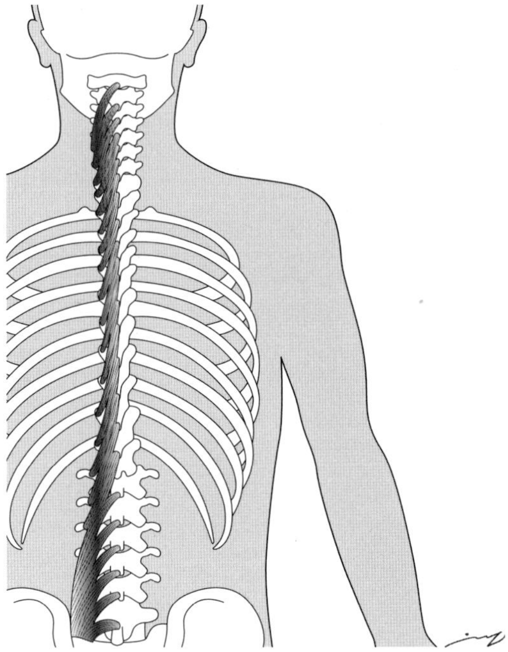

다열근 Multifidus

기시 이는곳

- 반극근 반가시근 Semispinalis
  - 경추, 흉추의 횡돌기 목뼈, 등뼈의 가로돌기

  Cervical and thoracic transverse processes
- 다열근 뭇갈래근 Multifidus
  - 천골 엉치뼈 Sacrum
  - 후상장골극 뒤위엉덩뼈가시

    Posterior superior iliac spine
  - 모든 척추의 횡돌기 가로돌기

    Transverse processes of all vertebrae

정지 닿는곳

- 반극근 반가시근 Semispinalis
  - 경추, 흉추의 극돌기 목뼈, 등뼈의 가시돌기

    Cervical and thoracic spinous processes
- 후두골 뒤통수뼈 Occipital bone
- 다열근 뭇갈래근 Multifidus
  - 모든 척추의 극돌기 가시돌기

    Spinous processes of all vertebrae

    기시하는 추골에서 위의 2 - 4개 추골의 극돌기

    Inserting 2 to 4 vertebrae above origin

작용

- 척주 신전(양쪽 근육시 작용)
- 반대측으로 회전(한쪽 근육만 작용)

신경

척추 신경의 후지

촉지

만져 볼 수 없다.

횡돌극근은 척추기립근 보다 더 깊은 곳에 위치한다. 횡돌극근을 표층에서 심층으로 순서대로 나열하면 반극근, 다열근, 회전근, 극간근과 횡돌간근이다. 표층에 있는 근육들은 근길이가 긴 반면 심층으로 갈수록 1개 또는 2개의 척추뼈의 길이 정도로 짧다.

횡돌극근 가로돌기가시근 - 회전근 돌림근, 극간근 가시사이근 횡돌간근 가로돌기사이근

Transversospinalis-rotatores, interspinales, intertransversarii

후면 Posterior

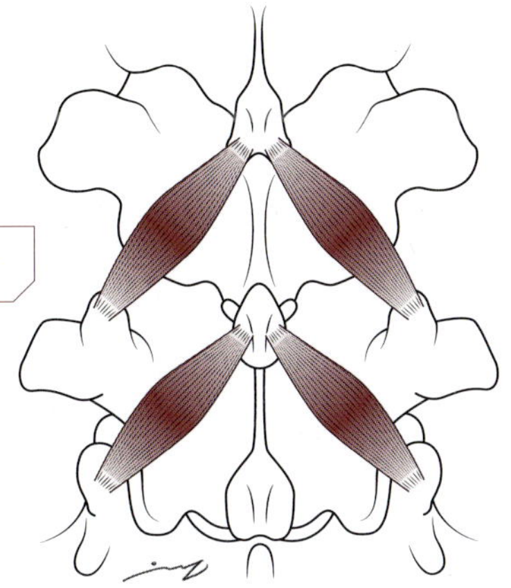

회전근 Rotatores

후면 Posterior

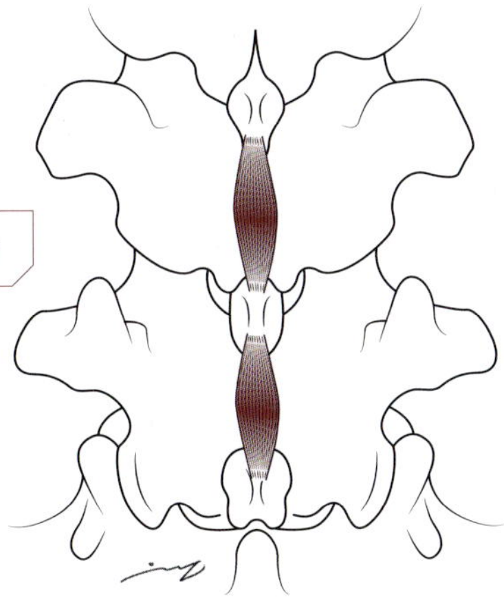

극간근 Interspinales

후면 Posterior

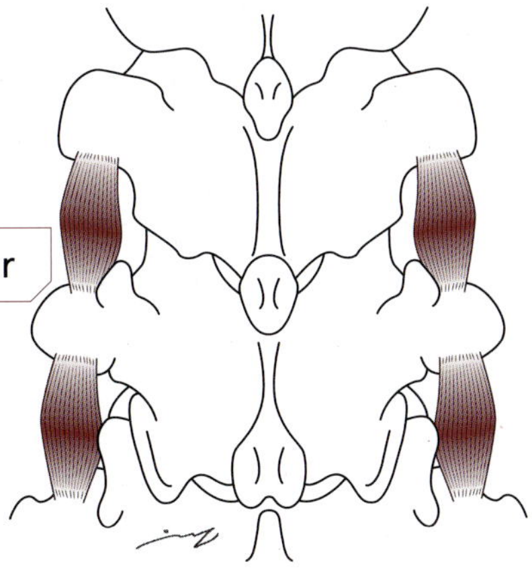

횡돌간근 Intertransversarii

기시 이는곳

- 회전근 돌림근 Rotatores
  - 모든 척추 횡돌기 가로돌기 Transverse processes of all vertebrae
- 극간근 가시사이근 Interspinales
  - 경추, 요추, 흉추 제 1 - 2, 11 - 12의 극돌기
    Spinous processese of cervical, lumbar and T1 - 2, T11 - 12 vertebrae
- 횡돌간근 가로돌기사이근 Intertransversarii
  - 경추, 요추, 흉추 제 10 - 12 횡돌기
    Transverse processes of cervical, lumbar and T10 - 12 vertebrae

정지 닿는곳

- 회전근 돌림근 Rotatores
  - 모든 척추 극돌기 가시돌기 Spinous processes of all vertebrae
- 극간근 가시사이근 Interspinales
  - 경추, 요추, 흉추 제 1 - 2, 11 - 12 극돌기
    Spinous processes of cervical, lumbar and T1 - 2, T11 - 12 vertebrae
- 횡돌간근 가로돌기사이근 Intertransversarii
  - 경추, 요추, 제 10 - 12 흉추의 횡돌기
    Transverse processes cervical, lumbar and T10 - 12

작용

- 회전근 돌림근 Rotatores
  - 척추의 신전 폄 Extension of spine
  - 반대방향으로 회전 돌림 Rotation to opposite side
- 극간근 가시사이근 Interspinales
  - 척추 신전 폄 Extension of spine
- 횡돌간근 가로돌기사이근 Intertransversarii
  - 척추의 외측굴곡 바깥쪽굽힘 Lateral flexion of spine

신경지배

척수신경의 후지 뒤가지 Posterior branches of spinal nerve

촉지

만져 볼 수 없다.

횡돌극근들은 추골과 추골 사이에 인접해 있어서 기시하는 추골이나 두 번째 추골에 정지한다.

복직근 배곧은근
(Rectus abdominis)

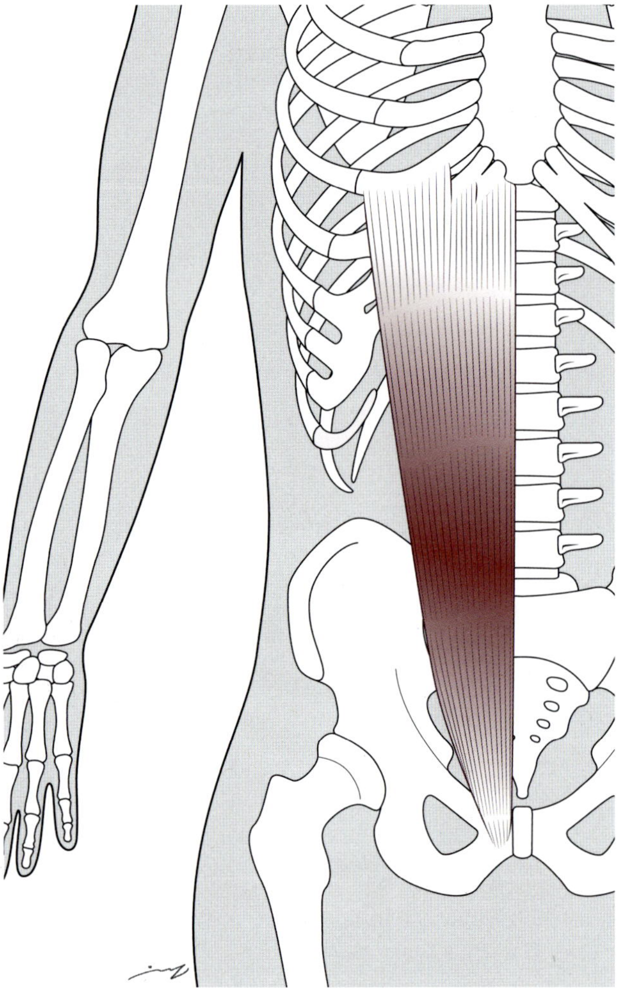

전면 Anterior

기시 이는곳
제 5 - 7 늑연골 갈비물렁뼈
Costal cartilages

정지 닿는곳
치골 두덩뼈
Pubis

작용
- 체간 굴곡 몸통 굽힘
  Trunk flexion
- 복압 상승

신경지배
제 7 - 12 늑간신경 갈비사이신경
Intercostal nerve

촉지
흉골 복장뼈 Sternum 에서 치골 두덩뼈 Pubis 까지 이르는 배꼽의 양쪽 측면인 복부의 전면 내측

복직근은 바로누운자세 Supine 에서 다리를 바닥에서 약간 들거나 윗몸 일으켜 세우기를 할 때 강하게 수축된다.
복직근의 기시, 정지부를 근육의 운동학적 작용의 견지에서 볼 때 기시부는 치골이고 정지부는 늑골이다. 교과서 상에서 일반적으로 사용되는 기시, 정지부의 결정은 해부학적으로 근위, 원위부에 의해 정한 것이다.

외복사근 배바깥빗근
(External oblique)

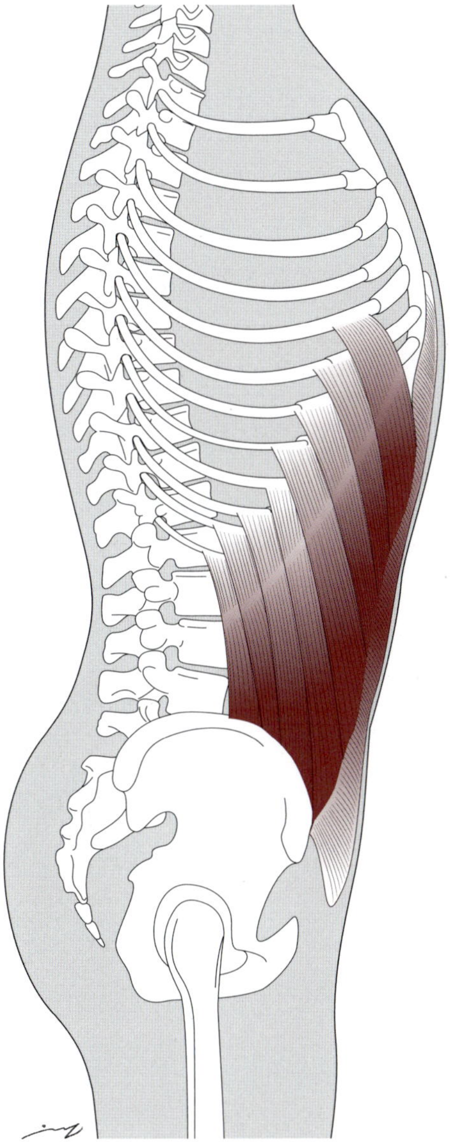

측면 Lateral

기시 이는곳
제 6 - 12 늑골 갈비뼈
Ribs

정지 닿는곳
- 장골능 엉덩뼈능선
  Iliac crest
- 복건막 배널힘줄
  Abdominial aponeurosis

작용
- 양쪽 모두 작용 - 체간 굴곡 몸통 굽힘 Trunk flexion 복압 상승
- 한쪽만 작용 - 외측굴곡 가쪽굽힘 Lateral flexion
  반대방향으로 체간 회전 몸통 돌림 Trunk rotation

신경지배
- 제 8 - 12 늑간신경 갈비사이신경 Intercostal nerve
- 제 1 요수신경허리신경 L1 (= 장골하복신경 엉덩이아랫배신경 Iliohypogastric nerve, 장골서혜신경 엉덩샅고랑신경 Ilioinguinal nerve)

촉지
복부 배 Abdomen 외측 가쪽 Lateral side

손을 바지주머니에 넣은 자세에서의 손가락은 외복사근의 섬유방향을 추정케 한다(아래쪽 안쪽 방향으로 비스듬하게 배열).
손가락 사이 부분은 기시부에 해당되고 전거근 Serratus anterior과 같이 기시한다. 외복사근은 복부의 가장 표층 Superficial에 있는 근육이다.

내복사근 배속빗근
(Internal oblique)

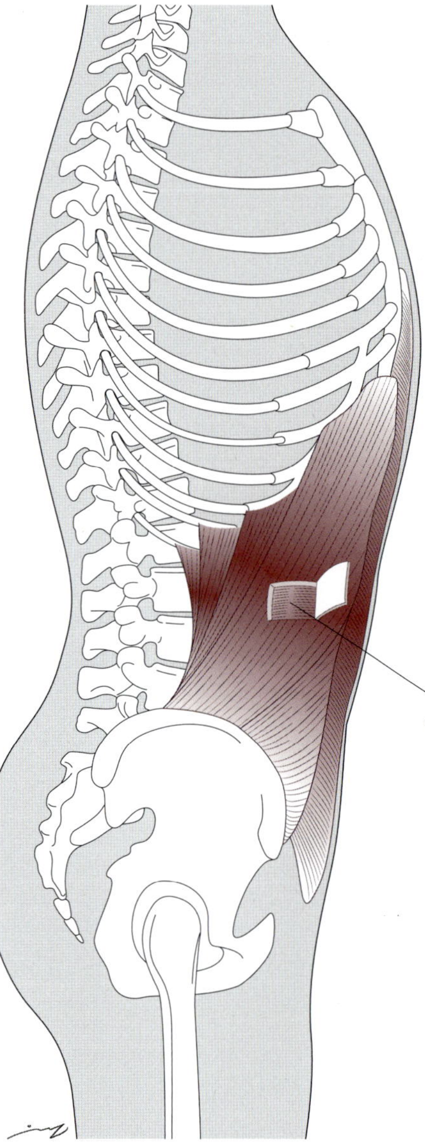

측면 Lateral

기시 이는곳
- 서혜인대 샅고랑인대 Inguinal ligament
- 장골능 전면 Anterior iliac crest

정지 닿는곳
- 제 9 - 12 늑골 갈비뼈 Ribs의 늑연골 갈비물렁뼈 Costal cartilages
- 복건막 배널힘줄 Abdominal aponeurosis

작용
- 양쪽 모두 작용 - 체간 굴곡 몸통 굽힘 Trunk flexion, 복압 배의 압력 Abdominal contents 상승
- 한쪽만 작용 - 외측굴곡 가쪽굽힘 Lateral flexion, 같은 쪽으로 체간 회전 몸통 돌림 Trunk rotation

신경지배
- 제 8 - 12 늑간신경 갈비사이신경 Intercostal nerve
- 제 1 요수신경 허리신경 L1 (=장골하복신경 엉덩이아랫배신경 Iliohypogastric nerve, 장골서혜신경 엉덩샅고랑신경 Ilioinguinal nerve)

촉지
만져 볼 수 없다.

//////////////

복부에서 팔을 교차시켜 손가락을 전상장골극에 대어보자. 이때 손가락은 내복사근의 근섬유 방향을 가르키게 된다(상방내측으로 비스듬하게 배열).

복횡근 배가로근
(Transverse abdominis)

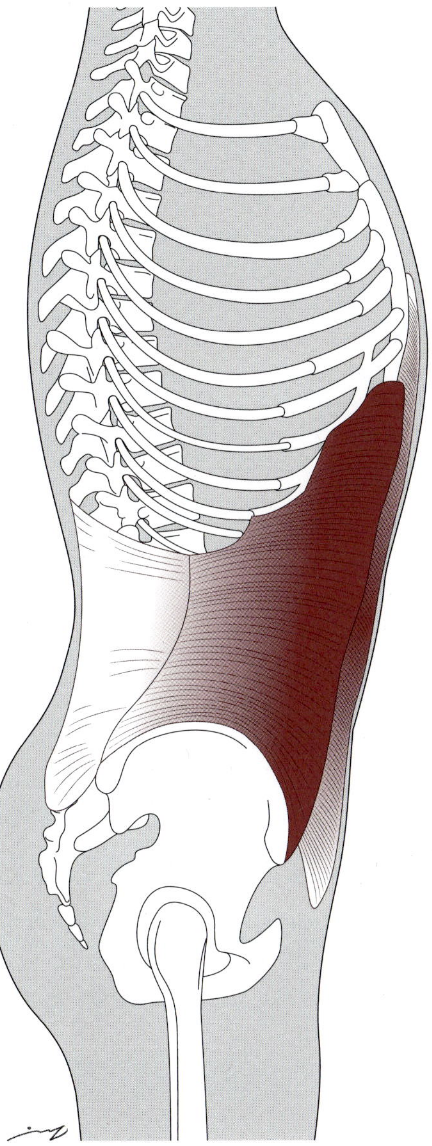

측면 Lateral

기시 이는곳
- 서혜인대 샅고랑인대
  Inguinal ligament
- 장골능 엉덩뼈
  Iliac crest
- 흉요근막 복장허리근육막
  Thoracolumbar aponeurosis
  늑곽 갈비통 Rib cage의 아래 가장자리

정지 닿는곳
- 복건막 배널힘줄
  Abdominal aponeurosis
- 백선 흰줄 Linea alba 치골 두덩뼈 Pubis

신경지배
- 제 7 - 12 늑간신경 갈비사이신경 Intercostal nerve
- 제 1 요수신경 허리신경 L1 Lumbar nerve
  장골하복신경 엉덩아랫배신경 Iliohypogastric nerve
  장골서혜신경 엉덩샅굴신경 Ilioinguinal nerve

작용

복압상승
Compression of abdominal contents

촉지

만져 볼 수 없다.

//////////////.

복횡근은 복부근들 중 가장 심부에 위치하며, 유일하게 평행으로 배열되어 있는 복부근이다(수평 방향으로 배열).

늑간근 갈비사이근
(Intercostals)

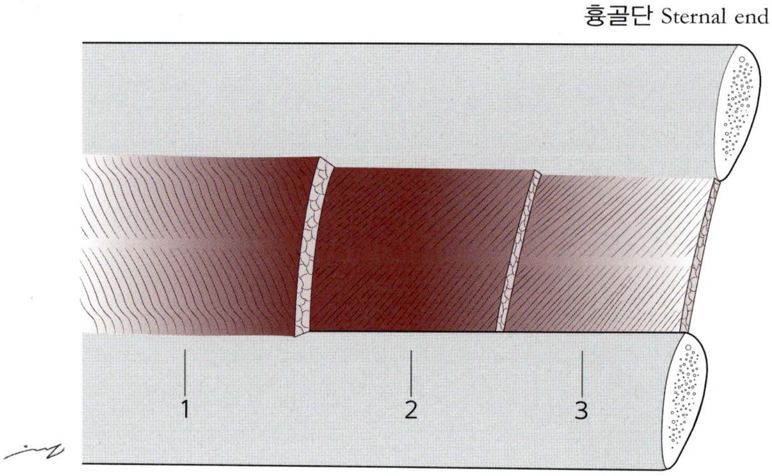

전면 Anterior

1. 외늑간근 바깥갈비사이근 (늑골의 외면) External intercostals (exterior surface of ribs)
2. 내늑간근 속갈비사이근 (늑골의 내면) Internal intercostals (interior surface of ribs)
3. 최내늑간근 가장속갈비사이근 (내늑간근 심부) Innermost intercostals (deep to internal intercostals)

기시 이는곳
이웃하는 늑골 갈비뼈 Rib과의 사이면

정지 닿는곳
기시부와 마주보는 늑골 갈비뼈 Rib면

작용
숨을 들이 쉴 때 늑골 갈비뼈 Rib 거상하기,
늑골의 간격을 유지

신경지배
늑간신경 갈비사이신경 Intercostal nerve

촉지
늑골 사이에서 외늑간근 바깥갈비사이근 External intercostals을 간신히 만져 볼 수 있다.

늑간근은 내·외 복사근이 흉부에서 연장된 근이다.
늑간신경 Intercostal nerve은 흉척수신경 Thoracic spinal nerve의 분지 Rami이다.

횡격막 가로막
(Diaphragm)

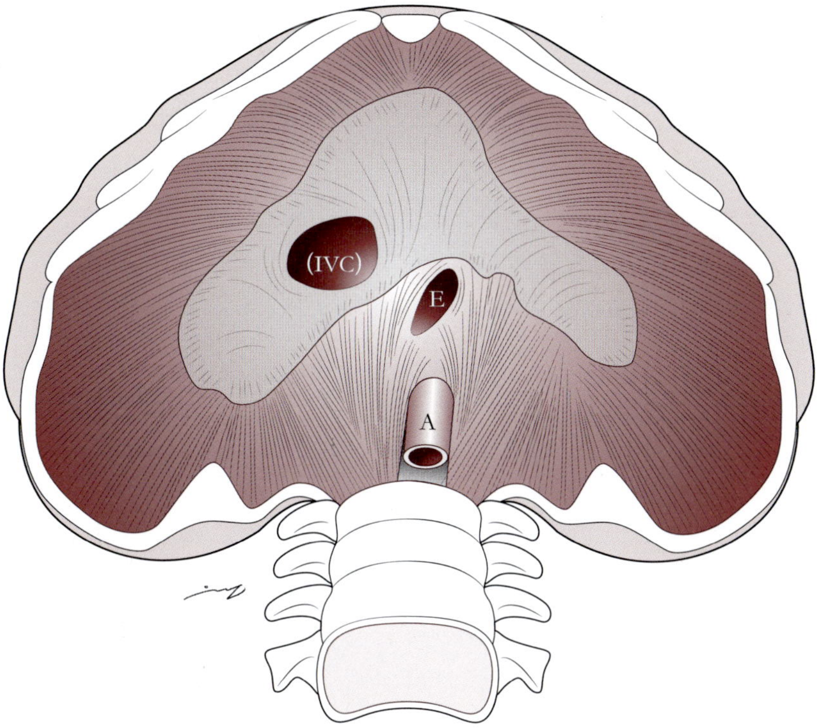

전·하면 Anterior-Inferior

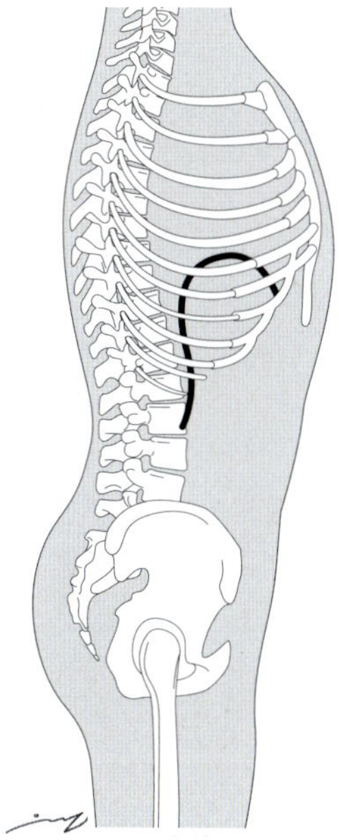

측면 Lateral

기시 이는곳

- 제 1-3 요추 허리뼈 Lumbar vertebrae
- 제 7-12 늑연골 갈비물렁뼈 Costal cartilages
  흉골 복장뼈 Sternum의 검상돌기 칼돌기 Xiphoid process

정지 닿는곳

횡격막 가로막 Diaphragm

작용

숨을 들이 쉴 때 흉강 가슴안 Thoracic cavity의 수직직경 Vertical diameter을 증가

신경지배

횡격신경 가로신경 Phrenic nerve
(제 3-5 경신경 목신경 C3,4,5)

촉지

만져 볼 수 없다.

숨을 들이 쉴 때 횡격막은 수축하여 내려가고 내쉴 때는 이완되어 올라간다. 횡격막은 흉강Thoracic cavity을 복강 Abdominal cavity과 분리시키는데 그림에 E, IVC, A로 표시되는 식도, 대정맥, 대동맥을 통과하는 3개의 구멍이 있다. 외측면의 그림은 횡격막의 위치를 나타낸다.

V

두개골, 눈, 저작 및 연하 근육

두개골 머리뼈
(Skull)

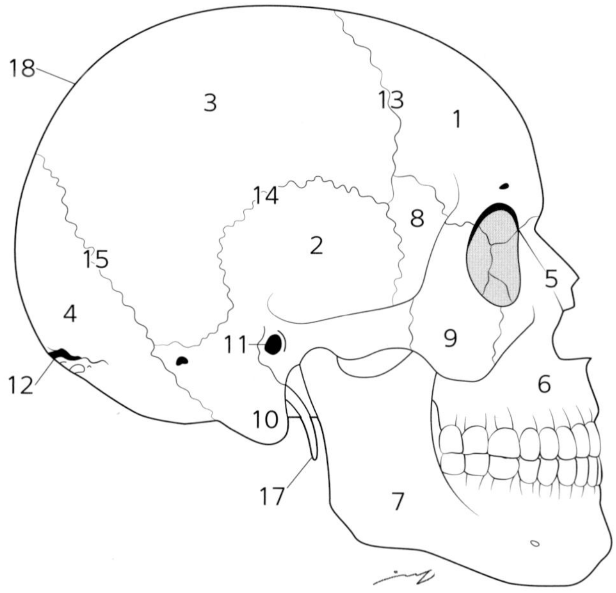

측면 Lateral

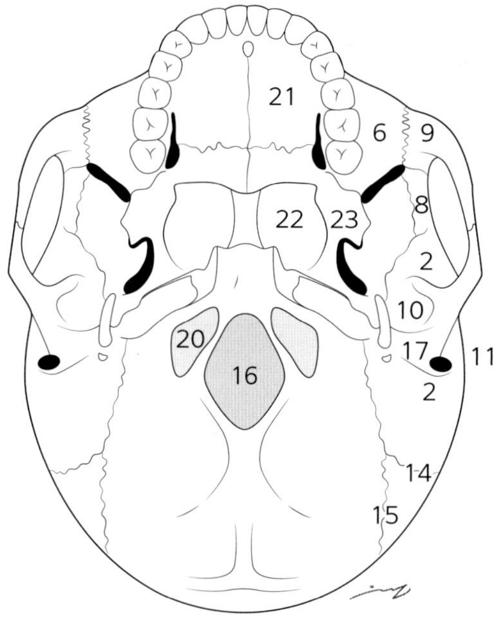

하면 Inferior

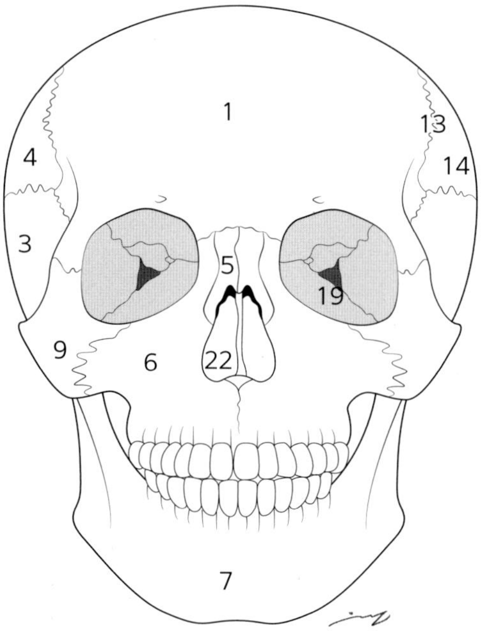

전면 Anterior

1. 전두골 이마뼈 Frontal bone
2. 측두골 관자뼈 Temporal bone
3. 두정골 마루뼈 Parietal bone
4. 후두골 뒤통수뼈 Occipital bone
5. 비골 코뼈 Nasal bone
6. 상악골 위턱뼈 Maxilla
7. 하악골 아래턱뼈 Mandible
8. 접형골 나비뼈 Sphenoid bone
9. 관골과 관골궁 광대뼈와 광대활 Zygomatic bone and arch
10. 유양돌기 꼭지돌기 Mastoid process
11. 외이도 바깥귀길 External auditory meatus
12. 외후두융기 바깥뒤통수뼈융기 External occipital protuberance
13. 관상봉합 Coronal suture
14. 인상봉합 비늘봉합 Squamous suture
15. 인자봉합 시옷봉합 Lambdoidal suture
16. 대공 큰구멍 Foramen magnum
17. 경상돌기 붓돌기 Styloid process
18. 시상봉합 Sagittal suture
19. 안와 눈확 Orbit
20. 후두과 뒤통수관절융기 Occipital condyle
21. 상악골의 구개돌기 위턱뼈입천장돌기 Palatine process of maxilla
22. 비개구 코구멍 Nasal aperture
23. 익상판 날개판 Pterygoid plates

안와 눈확 주위의 근육
(Extraocular muscles)

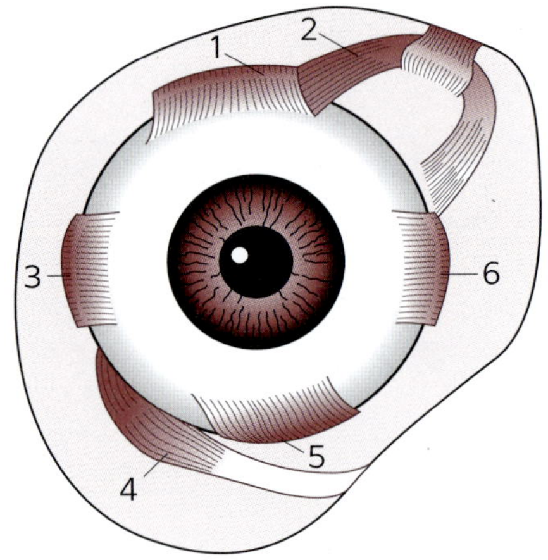

오른쪽 눈 Right eye
전면 Anterior

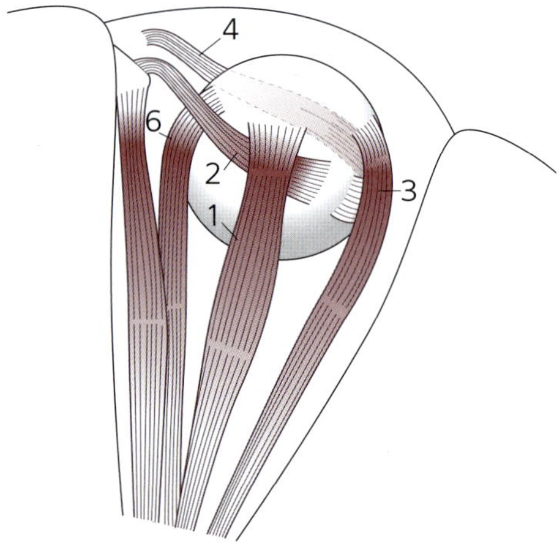

오른쪽 눈 Right eye
상면 Superior

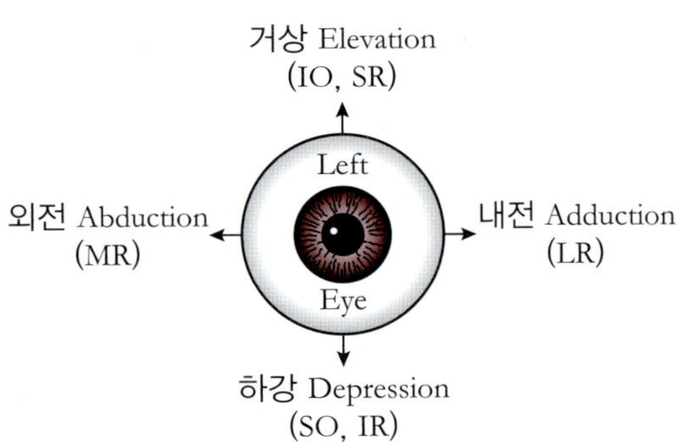

1. 상직근 위곧은근 Superior rectus
2. 상사근 위빗근 Superior oblique
3. 외측직근 가쪽곧은근 Lateral rectus
4. 하사근 아래빗근 Inferior oblique
5. 하직근 아래곧은근 Inferior rectus
6. 내측직근 안쪽곧은근 Medial rectus

기시 이는곳

안와 눈확 Orbit

정지 닿는곳

안구 눈알 Eyeball

작용

눈의 거상 – 상직근 위곧은근 Superior rectus
하사근 아래빗근 Inferior oblique
눈의 하강 – 상사근 위빗근 Superior oblique
하직근 아래곧은근 Inferior rectus
눈의 외전 – 외측직근 가쪽곧은근 Lateral rectus
눈의 내전 – 내측직근 안쪽곧은근 Medial rectus

동공을 축으로 시상면에서의 안구 **눈알** Eyeball 회전작용이 있다. 이 운동은 안와근 **눈확근** Orbital muscle의 연합작용으로 일어난다. 처음 운동이 시작될 때의 눈동자의 위치에 의해 해당 근육이 정해져 원을 그리는 동작이 일어난다.

예) 처음 시작자세와 외전 위치에 있을 때 : 상사근 **위빗근** Superior oblique이 작용되어 이 근의 하강작용으로 내회전된다.

신경지배

상사근 위빗근 Superior oblique – 제 4 뇌신경인 활차신경 도르래신경 Trochlear nerve이 지배

외측직근 가쪽곧은근 Lateral rectus – 제 6 뇌신경인 외전신경 갓돌림신경 Abducent nerve이 지배

그 외 다른 근육 – 제 3 뇌신경인 동안신경 눈돌림신경 Oculomotor nerve이 지배

상사근 **위빗근** Superior oblique은 제 4 뇌신경, 외측직근 **가쪽곧은근** Lateral rectus은 제 6 뇌신경, 다른 근육은 제 3 뇌신경의 신경지배를 받는다.

1. 안구눈알 근육의 위치와 방향

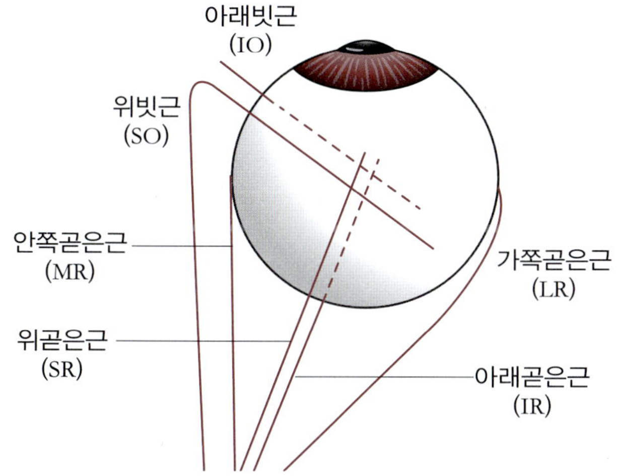

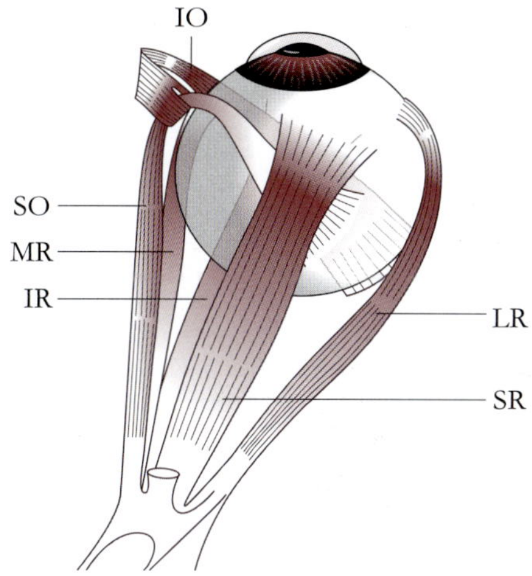

2. 안구근육

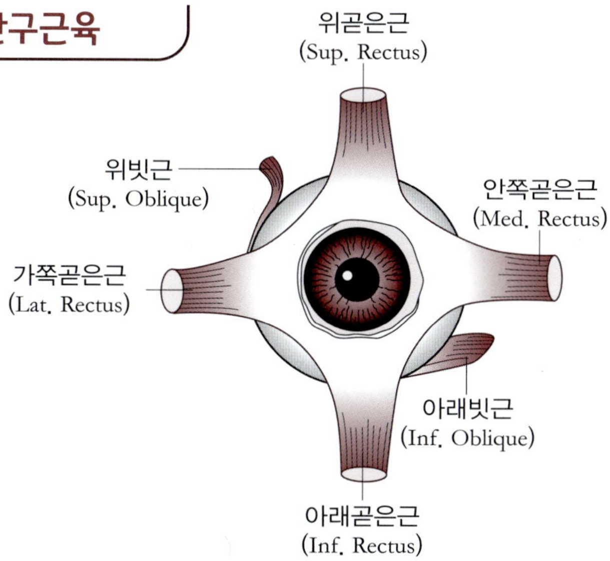

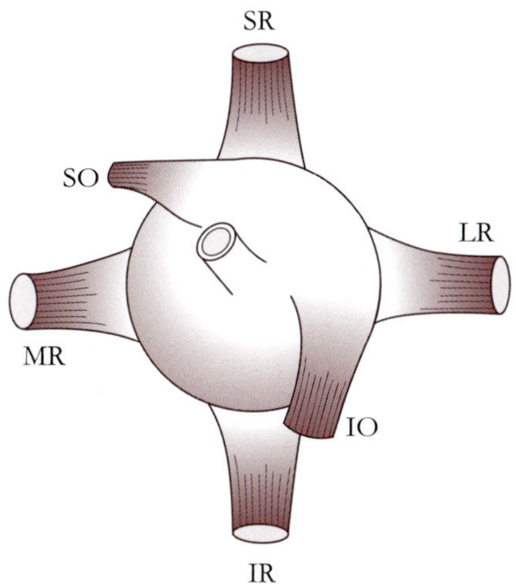

3. 안구근육의 움직임 방향

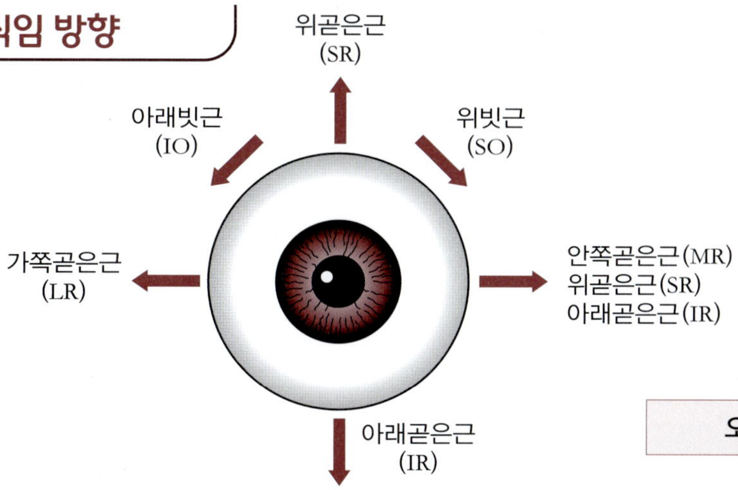

오른쪽 눈

4. 안구근육의 작용 방향

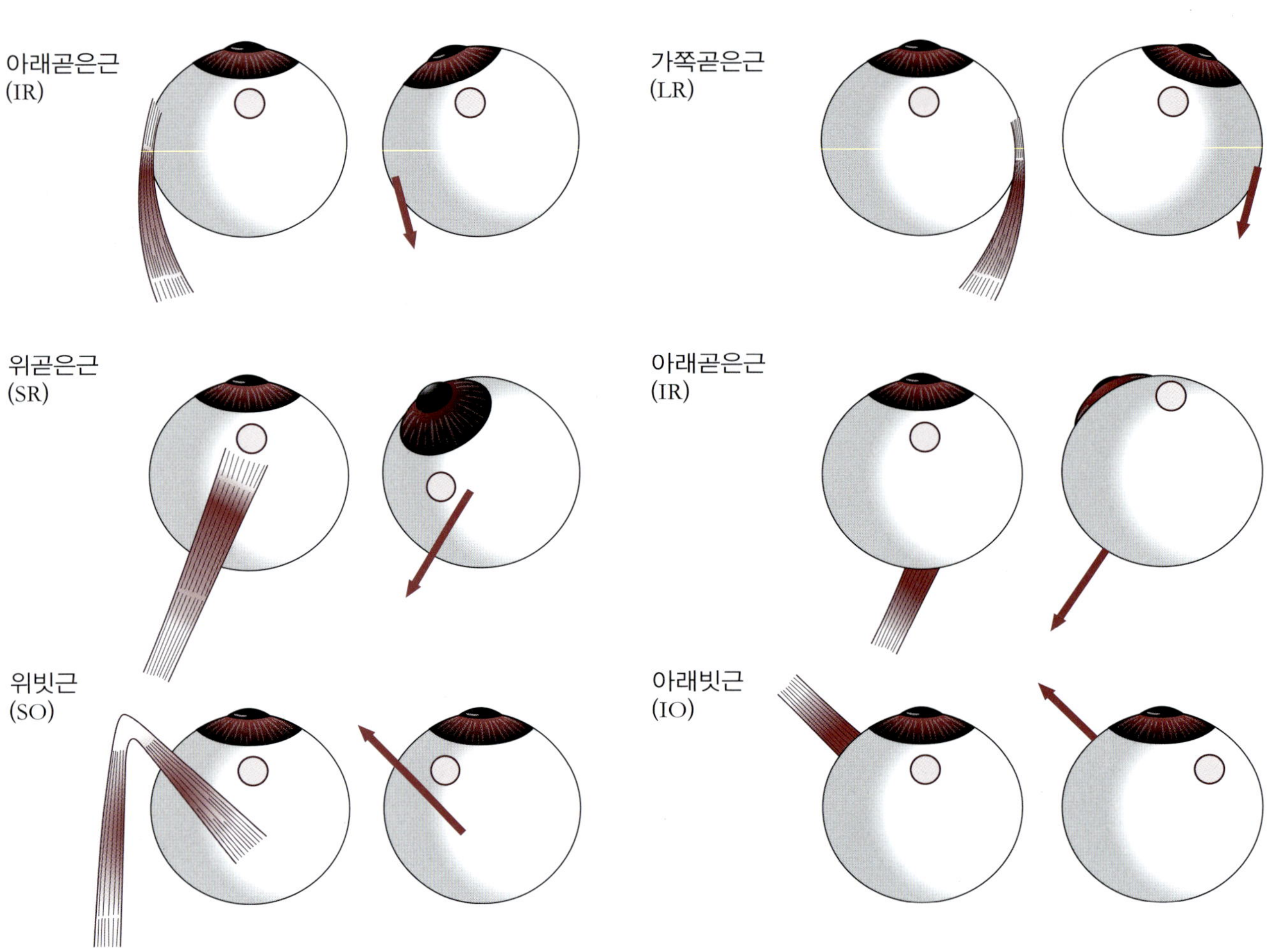

5. 눈의 기능에 관여하는 신경

감각신경

시각 ········· 시각신경(CNⅡ)
눈알 ········· 삼차신경(CNⅤ)
눈꺼풀 ········· 삼차신경(CNⅤ)

운동신경 및 자율신경

눈알 ········· 눈돌림신경(CNⅢ), 도르래신경(CNⅣ), 갓돌림신경(CNⅥ)
눈꺼풀 { 위눈꺼풀올림근 ········· 눈돌림신경(CNⅢ)
눈꺼풀 { 위눈꺼풀판근 ········· 교감신경(Sympathetic nerve)
동공 { 축소 ········· 부교감신경(Parasympathetic nerve)
동공 { 확대 ········· 교감신경(Sympathetic nerve)
수정체 ········· 부교감신경(Parasympathetic nerve)
눈물 ········· 부교감신경(Parasympathetic nerve)

저작근 씹기근육, 입술과 턱 다물기 1
(Muscles of mastication, lip and jaw closure)

1. 측두근 관자근 **Temporalis**

기시 이는곳 측두골 관자뼈 Temporal bone 외측면 가쪽면 Lateral surface
정지 닿는곳 하악골 아래턱뼈 Mandible 오훼돌기 부리돌기 Coracoid process, 하악지 턱뼈가지 Ramus of mandible
작용 턱을 다물기, 턱 당기기
신경지배 제 5 뇌신경 삼차신경 Trigeminal nerve
촉지 관자놀이의 외측표면

2. 교근 깨물근 **Masseter**

기시 이는곳 협골궁 광대활 Zygomatic arch
정지 닿는곳 하악골 아래턱뼈 Mandible (하악지 턱뼈가지 Ramus of mandible의 외측면)
작용 턱을 다물기, 턱을 앞으로 내밀기
한쪽 근만 작용 턱을 같은 방향의 외측으로 가게 한다.
신경지배 제 5 뇌신경삼차신경 Trigeminal nerve
촉지 대구치 큰어금니 Molars 뒤쪽 안에 하악골 아래턱뼈 Mandible 외측

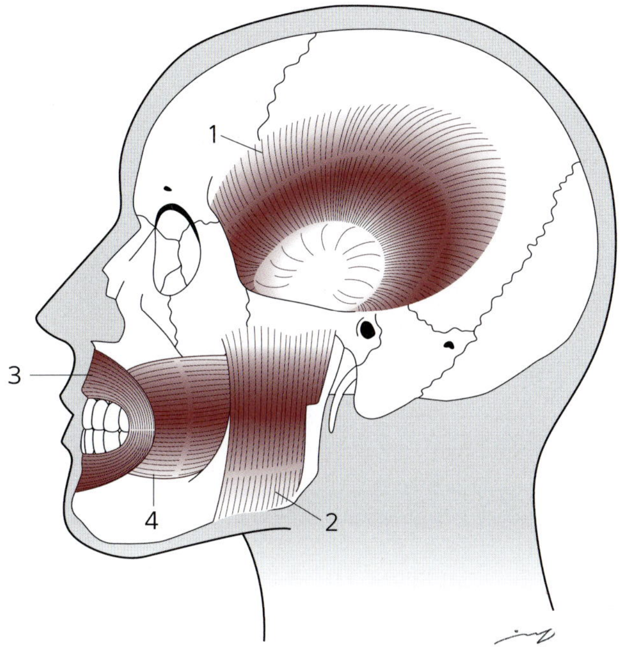

측면 Lateral

3. 구륜근 입둘레근 **Orbicularis oris**

기시 이는곳 상악골 위턱뼈 Maxilla, 하악골 아래턱뼈 Mandible, 입술, 협근 볼근 Buccinator
정지 닿는곳 점막 Mucous coat, 입술로 되어 부착
작용 입 다물기
신경지배 제 7 뇌신경(안면신경 얼굴신경 Facial nerve)
촉지 입술 주위에서 만져 볼 수 없다.

4. 협근 볼근 **Buccinator**

기시 이는곳 상악골 위턱뼈 Maxilla, 하악골 아래턱뼈 Mandible
정지 닿는곳 입술
작용 뺨을 치아 치아봉우리 Dental bud에 가깝게 유지 (이 작용으로 음식물이 유지되어 씹을 수 있는 것이다)
신경지배 제 7 뇌신경(안면신경 얼굴신경 Facial nerve)
촉지 뺨에서 만져 볼 수 없다.

저작근 씹기근육, 입술과 턱 다물기 2
(Muscles of mastication, lip and jaw closure)

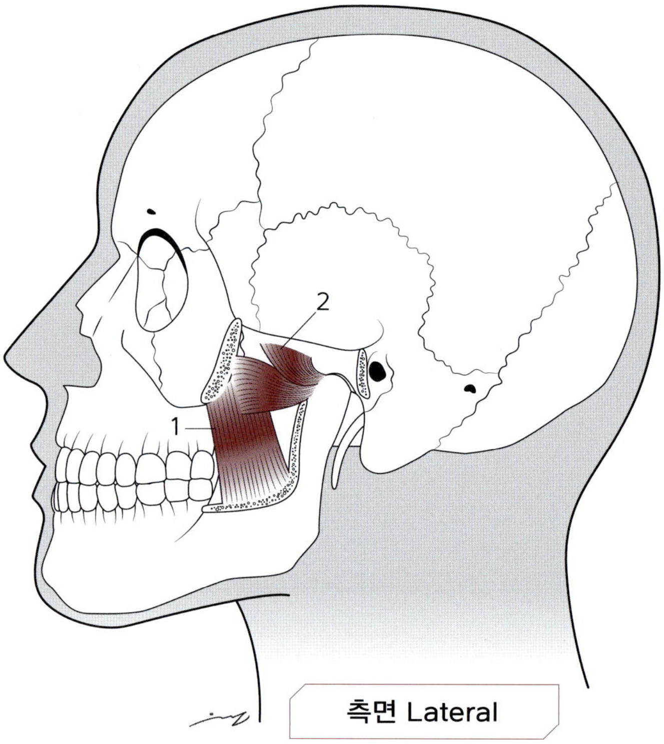

측면 Lateral

1. 내측익돌근 안쪽날개근 Medial pterygoid

기시 이는곳
익상판 내면 날개판 안쪽면 Pterygoid plate (medial surface)

정지 닿는곳
하악골 (하악지의 내면) 아래턱뼈(턱뼈가지의 안쪽면)
Mandible (medial surface of ramus)

작용
턱 다물기, 하악골 앞으로 내밀기

한쪽 근만 작용
반대쪽 외측으로 턱을 밀기
Lateral jaw motion to opposite side

신경지배
제 5 뇌신경 (삼차신경) Cranial nerve V (trigeminal)

촉지
만져 볼 수 없다.

2. 외측익돌근 가쪽날개근 Lateral pterygoid

기시 이는곳
익상판 외면 날개판 가쪽면 Pterygoid plate (lateral surface)

정지 닿는곳
하악골, 측두하악골 관절낭 아래턱뼈, 관자아래턱뼈 관절주머니
Mandible, Temporomandibular joint capsule

작용
턱을 앞으로 내밀기 Protracts jaw

한쪽 근만 작용
반대쪽 외측으로 턱을 밀기
Unilaterally: lateral jaw motion to opposite side

신경지배
제 5 뇌신경 (삼차신경) Cranial nerve V (trigeminal)

촉지
만져 볼 수 없다.

연하근 삼키기근육
(Muscles of swallowing)

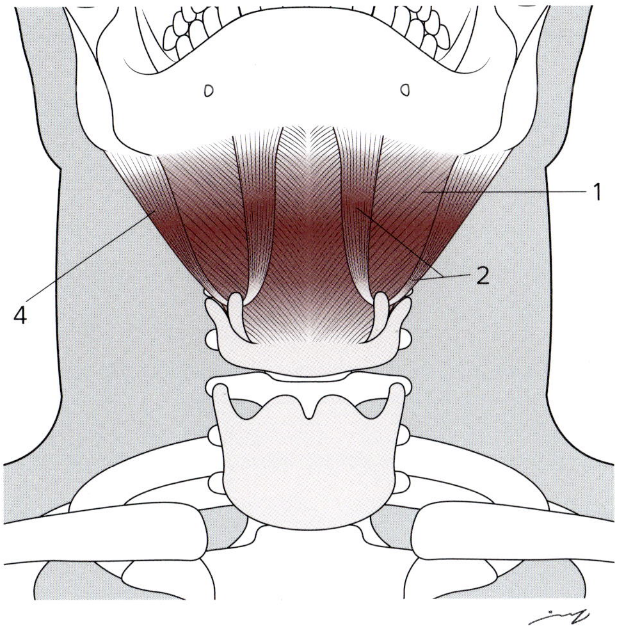

전면 Anterior

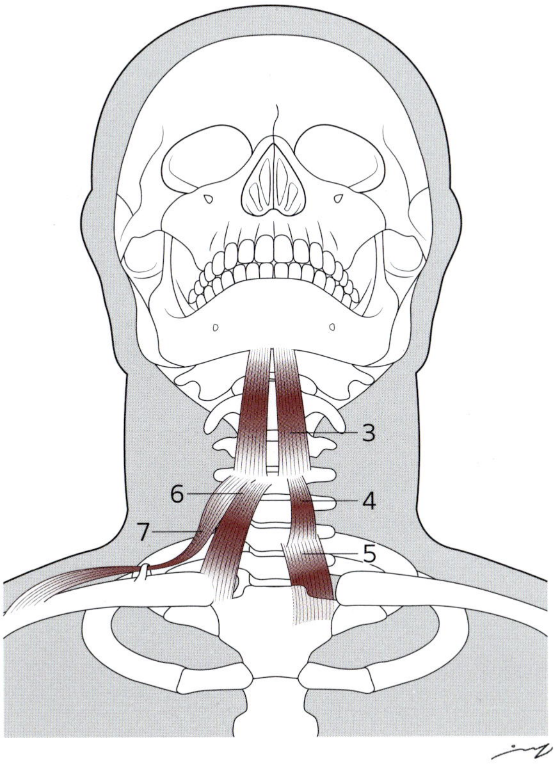

전면 Anterior

• 설골상근 목뿔윗근 **Suprahyoids**

1. 악설골근 턱목뿔근 Mylohyoid
2. 악이복근 턱힘살근 Digastric
3. 이하설골근 귀밑목뿔근 Geniohyoid
4. 경돌설골근 붓목뿔근 Stylohyoid : 악이복근 뒤쪽의 작은 근육. 표시되어 있지 않음.

• 설골하근 목뿔아래근 **Infrahyoids**

4. 갑상설골근 방패목뿔근 Thyrohyoid
5. 흉골갑상근 복장방패근 Sternothyroid
6. 흉골설골근 복장목뿔근 Sternohyoid
7. 견갑설골근 어깨목뿔근 Omohyoid

Ⅰ. 설골상근 목뿔윗근 Suprahyoids

기시 이는곳 하악골 아래턱뼈 Mandible

정지 닿는곳 설골 목뿔뼈 Hyoid bone

작용
- 음식을 삼킬 때 설골을 올리기(하악골 고정 상태에서)
- 턱을 벌리기(설골이 고정된 상태에서)

신경지배
- 악설골근 턱목뿔근 Mylohyoid
  - 삼차신경 Cranial nerve Ⅴ
- 악이복근 턱살근 Digastrics
  - 전복(anterior belly) 삼차신경
  - 후복(posterior belly) 안면신경
- 이설골근 귀끝목뿔근 Geniohyoid
  - 설하신경 혀밑신경 Cranial nerve Ⅷ
- 경돌설골근 붓목뿔근 Stylohyoid
  - 안면신경 얼굴신경 Cranial nerve Ⅶ

촉지 음식을 삼킬 때 혀 아랫부분에서 악설골근 턱목뿔근 을 느낄 수 있다.

Ⅱ. 설골하근 목뿔아랫근 Infrahyoids

기시 이는곳
- 갑상연골 방패물렁뼈 Thyroid cartillage
- 흉골병 복장뼈자루 Manubrium
- 견갑골 상연 어깨뼈윗면 Superior border of scapula

정지 닿는곳 설골 목뿔뼈 Hyoid bone

작용 연하 작용시 설골을 고정하여 음식을 삼키게 한다.

신경지배 C1,2,3

촉지 목 앞쪽에 있는 다른 근육들과 구별하기가 어렵다.

References

1. Basmajian JV : Primary Anatomy, 8th Edition, Baltimore, Williams and Wilkins Co, 1982.
2. Basmajian JV(Ed) : : Grant's Method of Anatomy by Regions Descriptive and Deductive, Baltimore, Williams and Wilkins Co, 1980.
3. Basmajian JV : Surface Anatomy, Baltimore, Williams and Wilkins, 1977.
4. Brunnstrom S : Clinical Kinesiology, 4th Edition, Philadelphia, FA Davis Co, 1983.
5. Chusid JG : Correlative Neuroanatomy and Functional Neurology, 18th Edition, Los Altos, California, Lange Medical Publications, 1982.
6. Crouch JE : Functional Human Anatomy, Philadelphia, Lea and Febiger, 1965.
7. Daniels L, Williams M, and Worthingham C : Muscle Testing : Techniques of Manual Examination, 4th Edition, Philadelphia, WB Saunders Co, 1980.
8. Ferner H(Editor) : Edward Perkopf Atlas of Topographical and Applied Human Anatomy, Philadelphia, Lea and Febiger, 1973.
9. Goss CM(Editor) : Gray's Anatomy, 29th Edition, Philadelphia, Lea and Febiger, 1973.
10. Grant CJB : An Atlas of Anatomy, Baltimore, Williams and Wilkins Co, 1962.
11. Jacob SW, Francone CA : Structure and Function in Man, Philadelphia, WB Saunders Co, 1982.
12. Kaplan EB : Functional and Surgical Anatomy of the Hand, Philadelphia, JP Lippincott Co. 1965.
13. Kendall HO, Kendall FP, and Wadsworth GE:Muscles-Testing and Function, 3rd Edition, Baltimore, Williams and Wilkins Co, 1983.
14. Killing Sworth A:Basic Physical Disability Procedures, Oakland, California, Cal-Syl Press, 1976.
15. Lockhart RD, Hamilton GF, and Fyfe FW:Anatomy of the Human Body, Philadelphia, JB Lippincott Co, 1960.
16. Medical Research Council:Aids to the Examination of the Peripheral Nervous System, London, Her Majesty's Stationery Office, 1976.
17. Miller MA, Leavell LC:Anatomy and Physiology, New York, MacMillan publishing Co, 1972.
18. Montogomery RL:Basic Anatomy for the Allied Health Professions, Baltimore, Urkan & Schwartanberg, 1980.
19. Moore KL:Clinically Oriented Anatomy, Baltimore, Williams & Wilkins Co, 1980.
20. Trombly Ca, Occupational Therapy for Physical Dysfunction, Baltimore, Williams and Wilkins Co, 1983.
21. Walton JH:Surgical Anatomy of the Hand, Summit, New Jersey, Ciba Pharmaceutical Co, 1969.
22. Walwich R, Williams PL(Editors), Gray's Anatomy, 35th British Edition, Philadelphia, WB Saunders Co, 1973.
23. Wells KF:Kinesiology:The Scientific Basis of Human Motion, 5th Edition, Philadelphia, WB Saunders Co, 1971.
24. Woodburn RT:Essentials of Human Anatomy, New York, Oxford University Press, 1965.
25. Zuckerman, Sir Solly:A New System of Anatomy, London, Oxford University Press, 1961.

찾아보기

(ㄴ)

(ㄷ)

(ㅇ)

(ㅈ)

그림으로 보는
근골격 해부학

1993년 2월 25일 초판 발행
2006년 1월 20일 개 정 판 발행
2006년 6월 30일 개정2판 발행
2012년 9월 21일 개정3판 발행
2017년 1월 20일 개정4판 발행
2018년 6월 25일 개정5판 발행
2021년 2월 19일 개정6판 발행
2025년 8월 15일 개정7판 발행
2026년 1월 20일 개정7판 2쇄 발행

저 자 정 진 우
발행인 윤 진 영
발행처 도서출판 대학서림
주 소 03076 서울시 종로구 혜화로 2길 8
전 화 02) 763-1220, 744-2811
팩 스 02) 744-1210
등 록 1965. 1. 20
번 호 1-88
정 가 22,000원

ISBN 978-89-6940-355-1 93510
www.daihaks.com